어떤 암 투병도 이겨낼 수 있는 힘!
한국형 통합종양마사지가 답이다

국내 최초! 암 종별 마사지 건강 레시피!

어떤 암 투병도 이겨낼 수 있는 힘!

한국형 통합종양마사지가 답이다

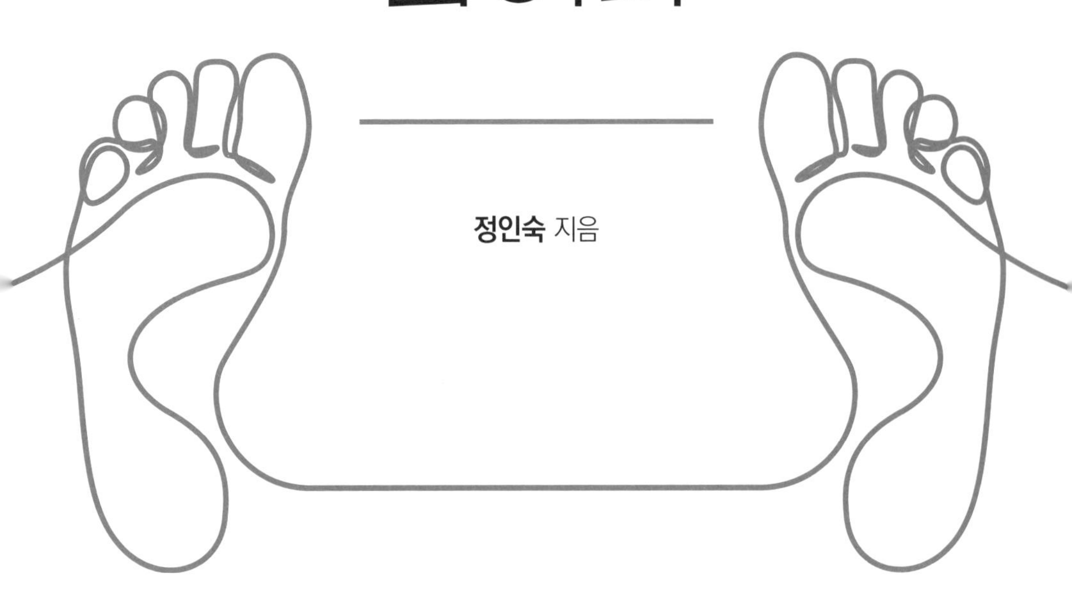

정인숙 지음

두드림미디어

프롤로그

자신의 존재가치는 천부적인 자연으로부터 얻어지는 것이라기보다는 플라톤(Platon)의 이원론적 사유의 세계처럼 머물러 있는 상태에서 각자 특권을 누리고, 삶의 욕구를 높이는 것이다. 누구에게나 주어지는 24시간의 하루를 어떻게 사용하느냐에 따라서 자신의 존재가치뿐만 아니라 삶의 에너지와 행복도 달라질 것이다. 물론 여러 번의 암 투병을 하며, 좌절하다가도 다시 희망을 걸기를 반복하다 보면 다양한 사회적인 교류와 체험을 통해서 진정한 삶의 의미를 찾게 된다. 그 어떤 날의 하루가 생애 마지막 날이 될지언정….

인간의 질병은 몸과 마음이 함께 병든 상태를 말하며, 신체 조직이 정신 감정에 지배당하는지도 모른 채 살다가 진단을 받게 된다. 몸과 마음의 건강을 위해서 누구라도 양질의 삶을 추구하기 위해 난치질환의 치료적 관점은 물론, 예방 차원의 다양한 방법들에 접근하려고 노력하지만 건강을 만족스럽게 지켜주는 방법에 한계가 있음을 알게 됐고, 이에 환자들은 스스로 건강해지려는 욕구에 따라서 대체 요법에 관한 방법들을 실천하고자 한다.

인간이 질병에 노출되는 원인은 사고, 재해, 유전, 식습관 등이 있지만, 기본적으로 생활습관이 제일 중요시되어야 하며, 태어나서 생을 마감하는 순간까지 직립보행하는 전 인류의 건강 지침은 발가락 10개의 균형 있는 힘의 활성화인 것이다.

교육기관에서 임상강의를 오래 진행하고 대학병원에서 수기요법을 고집하며 마사지로 봉사하고, 치료했던 시간들이 함축되어서 지금까지 환자들의 고통을 다소나마 덜어주며, 많은 아픔을 치유해왔다. 같은 질환이 있는 환자라고 하더라도 개인마다 치료 기간이 달라져야 한다는 사실과 환자가 호소하는 고통에 대해 진단되지 않는 부분이 나의 인생 전반에 걸친 과제였다. 세 번의 수술을 진행했지만 완치될 수 없는 암으로 인해 끝내 가족을 잃어야 했고, 그 후 인체에 해를 주지 않고 통증을 줄이는 방법에 대해 고심하며, 더욱 열정을 가지고 손끝에서 나오는 긍정적인 사랑 에너지를 아낌없이 전하고 있다.

암종마다 각기 특성이 다르기 때문에 치료 차원의 마사지는 기법이 특별하다. 수술 후와 수술 전 마사지가 달라야 하며, 개복 수술인지 복강경 수술인지에 따라서도 환자마다 기법이 달라져야 한다.

통합종양마사지는 근거 중심의 다학제적 대체 요법들이며, 환자들이 쉽게 이해할 수 있는 치유 방법은 아니지만, 인체에 손상을 전혀 주지 않는 비법이다. 특히 암을 진단받기 전부터 불편했던 증상들에 대한 호전은 물론, 예방 차원의 요법으로서 그 역할이 충분하다고 본다.

이 책은 3개의 PART로 구성되어 있다.

PART 01에서는 인류의 근원적인 직립보행의 발자취를 고찰했고, 발과 인체 중심 역학이 기계나 톱니바퀴의 원리처럼 전신을 받치고 있는 발가락 10개라는 것과 그 활성화를 강조했으며, 발 건강관리에 따른 다학제적인 이론을 소개했다.

PART 02에서는 다양한 암종에 대한 마사지 방법의 특성을 소개했다. 경락 경혈 마사지, 발반사건강법, 색채 치유, 귀반사건강법 등을 통해 환자들이 호소하는 증상에 대한 처치 방법을 소개했다. 특히 근막의 유착이나 장부의 활성화를 도와주는 반사 요법과 발가락 10개가 땅을 디디는 힘의 균형 및 장부 활성화의 상관관계는 암 환자만을 위한 중요한 건강 비법이다. 또한 색채 치유는 항암 후 오심, 구토의 진정을 유도하는 데 있어서 가장 우월한 방법임을 강조했다. 색은 보이지 않는 진동과 주파수를 갖고 있기 때문에 의학적이고 과학적인 신비로서 인간의 마음이 육체의 고통을 짓누를 때의 힘든 과정을 호전시킬 수 있다는 장점이 있다.

PART 03에서는 암 환자들의 보석같이 빛나는 하루가 작은 일생임을 시사했고, 환자들이 가치 있는 치료를 받아야 한다는 것과 충분히 존중받을 권리에 대해 서술했다. 최고로 힘든 과정을 위해 자신만의 존재가치를 인식하고, 안락하며 편안하게 쉴 수 있는 휴식의 시간을 제공하는 마사지를 받아야 한다는 것을 일깨우도록 했다.

이 책은 대체 요법 분야와 통합종양마사지 분야로 구성되어 의료 분야의 전공서로서 건강관리, 호스피스, 통합의학과 대체 보완의학을 공부할 때 필독서로 삼도록 했다. 또한 사회적으로 봉사활동을 하시려는 분들이나 암 환자와 보호자들을 위해서 보조적인 치료 완화와 건강 예방 차원에서의 건강서도 출간 예정이다.

이 책을 저술하는 데 아낌없이 조언해주신 유화승 교수님과 ㈜두드림미디어의 한성주 대표님, 신슬기 팀장님과 임직원분들께 감사드린다. 아직은 시작에 불과한 통합종양마사지를 한국에서 최초로 오랜 시간 진행해왔고 저서까지 남기게 됐다. 이어서 더 넓은 세계로 나갈 수 있도록 용기를 주시고 응원해주시는 양가 어머님과 부족한 나에게 항상 힘이 되어준 남편, 이제 곧 미국의 마취과 의사가 될 딸과 사위, 든든한 나의 두 아들에게 고마움을 표하는 바다.

지나온 오랜 세월 속에서 환자분들이 최고의 스승임을 잊지 않으며, 이 책으로 인해서 수많은 암 환자와 가족분들이 절망하지 않고, 1%의 희망 속에서 95%의 빛을 찾기를 바란다.

암 전문 요양병원 통합종양마사지 치유실에서

정인숙

차례

암 진단받기 전 보행의 중요성

질환별 통합종양마사지의 특성

PART 03

암과 대면하며 나아가는 치유 여정

암 진단받기 전 보행의 중요성

01

인류의 근원적인 보행

지구상에서 인류가 걷기 시작한 것은 수백만 년 전부터다. 유인원들은 아프리카의 초목 위에서 살았는데 지구 내부의 열로 인해 지각변동이 일어나 기후가 변하고, 아프리카의 나무들이 말라 죽어서 나무에서 살 수 없어 드넓은 초원으로 향했다. 이때부터 먹고살기 위해 직립보행이 시작됐다고 하지만, 어떻게 현재까지 진화해왔는지 알아내기 위한 인류학자들의 노력에도 불구하고 아직 해결되지 않은 문제다. 대표적인 것은 유인원과의 공통 조상에서 갈라져 나온 첫 조상의 정체다. 중앙아프리카에서 현재까지 발굴된 사헬란트로푸스 차덴시스(Sahelanthropus tchadensis)가 가장 유력한 후보로 꼽혔지만, 최근 고인류학계에서는 사헬란트로푸스 차덴시스의 지위를 흔드는 주장이 계속 나오고 있다. 2001년에 고인류의 흔적을 탐사하던 프랑스 연구팀의 손에 두개골 1개와 5개의 턱뼈 화석이 중앙아프리카 차드 북부의 두라브 사막에서 발견된 것이다. 특히 비교적 온전한 형태를 유지한 두개골이 발굴되어 큰 주목을 받았다. 2002년 연구팀은 이 화석을 분석한 결과를 국제학술지 《네이처》에 발표했다. 연대는 600~700만 년 전으로 추정됐는데, 형태만으로는 인류 조상인지 유인원인지 구분할 수 없을 정도로 다양한 특징을 동시에 지니고 있었다. 정확한 정체는 알 수 없었지만, 사헬란트로푸스 차덴시스는 인간 가계도에서 가장 오래된 것으로 알려진 종 중 하나며, 서부 중앙아프리카(차드)에 살았다. 이들의 직립보행은 숲과 초원을 포함한 다양한 서식지에서 생존하는 데 도움이 됐을 것이다. 사헬란트로푸스 차덴시스의 두개골 물질만 가지고 있지만, 연구에 따르면 이 종은 유인원 및 인간과 유사한 특징이 결합되어 있는 것으로 나타났다. 유인원과 유사한 특징으로는 작은 뇌(심지어 침팬지보다 약간 작음), 기울어진 얼굴, 매우 눈에 띄는 눈두덩이, 길쭉한 두개골 등이 있다. 인간과 유사한 특징에는 작은 송곳니, 얼굴의 짧은 중간 부분, 이족보행을 하지 않는 유인원에서 볼 수 있듯이 등을 향하는 대신 두개골 아래에 열리는 척수가 포함된다.

인간과 유사한 종들이 직립 자세로 움직였다는 가장 오래된 증거 중 일부는 사헬란트로푸스 차덴시스에서 나온 것이다. 대후두공(척수가 뇌의 두개골 밖으로 나오는 큰 구멍)은 유인원이나 인간을 제외한 다른 영장류보다 더 앞쪽(두개골 아래쪽)에 위치하고, 이 특징은 사헬란트로푸스 차덴시스의 머리가 직립한 몸체에 고정되어 있음을 나타내며, 이는 아마도 두 다리로 걷는 것과 관련 있을 것이다.

지금까지는 차드 북부에서 발견된 9개의 두개골 표본으로서 사헬란트로푸스 차덴시스의 화석이 유일하다. 프랑스 고생물학자인 마이클 브루넷(Michael Brunet)이 이끄는 과학자 연구팀은 2001년에 기준 표본 TM 266-01-0606-1을 포함한 화석을 발견했다. 2001년 이전에 아프리카의 초기 인류는 동아프리카의 대지구대와 남아프리카 지역에서만 발견됐다. 따라서 서부 중앙아프리카에서 발견된 사헬란트로푸스 차덴시스의 화석은 초기 인류가 이전에 생각했던 것보다 더 널리 분포되어 있음을 시사했다. 사헬란트로푸스 차덴시스의 치아가 마모 상태를 통한 식단이나 치아 동위 원소에 대한 연구는 아직 없지만, 환경과 다른 초기 인류 종을 바탕으로 이 동물이 주로 식물성 식단을 먹었다는 것을 추론할 수 있다. 여기에는 아마도 잎, 과일, 씨앗, 뿌리, 견과류 및 곤충이 포함됐을 것이다.

최초의 초기 인류, 즉 호미닌은 600만~700만 년 전 아프리카의 유인원에서 갈라졌다. 진화론적 접근은 작은 송곳니와 네 다리 대신 두 다리로 직립보행을 했다는 것이다.[1)]

연구팀은 오스트랄로피테쿠스보다 앞선 새로운 호미닌의 흔적일 가능성을 제시하며 사헬란트로푸스 차덴시스라고 이름 붙였다.

당시까지 발견된 가장 오래전 인류의 조상은 약 400만 년 전에 등장한 오스트랄로피테쿠스였고, 사헬란트로푸스가 호미닌이 맞다면, 최초의 호미닌이 등장한 연대는 최소 200만 년이 앞당겨지는 상황이었다. 이 때문에 많은 고인류학자들이 이 화석의 정체에 관심을 가졌지만, 정말 최초의 호미닌인지 또는 인류와 가까운 유인원인지를 둘러싼 논쟁이 끊이지 않았다. 또한 이를 통해 직립보행을 놓고 유인원과 인류를 구분하는 것에 관심을 갖게 됐다.

유인원과 인류를 구분하는 가장 중요한 기준 가운데 하나는 보행 방법이다. 고릴라와 침팬지, 오랑우탄 등 현생 유인원은 두 발과 함께 두 팔을 사용하는 사족보행을 한다. 일부 상황에서는 두 발로 서기도 하지만 항상 두 발로 선 채 생활하는 인간과는 전혀 다른 보행 방법이다. 미국 하버드대 인류 진화 생물학과 교수인 데이비드 필빔(David Pilbeam)은 과학동아와의 이메일 인터뷰에서 "인간은 유인원과 달리 이족보행을 한다는 것이 가장 큰 특징으로 그에 맞는 해부학적 특징을 볼 수 있다"라며, "이는 우리 조상들에게서도 마찬가지인 만큼 화석 분석으로 알게 되는 보행 방법은 고인류학 연구에서 호미닌과 유인원을 구분하는 중요한 요소 중 하나다"라고 말했다.

사헬란트로푸스 차덴시스가 이족보행을 했는지, 아니면 두 팔과 다리를 이용해 사족보행을 했는지 알 수 있는 가장 좋은 방법은 골반, 대퇴골 등의 화석을 분석하는 것이다. 하지만 당시까지 발견된 사헬란트로푸스 차덴시스의 화석은 두개골과 턱뼈뿐이었고, 이것만으로는 정확한 보행 패턴을 알 수 없었다.

이 때문에 연구자들은 두개골에 존재하는 큰 구멍(foramen magnum, 대공 또는 대후두공)의 위치를 통해 보행 패턴을 간접적으로 확인하는 방법을 사용했다. 큰 구멍은 뇌에서 척수가 나가는 통로다. 인류의 경우 이족으로 직립보행을 하기 때문에 아래를 향해 뚫려 있고, 따라서 사족보행을 하는 동물에 비해 앞에 위치해 있다. 필빔 교수는 "큰 구멍은 많은 연구를 통해 보행 패턴과 관련 있다는 사실이 알려져 있다"라고 말했다.

이 같은 기준을 통해 사헬란트로푸스 차덴시스의 두개골 화석을 분석한 결과, 큰 구멍이 유인원보다 앞에 있음이 확인됐다. 이 외에도 턱뼈를 통해 유인원보다 훨씬 작은 치아를 가지고 있던 점 등이 밝혀지며 사헬란트로푸스 차덴시스를 호미닌의 일원으로 받아들여야 한다는 의견에 힘이 실렸다. 실제로 미국 스미스소니언 자연사박물관 등 많은 기관에서 사헬란트로푸스 차덴시스를 현재까지 발견된 최초의 호미닌으로 소개하고 있다.

게티이미지뱅크 제공에 의해 20년 만에 반대 증거가 등장했는데, 고릴라와 오랑우탄 등 유인원은 두 팔과 다리를 이용해 걷는 사족보행을 한다. 보행 방식은 유인원과 인류를 구분하는 대표적인 지표 중 하나다. 하지만 사헬란트로푸스 차덴시스를 둘러싼 의문은 끊임없이 이어져 왔다. 2001년 이후 추가 화석이 발견되지 않았고, DNA도 추출하기 어려웠기 때문이다. 여기에 두개골의 크기와 형태가 유인원에 가깝다는 점, 오스트랄로피테쿠스 등 호미닌이 주로 발견된 동부아프리카가 아닌 중앙아프리카에서 발견됐다는 점 등에 의문을 가지는 학자들이 늘어났다. 하지만 명확한 '물증'이 없어 한동안 논의에 진척이 없었고, 국제학술지 《인류 진화 저널》에 사헬란트로푸스 차덴시스의 대퇴골을 분석한 논문이 발표됐다. 프랑스 푸아티에대 지구과학과의 로베르토 마키아렐리(Roberto Macchiarelli) 교수팀은 2001년 사헬란트로푸스 차덴시스 화석과 함께 발견되어 2004년 영장류의 것으로 분류된 대퇴골 화석을 분석했다. 대퇴골 화석은 발견 초기에는 호미닌과 관련이 없다고 여겨졌지만, 이후 형태학적, 해부학적 요소를 다시 살펴본 결과 영장류의 것이라는 사실이 밝혀진 상태였다. 해당 지역에서 영장류와 관련된 화석이 발견된 사례는 사헬란트로푸스 차덴시스밖에 없었기 때문에, 연구팀은 이 화석의 주인공이 사헬란트로푸스 차덴시스라고 주장했다. 마키아렐리 교수는 "지금까지 사헬란트로푸스 차덴시스는 이족보행을 한다는 확실한 증거가 없음에도 호미닌으로 인정받아왔다. 하지만 이제는 보행 방법에 대한 유력한 증거가 제시된 만큼 학계의 재논의가 필요한 시점이다"라고 말했다.

고인류학계는 다양한 의견을 내놓고 있다. 당시 지리학적 변화로 대퇴골 구조가 크게 바뀌지 않더라도 이족보행이 가능했다고 주장하는 고인류학자도 있고, 두개골과 대퇴골 화석이 육안상으로도 명확히 유인원에 가깝다고 주장하는 학자도 있다. 미국 미시간대 인류학과의 밀포드 월포프(Milford Wolpoff) 교수는 국제학술지 《네이처》를 통해 "사헬란트로푸스 차덴시스를 호미닌으로 평가받게 한 두개골 화석의 형태는 그저 생체역학적인 적응의 결과일지 모른다"라며, "사헬란트로푸스 차덴시스가 이족보행을 하지 않았다는 것은 명확하다"라고 평가했다.

사헬란트로푸스 차덴시스가 최초의 호미닌이라는 지위를 잃는다고 하더라도 여전히 인류 진화에서 중요한 위치를 차지할 가능성이 높다. 유인원과 호미닌이 공통 조상으로부터 갈라졌을 것으로 추정되는 시기와 일치하므로 시조는 같다고 본다. 영국 옥스퍼드대 고인류학과의 수

사나 카르발류(Susana Carvalho) 교수는 과학동아와의 이메일 인터뷰에서 "사헬란트로푸스 차덴시스는 호미닌으로 취급되기 이전부터 호미닌과 유인원의 공통조상 후보로 꼽히던 종"이라며, "보다 많은 화석이 필요하겠지만, 우리가 찾던 유인원과 호미닌의 공통 조상일 가능성도 처음부터 다시 검토해볼 필요가 있다"라고 말했다. 현재까지 발견된 화석 가운데 사헬란트로푸스 차덴시스만큼 유인원과 호미닌의 특징을 모두 가지는 화석은 흔하지 않다.

만약 사헬란트로푸스 차덴시스가 최초의 호미닌이 아니라면 유력한 최초의 호미닌 후보는 오로린 투게넨시스(Orrorin tugenensis)가 된다. 약 600만 년 전에 살았던 것으로 추정되는 오로린 투게넨시스는 지금까지 12개 이상의 화석이 발견됐고, 그중에는 대퇴골 화석도 포함되어 있다. 사헬란트로푸스 차덴시스보다 호미닌에 속한다는 증거가 더욱 풍부하다.

수사나 카르발류 교수는 "오로린 투게넨시스가 호미닌에 속한다는 사실을 의심하는 고인류학자는 많지 않다"라며, "많은 화석이 발견된 것도 오로린 투게넨시스가 최초의 호미닌이라는 학설을 지지하는 가장 강력한 이유"라고 말했다.[2]

02

발과 인체 중심의 역학

지구상에서 인류가 두 발로 걷고 있다는 사실을 감사하게 생각하는 사람들은 많지 않다. 하지만 만물의 영장으로서 인간은 손과 뇌를 같이 써야 하므로 네 발 달린 짐승의 부류에 속하지만, 유일하게 두 다리로 직립보행하게 됐다. 걸을 때 많은 에너지가 쓰이는 것이 아니기에 무심코 발가락의 속도와 균형 따위에는 그다지 신경 쓰지 않고 걷는다. 사람들은 우리의 수준 높은 지적 능력이나 엄지로 무언가를 할 수 있는 능력이 다른 영장류와 인간을 구분하는 것이라고 생각할 것이다. 그러나 모든 영장류는 엄지를 쥐는 능력을 가졌다. 우리가 습관적으로 두 발로 일어서고 걷는 능력은 종의 창조물들로부터 우리 조상의 근원적인 변화를 나타내는 것이다. 이족보행은 약 500년 만에 걸쳐 뇌의 크기를 팽창시켰다. 이것은 인류의 여명을 실제적으로 드러낸 것이다.[3)]

두 발로 직립보행을 하면 지구의 중력으로 인해 정맥피를 심장을 향해 뿜어 보내주는 힘이 필요한데, 발가락의 변형으로 인해 신경 작동이 힘들어져 힘을 쓸 수 없게 되면 발가락은 공중을 향해 떠 있게 된다. 그럴 경우 몸을 많이 쓰기 때문에 신체 구조가 서서히 변형되어 질병으로 노출된다. 공중에 뜨게 된 발가락은 잘못된 신발과 양말 때문에 발이 자유를 잃었기 때문이다. 전혀 의식하지 못하는 상태이기 때문에 자신은 알지 못한다. 인체 중심의 역학은 발에 있다. 지구의 중력에 따라 발은 누워 있는 시간 외에는 항상 아래로 향하기 때문에 정맥피가 몸통 쪽으로 역류해야 하는데, 발가락 힘이 약해져서 공중으로 뜨게 되면 심장을 향해서 정맥피를 분출시킬 수 없는 것이다. 주먹을 강하게 쥐는 상태보다 오금을 펴고 발등은 직각이 되게 한 상태에서 발가락을 강하게 구부린 힘의 세기가 3배는 강해져야 온 전신을 받치고 균형을 잡아서 직립보행을 할 수 있다. 식물에 비유하자면 뿌리와 같은 역할이 인간의 발가락 10개인데, 고양이 수염처럼 촉수와 안테나 역할을 하기도 한다.

심하게 변형된 발 형태를 갖고 생활하는 사람들은 어린아이의 걸음마처럼 원래대로 돌아가도록 훈련해야 한다. 그렇지 않으면 결국 온몸의 근육, 관절, 인대가 변형되어 병원의 진단을 받게 된다. 그리고 동물이 사족으로 걸을 때는 호흡과 동조해서 걸어야 하는데 인간은 직립보행이 자유롭고 폐에 순환이 잘되는 정교한 방법으로 '숨쉬기'를 조절할 수 있다. 인간이 직립보행과 함께 첫걸음을 걷게 한 것은 먹을 것을 구하고, 그것을 입에 넣기 위해 손을 움직이며, 발을 움직여서 멀리 있는 무화과를 따 먹어야 했고, 육식을 하기 위해 투쟁해서 얻어야만 했기 때문이다. 즉, 작은 동물을 포획해서 통째로 먹거나 크고 작은 동물들의 시체를 먹기도 했다. 이후 불을 사용하게 된 프로메테우스 인간(Promethean human)들은 매일 육식을 찾아서 걸어야 했을 것이다.

인간의 육류 섭취는 더 큰 뇌로 진화될 수 있도록 했으며, 인식 능력을 도와주는 새롭고 중요한 단백질, 지방, 그리고 열량이 좋은 식품원을 제공해줬다. 육류 섭취가 더욱 중요해지면서 조상들은 새로운 삶의 방식에 적응했고, 유인원 조상의 직립보행에 의한 이동은 단지 시야의 확장이 아니라 삶의 수단이 되도록 진화했다. 직립 자세는 인류의 조상으로 하여금 도구, 사냥한 고기, 그리고 자식까지 운반할 수 있게 했다. 이러한 전환은 수없이 많았다. 표범에서 아주 작은 견치 고양이에 이르기까지 여러 가지 형태와 크기를 가진 포식자들은 밤낮으로 풀 속을 돌아다니며 먹이를 사냥했다. 포식자들로부터 빠르게 피할 수 있도록 흐름을 바꾼 한 가지는 빠르게 확장된 두뇌에 있었다. 왜소한 인간은 이 지혜만으로 수백만 년에 걸쳐 큰 뇌를 가진 인간(Homo sapiens)으로 진화해 결국 현재까지 이어져 온 것이다.[4)]

03

발 건강 관련 이론들

1. 발반사 요법

백과사전에 의하면 발반사(足反射, foot reflexology)는 발반사 마사지를 포함하는 질병의 치료와 건강 증진을 위한 보완 대체 요법의 하나로 발반사구에 일정한 압력을 가해서 신체 모든 부위의 정상적인 기능을 원활하게 해주는 과학적인 기술로 정의했다. 발반사에서 반사학(反射學, reflexology)이란 영어로 'reflex(반사)', 'ology(학)'가 합쳐진 용어로 흔히 신경에 의해서 받는 운동 또는 자율신경계 등에서 말하는 반사라는 의미와는 다르다. 반사는 인체의 전체 기관이 일부분에 반사·투영·축소화되어 나타나는 의미며, 이 반사를 구체적으로 연구해서 체계화·과학화하는 학문을 말한다.

역사적인 고찰로는 기원전 2300년경 이집트의 사카라에 있는 의사인 앙크마호르(Ankhmahor) 무덤에서 발견된 벽화에서 그 유래를 찾아볼 수 있다. 그 벽에는 남녀 하인들이 서로 손과 발을 만져주면서 기쁨을 나누는 모습이 상형문자로 나타나 있다. 중국의 5000년 역사 동안 민간요법으로 전수되어 내려온 관지법 혹은 족심도는 현대에 와서 일본이나 한국에서 발에 관심 있는 사람들이 중국 본지에 가서 습득한 후 본국으로 돌아가서 발반사 요법을 보급하며 널리 알려졌다.

춘추전국 시대에 간행된 중국 고대 의학서 《황제내경(黃帝內經)》에서도 관지법(觀趾法)이라는 반사구의 원리를 이용해 발의 혈도(穴道)를 자극함으로써 효과를 얻는 방법을 사용했다는 기록이 있으며, 그 당시 중국의 의원들은 침술 이외에도 발바닥의 혈에 안마 요법을 대응시켜 인체의 질병을 다스렸다고 한다.

또한 《중의 경전》에서는 '발은 제2의 심장'으로 지칭, 인체에서 중요한 부위로 진단하고 있다. 한나라 시대의 화타(華陀)라는 명의가 진나라 시대 이전의 관지법을 재연구해 관지법보다 향상된 화타 비급을 창안했고, 이것이 현재 불리고 있는 족심도의 시조가 됐다. 그 이후 화타 비급이 당나라 때 일본으로 전해 들어가 오늘날의 침술과 족심도가 됐으며, 일본에는 천년 이전 것으로 보이는 불족석(佛足石)이 남겨져 있다.

기원전 544년경 인도에서 탄생해 470년까지 살았던 석가모니(고타마 싯다르타)를 기리기 위해 그 당시에 불교 신자들이 석가모니의 발바닥에 발반사구를 표시해 돌에 새겨놓은 불족적(佛足跡)이 일본에서 발견됐다.

이스라엘 히브리 민족의 세족식에서는 천주교에서 추기경이 중요 행사에서 다른 신부의 발에 키스를 하는 것에 그 의미를 담고 있다.

이후 원나라 때에는 홀태필열(忽泰必烈)의 《금난순경》과 1341년에 간행된 경맥학서(經脈學書)로서 활백인(滑佰仁)의 《십사경발휘》에 나와 있는 발반사 치료 학설이 유럽으로 전해져 오늘날의 유럽식 발 건강법의 시조가 됐다.

영국에서는 1890년대에 헨리 헤드(Henry Head)경이 반사 요법의 과학적 근거의 토대를 마련했고, 영국 옥스퍼드의 물리학자인 찰스 세링턴(Charles Scott Sherrington)은 뇌에 연결된 신경이 몸의 각 부위에 신호를 전달해서 신체 기능을 조절하고 있음을 밝혀냈다.

독일에서는 알폰스 코리넬리우스(Alfons Cornelius) 의사가 '지압점의 의미와 중요성(Pressure points, the origin and significance)'이라는 논문을 발표했다. 논문에서 고통을 호소하는 부위에 대해 관심을 가지면 통증이 사라지고 건강 증진에 도움이 될 것이라고 했다.

독일의 헬무트룩(hellmut-ruck) 발 관리 학교*는 90년 이상의 전통을 지닌 2년 과정의 발 관리 전문학교다.

근대에는 1913년 미국인 내과 의사인 윌리엄 피츠제럴드(William Fitzerld)가 발에서 일정한 신체 부위의 신경 반사가 이루어지고 있다는 것을 경험과 임상을 통해 발표해 '발반사 구역 치료(Reflex Zone Therapy)'라는 이론을 확립함으로써 세계 의학인의 관심을 집중시켰

* 1923년, 2대 회장인 헬무트룩 주니어의 할아버지인 크리스티안 룩은 발 관리를 위한 핸드피스와 장비를 생산했고, 2차 세계대전이 한창이었던 1945년 2월 23일에 회사가 폭격으로 인해 완전히 파괴됐지만, 1946년에 다시 도약해 100년의 역사를 자랑한다.

다. 그 후 1938년에 로체스타 출신의 물리치료사 유니스 잉검(Eunice lngham)이 과학적으로 발전시켰는데, 그는 《발은 말한다(Stories the feet have told thru reflexology)》라는 유명한 저서를 펴냈다. 이후 그의 이론이 유럽으로 파급되어 유럽의 의학자들 역시 발의 중요성을 공감해 발에 관한 전문적인 연구 논문들이 발표됐다. 1920~1930년 사이 조 라일리(Joy Riley) 의사와 아내인 엘리자베스(Elizabeth)는 손가락으로 견갑골 부위의 아래를 깊숙이 눌러주는 심부 압박기술을 개발했으며, 유니스 잉검은 반사 요법의 창시자로서 발바닥에 압력을 가해 몸의 다른 부위를 자극하거나 치료하는 방법을 발견했다.

이 외에 덴마크에서는 잉게 도간(Inge Dougans)이 반사 요법에서 활용되는 지압 부위가 침술에서 활용되는 경락과 관련 있음을 증명했다. 일본에서는 요시모도 쇼우치(吉元昭治)가 미국 캘리포니아주 침술협회 및 서독 침술협회 전문위원으로 활동했고, 관유모(官有謀)는 족심도를 연구해서 중국의 발반사 요법을 일본에 보급했다.

16세기 유럽에서는 라이프치히 출신 의사인 볼(Ball)에 의해 발반사가 처음으로 학문적 이론 체계를 갖추면서 서서히 일반인에게 알려졌으며, 1919년 미국의 라일리(Riley) 의사는 발의 신경 반사 이론(joseph shelby riley zone therapy simplified)을 발표했다. 1975년에는 독일의 의학자인 한네 마가렛드(Hanne Maquarde)가 《발의 상응부위》라는 책을 펴내 본격적으로 독일에서 발 관리의 방향을 제시해줬으며, 반사구에 대한 연구와 응용이 활발하게 이루어졌다. 그 결과 발 관리는 하나의 대체 요법으로서 이론적 체계가 정립됐다. 또한 스위스 출신의 간호사 헤디 마샤프렛(Hedi Masfret)은 중국에서 선교사로 근무한 후 귀국해 중국에서의 경험을 바탕으로 발반사 요법에 관한《미래의 건강(Good Health for the future)》이라는 책을 펴냈으며, 대만에서 선교활동을 하던 스위스 국적의 오약석 신부(본명 : Fr. Josef Eugster H)는 자신의 류마티스 관절염을 발반사 요법을 통해 치료, 완치한 후 1982년 자신의 체험을 바탕으로 한 임상경험을 발표하면서 발 건강법이 대중화됐다.

우리나라에는 1984년부터 일본과 미국 잡지에 실린 발 건강학을 일간지에 소개하면서 유입됐다. 1987년에는 오약석 신부의 약석 건강법이 우리나라에 유입되어 발 건강 관리법의 주류를 이루는 가운데 미국, 일본, 중국 등의 관련 서적들이 꾸준히 번역·출판되면서 관심과 주목을 받으며 서서히 알려지기 시작했다. 1994년부터는 영동 세브란스 재활의학과, 한양대병원 재활의학과와 같은 대학병원에 '족부변형 클리닉'이 생기며 발 치료가 전문적으로 발달했다. 이렇듯 발반사구에 대한 연구와 응용이 활발히 이루어지면서 발 관리는 하나의 대체 요법으로 이론적 체계를 정립했다. 그러나 많은 분야에서 발의 힘의 균형이나 변형이 인체의 질병에 미치는 영향에 대한 치료와 임상 연구는 지금도 거의 없다.

더글러스 그레이엄(Douglas Graham)은 "마사지는 마찰, 유날, 굴림 등 신체의 외부 조직에 다양한 방법을 요하며 근육의 이완과 위생적 목적에 쓰인다"라고 했다.

독일의 거트루드 비어드(Gertrude Beard)는 마사지는 손을 통해 여러 동작으로 피부에 접히고 문지름으로써 신경계 및 호흡계와 국소적·전반적 혈액 및 림프의 순환에 효과를 준다고 했다. 이러한 정맥 마사지의 손동작은 효과적으로 신경계 및 호흡계에 국소적 혹은 전반적으로 혈액 및 임파선의 순환에 도움을 줄 수 있다고 했다. 즉, 정맥 마사지는 죽은 각질 세포 및 노폐물을 제거하고, 종아리 위쪽으로 정체된 혈액을 올려줘서 순환 작용을 원활하게 돕는 마사지로 임산부, 부은 발, 시리고 저린 발, 열나는 발 등에 효과적이다.

발반사 요법의 원리는 발의 특정 부위를 자극해줌으로써 그 부위와 관련된 조직과 기관이 반응해 인체의 자연 치유 능력 향상에 도움을 주는 것이다. 혈액순환 촉진과 더불어 노폐물의 배출을 도와주고, 더불어 인체의 피로감을 저하시키는 데 효과적이다. 또한 병을 예방하는 예방의학이며, 인체에 면역력을 높여 몸이 스스로 치유 능력을 갖게 된다.

발바닥에는 인체의 각 기관과 상응된 반사 신경이 밀집되어 있는데 이를 반사구(reflex zone)라고 한다. 반사구는 온몸에 분포되어 있지만 특히 손과 발에 인체의 70% 정도의 말초신경이 분포되어 있다고 한다. 홍콩의 자연 요법학, 의학박사이자 족부 반사의 대가인 임적문(林迪文) 박사는 그의 논문에서 발바닥에 7,200개의 신경 반사대가 분포되어 있다고 밝혔다. 우리가 피곤할 때 시원한 물에 발을 주무르며 씻으면 곧 피로가 사라지는 이유는 바로 이러한 말초신경 반사 때문이라고 한다. 또한 미국의 피츠제럴드 박사에 의하면 손의 반사구가 인체의 관련 기관에 직접 이르지 않고, 먼저 뇌 부위에 반사된 후 다시 뇌 부위에서 관련 기관에 이르기 때문에 발의 반사구보다 민감하지 않은 것으로 나타났다. 이는 발반사 요법이 손의 반사구 요법보다 더 중요시되는 이론적 근거다.[5)]

발은 온몸에 그물망처럼 퍼져 있는 인체의 순환계 중 가장 밑에 있으므로 발끝에서 다시 심장으로 혈액을 순환시키는 것은 아주 힘든 일이다. 또한 발은 심장과 가장 멀리 떨어져 있어 혈액순환이 가장 느리며, 지구 중력의 작용으로 인해 혈액 중에 포함된 각종 노폐물이 발바닥에 침전되기가 쉽다. 만약 이 과정이 순조롭게 이루어지지 못하면 말단 부위에 있는 세포에까지 산소와 영양소가 미치지 못해 신체 여러 부위에 영양 결핍증이 일어나고 노폐물이 쌓이게 된다. 특히 발바닥의 수많은 모세혈관은 적혈구도 2~3개 정도 겨우 통과하는 매우 가느다란 혈관이기 때문에 발 건강에 장애가 되는 신발이나 양말을 잘못 착용해서 흐름이 막히면 건강에 치명적인 해가 된다. 설상가상으로 발바닥에 오염 물질이 쌓인다면 말초에까지 신선한 혈액이 운반되지 않아 장기의 혈액순환에 장애가 되므로 제 기능을 발휘하지 못한다. 문명이 발달하면서 신발의 종류가 다양해졌고 선택의 폭이 늘어난 반면, 알게 모르게 발이 변형되며, 인간의 질병 노출은 심각해졌다. 물론 의학계에서도 분석적인 수치나 검사상의 변화만 알 뿐, 독한 무좀약을 장기간 복용해도 좀처럼 호전되지 않으며, 등산을 몇 십 년 해왔는데 어느 날 발톱이 빠지고 멍이 생긴 채로 몇 년을 기다려도 새로운 발톱이 나오지 않는 경우들을 설명할 수가 없다. 발끝에서 피를 역류시켜주는 신경에 고장이 난 것도 전혀 모르기 때문에 무좀약만 바르고 치료하는 것이다. 발 건강 마사지는 혈액순환 원활하게 해줘서 건강 증진에 도움이 된다. 필자가 일하는 병원의 암 환자들은 거의 대다수가 발의 변형이 매우 심각한 수준이다. 항암 치료 중에 저리고, 시리고, 무감각해져서 결국에는 표피가 벗겨지고, 짓무르고, 고통스러워한다.

또 다른 이론 하나는 음양의 원리다. 동양에서는 만물의 근간은 음과 양으로 되어 있으며, 이 음양이 조화롭게 이루어졌을 때 인체도 건강하게 유지된다고 했다. 동양의학은 서양의학과 달리 신체를 6장 6부로 구분하며, 이 6장 6부는 각각 음과 양의 기운으로 구분된다. 이러한 음양이 평행을 이루지 못하고 조화가 깨지면, 우리 몸의 저항력이 약해져 각종 질병에 걸릴 수 있다. 이에 따라 발의 반사구를 자극함으로써 음양의 평행을 유지하고 조절해나가면 우리 몸은 저항력을 되찾고 병을 이길 수 있다. 즉, 땅에는 지기(地氣)가 흐르고 인체에는 사람의 에너지, 즉 기(氣)가 흐르고 있다고 보는 것이다. 땅속 깊숙이 흐르는 엄청난 마그마의 활동을 연상한다면, 땅에도 에너지가 있다는 것을 간과하지 못할 것이다. 그러므로 인체에도 에너지가 있는 것이 당연하다. 땅에 흐르는 에너지를 받아들이는 첫 단계가 바로 맨땅을 밟는 지기로서 땅의 에너지와 인체를 연결시키는 중요한 행동이라고 여겨져 왔다. 인체로 전달되는 지기가 인체의 순환을 돕고 건강한 삶의 원동력이 된다. 발반사 요법은 이러한 음양의 평형을 유지시켜주는 자연 치료법이다. 이러한 연구를 체계화시킨 사람은 2010년 미국의 전기기술자 클린트 오버(Clint Ober)와 심장의학자인 시나트라 박사(Stephen T. Sinatra) 등이다. 그들은 《어싱(Earthing)》이라는 책을 저술해서 대지와의 접촉으로 인체 본래의 전기적 상태를 복원하고 그로 인해 통증과 스트레스를 완화하는 것으로 이론을 체계화했다. 국내에서도 2016년부터 맨발 걷기 운동이 활발해졌는데, 땅속 에너지와 전기신호의 음전하를 띤 자유전자가 인간의 몸과 접지를 통해서 체내에 유입되어 적혈구의 표면 전하를 올리고, 활성산소도 중화시켜 혈액의 점성을 낮춤으로써 혈관계 질환에 효과가 있음이 밝혀졌다. 따라서 어싱 이론은 스스로 할 수 있는 접지 원리와 지압 원리가 접목된 자연 치유법이다. 사고로 인해 수술 및 재활이 필요한 환자들은 물론이고, 발의 변형으로 인해 불편한 곳이 많은 현대인들은 발의 변화된 상태를 하루빨리 파악해야 한다.

2. 손반사 이론(수지 반사)

손은 인체의 축소판이며 오장과 밀접한 관계가 있다. 손에는 14개의 기맥이 있고, 404개의 치료점(상응점)이 있다. 특히 고려수지침의 유태우 회장은 "수지침의 원리는 대뇌 혈류조절 및 개선, 대뇌의 각 중추 작용, 시상-시상하부에서 자율신경을 조절해 인체의 모든 기능 조절, 뇌하수체에서 신경자극 호르몬들을 조절해 인체의 활성 물질들을 조절하는 이론"이라고 설명했다. 고려수지침은 1971~1975년 유태우 회장이 세계 최초로 연구·개발·창시한 학문 의학으로서 전 세계 26개국에 널리 알려져 있으며, 수지침 이론은 9개 국어로 번역되어 이용되고 있다. 나아가 국내에서도 약 300~400만 명이 수지침을 연구·이용하고 있다.

유 박사는 "손에는 교감신경이 밀집되어 전신에 분포된 교감신경과 비슷해서 손 자극, 손 운동으로 전신의 자율신경 조절까지 가능한 이론을 갖추고 있다"라면서 "대뇌반구에 있는 운동중추와 감각중추에서 손 부위가 최대 3/2 이상을 차지하고 있는데, 손이 대뇌의 명령에 따라서 움직이고 감각을 전달하는 것뿐만 아니라 손 체조, 손 운동, 손 자극을 통해 손을 단련시키면 대뇌의 운동중추와 감각중추가 활성화되어 대뇌 기능을 조절할 수 있다"라고 덧붙였다.

3. 발의 경락 이론

경락은 경혈과 경혈을 연결하는 생체반응 계통 노선으로 기혈 순환의 통로로써 내부로는 6장 6부(六臟六腑), 그리고 외부로는 피부와의 서로 관련성을 갖는 영위(營衛), 기혈(氣血)의 생리적 현상과 병리적 반응선을 말한다.

한의학에서 생체(生體)는 국소가 아니라 전체적 상관관계에서 병이 오는 것이며 신경적 상관, 체액적 상관, 화학적 상관, 심리적 상관에 의해 항상성을 유지하고 있으므로 이 항상성의 변조, 즉 전체적 기능 변조를 조정해주려면 적당한 자극은 필수적이다. 신체의 경혈은 6장 6부(六臟六腑)의 12경맥과 정중선의 임맥, 신체 후면의 정중선인 독맥까지 365혈(穴)을 자극했을 때 뇌 내 모르핀의 분비가 활성화된다는 보고가 있다. 경맥(經脈)은 기혈을 순행하게 하고, 음양을 통해 전신을 영양하는 것이다. 그 유주(流注)는 중초(中焦)에서 시작해 수태음(手太陰), 양명(陽明)으로 족양명(足陽明), 태음(太陰)으로 수소음(手少陰), 태양(太陽)으로 족태양(足太陽), 소음(少陰)으로 수궐음(手厥陰), 소양(少陽)으로 족소양(足少陽), 궐음(厥陰)으로 주입되어 다시 수태음(手太陰)으로 이어지는 것이다. 경락중에 12경맥(十二經脈)은 수, 족부(手, 足部)의 삼음(三陰), 삼양(三陽)에 6장 6부(六臟六腑)의 명칭을 배속했고 12경별(十二經別)과 12경근(十二經根)은 장부의 명칭은 붙이지 않았으며 수족(手足)의 삼음, 삼양(三陰, 三陽)만 구분해 명명했다. 질병의 반응점이 피부 및 피하조직에 출현하는 부위로, 즉 반응점이 연속되는 선(線)이다. 경락은 12정경과 8개의 기경팔맥인 독맥, 임맥, 충맥, 대맥, 음교맥, 양교맥, 음유맥, 양유맥 등이 있다.

해부학적으로는 뚜렷하게 나타나지 않고 표현할 수 없는 내장 질환이 생겼을 때 그 장기에 해당되는 일정한 부위와 피부에 아픈 감각의 예민점이 생기는 것이다. 경락은 수삼음(手三陰), 수삼양(手三陽), 족삼음(足三陰), 족삼양(足三陽)의 십이경(十二經)과 전신 정중선인 임맥(任脈) 배면의 정중선의 독맥(督脈)을 합해 14경(十四經)으로 이루어져 있다. 이 14경(十四經)은 음양(陰陽)의 진리, 즉 태극(太極)이 나뉘어 음양이 되고 이 음양(陰陽)을 삼음, 삼양(三陰, 三陽)으로 나누어 수, 족(手, 足)에 분배해 12경(十二經)이 된 것이다. 12정경 중에서 족삼음경(간, 비장, 신장)은 발끝에서 시작해 체부에서 끝나고, 족삼양경(위장, 방광, 담낭)은 얼굴에서 시작해 발끝에서 끝나는 경락의 유주가 자연의 법칙에 무너질 때 질병을 일으킨다. 이렇듯이 인체 내에서 엄연한 계통으로 존재하며, 각 조직의 장기 사이에는 서로 긴밀하게 음, 양의 기운에 따라와 기와 혈이 운행된다.

4. 색채 치유와 발 건강

컬러테라피(색채 치유)는 색채가 가지고 있는 고유의 파장과 진동수를 신체와 마음에 적용해서 자연 치유하는 방법이다. 컬러테라피의 이론적 배경은 크게 3가지로 나눌 수 있다. 첫째는 전통적인 색채 치료 이론, 둘째는 동의학 및 아유르베다 의학 이론, 셋째는 수지침이나 이침에서 사용하는 프렉탈 이론이다. 컬러테라피의 실제 치유는 앞서 제시한 이론적인 배경을 바탕으로 인체에 직접 사용할 수도 있고, 손이나 발, 귀 등 특정 부위에 적용할 수도 있다. 하지만 광범위하게 테스트해본 결과 손에 사용했을 때가 가장 효과적이었다. 컬러테라피의 가장 큰 장점은 배우기 쉽고, 아프거나 고통스럽지 않으면서 그 치유의 속도가 매우 빠르다는 것이다. 반사 요법을 접목한 색채 치유와 발반사건강법 관련 치유는 6장 6부를 컬러에 배속시켜서 컬러 에너지의 흐름을 더하거나 줄여주는 방법이다. 이때 펜과 컬러 테이프로 경락 이론과 발반사 이론 그대로 색칠을 해준다. 신체의 불편한 곳을 발에서 찾아보면 변형이 있거나 힘이 약해진 것을 알 수 있다. 현대의학 진단시스템으로는 전혀 알 수 없고 오직 숙련된 수기 시술자의 손기술을 통해서만 힘의 균형 상태를 알 수 있다(38페이지 [그림 1~4] 참고).

* 이 책에 실린 그림 자료 중 일부는 책 뒷부분의 [부록]에서 컬러 버전으로도 제공하오니 참고하시기 바랍니다.

| 그림 1 | 오른 발바닥 반사구
(컬러 268페이지 참고)

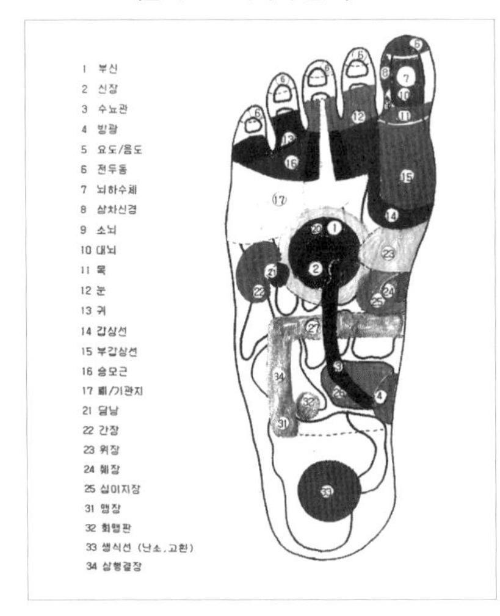

| 그림 2 | 왼 발바닥 반사구
(컬러 268페이지 참고)

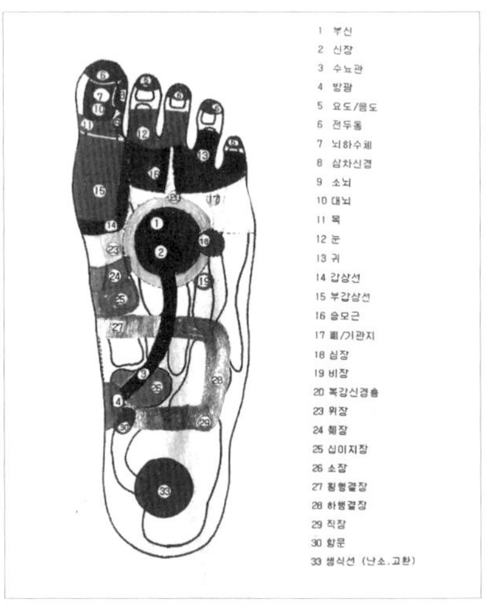

출처 : 소정룡, 《발반사건강법》 참고, 그림과 처방은 저자 제공(이하 동일)

| 그림 3 | 발등 반사구
(컬러 268페이지 참고)

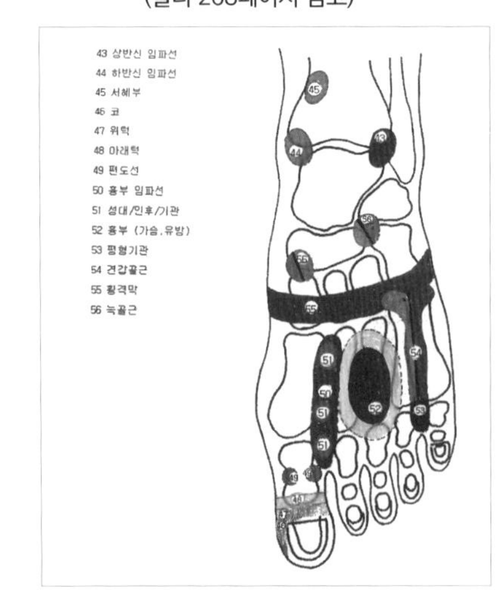

| 그림 4 | 발 안쪽/바깥쪽 반사구
(컬러 268페이지 참고)

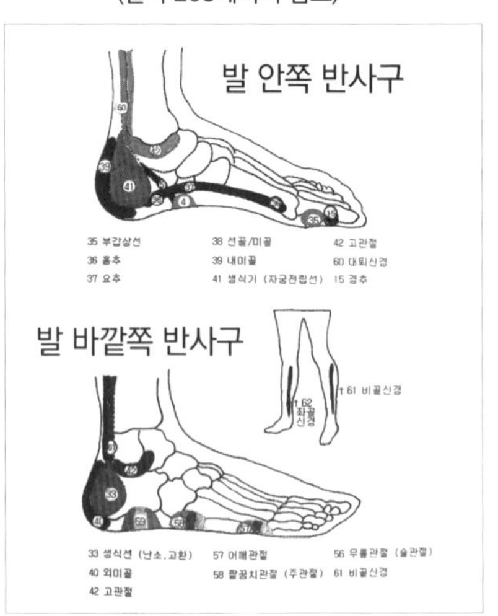

5. 귀반사 요법

이침은 1956년 프랑스 의사인 폴 노지에(Paul Nogier)가 집시 환자의 화상 입은 흔적이 있는 귀를 분석·연구해 유럽 침술 학술지에 태아 역위지도를 발표하면서 보급됐다. 1980년대 미국 UCLA의 테리 올슨(Terry Oleson) 박사는 피츠제럴드의 '구역 치료법' 이론을 바탕으로 이중맹검 방식을 이용해 귀를 이용한 진단이 근육 및 골격계 질환에서 대략 75% 정도의 정확도를 가지고 있음을 밝혔고, 1990년에는 세계보건기구에서 91개의 반응점에 대해 효과가 있다고 인정했으며, 현재까지 밝혀진 효과적인 반응점은 200개가 넘는다.

이러한 이론적인 근거 중심의 결론에 따라 발 변형은 곧 귀반사 건강학의 관찰법에서도 나타날 수 있다. 대 이륜 상각과 대 이륜 하각의 반응 구역에서 발적, 융기, 함몰, 탈설, 주름, 혈관 확장 등을 다양하게 관찰할 수 있다. 병변이 생긴 환자의 귀를 참고 사진으로 보면 다음과 같다.

| 그림 5 | 귀반사 건강학의 관찰법(컬러 269페이지 참고)

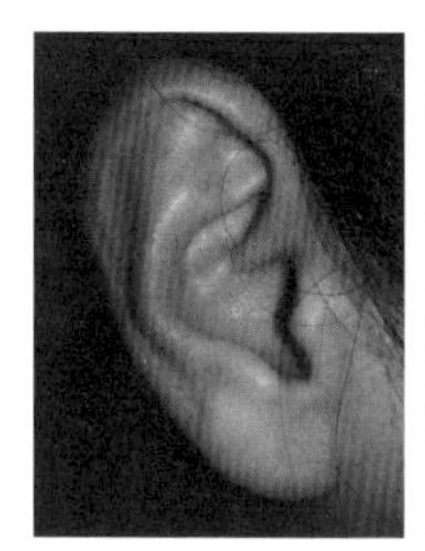
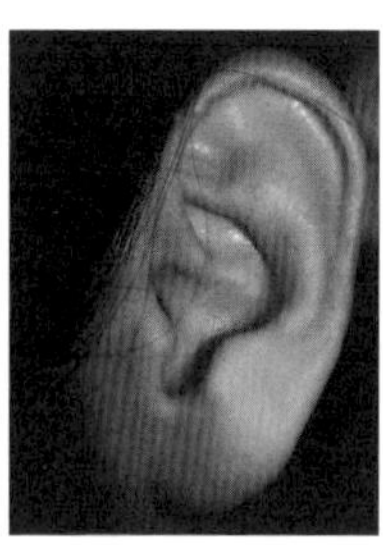
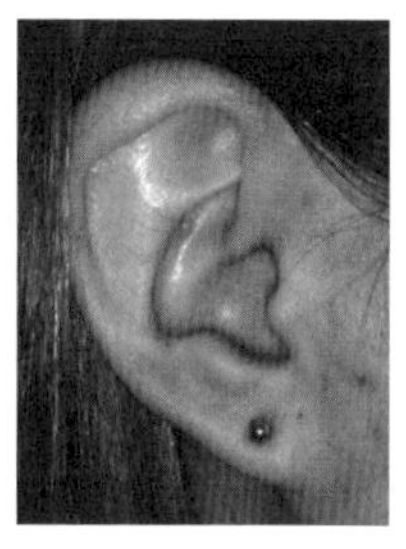
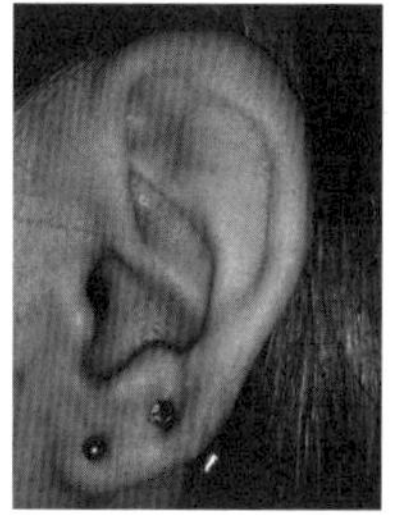

출처 : 저자 제공

질환별
통합종양마사지의 특성

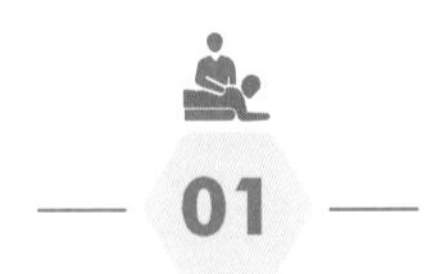

갑상선암

1. 갑상선암의 수술적 치료

갑상선은 호르몬을 생산하고 저장했다가 필요할 때마다 혈액으로 내보내는 나비 모양의 내분비기관으로서 기관 앞과 뇌로 가는 좌우 경동맥 사이에 위치한다. 인체의 성장호르몬에 관여하고 열을 발생시키는 중요한 역할을 하며, 대사과정을 촉진해서 에너지를 공급해준다. 목 앞쪽에 튀어나온 갑상연골의 2~3cm 아래에 자리하는데, 나비 모양으로 생겼으며 전체 무게는 15~20g 정도다. 이 작은 장기가 우리 몸 전신에 필요한 갑상선 호르몬을 분비한다. 갑상선에 혹이 생기면 갑상선 결절이라고 부르는데 이 중 5~10%는 암으로 진단된다. 갑상선암은 양성 결절과 달리 크기가 커지면서 주변 조직을 침범하거나 림프절로 전이

되는 등 원격 전이를 일으킬 수 있다. 갑상선암의 95% 이상은 유두암이고 이외에도 여포암, 저분화암, 미분화암, 수질암 등이 있다. 갑상선암의 가장 기본이 되는 치료는 수술이며 암의 종류나 크기, 결절의 숫자, 주변 조직 침윤, 림프절 전이 여부에 따라 수술 방법이 달라진다. 부갑상선은 갑상선 뒤에 위치하는 작은 내분비기관으로 부갑상선호르몬을 생성하고 분비해서 몸에서 칼슘 농도를 조절하는 기능을 하고 있다. 혈액 내 칼슘 농도가 떨어지면 부갑상선에서 호르몬이 분비되어 신장을 자극해서 칼슘을 생산한다.

갑상선암 수술은 고정된 자세로 오랜 시간에 걸쳐 진행하기 때문에 목 주위 근육과 어깨 근육에 통증이 수반되거나 두통이 발생하기도 하며, 피부 박리 조직이 치료되고, 세포 조직들이 재생되는 과정에서 비정상적인 유착이 가장 심하다. 목주름도 미관상 안 좋은 모습으로 생기고, 턱 라인이 뭉개져서 안면 비대칭이 되며, 연하곤란으로 삼킴 장애도 발생한다. 아주 심한 경우에는 경추 관절과 어깨 견관절 가동 범위의 구축은 물론, 일상생활에서의 불편함도 초래하게 된다.

갑상선암은 다른 암과 다르게 암세포가 천천히 자라는 특징이 있으며, 비교적 예후도 좋고 생존율도 높다. 갑상선 수술 후 관리는 갑상선 기능 유지를 위해 갑상선 호르몬을 투약해 조절하며 적절한 요오드 섭취가 필요하다. 체온 상승을 위해 아침 운동 및 적절한 목-어깨 운동을 시행하며 수술 부위 흉터에 2~3주 후부터 연고를 도포해주고 필요한 경우에 따라서 레이저 치료도 가능하다. 이처럼 꾸준히 증가하는 갑상선암은 착한 암이라고 불리지만, 발병률이 높아짐에 따라 수술 환자 역시 늘어나고 있어 수술만큼이나 수술 후 관리도 중요하다.

갑상선암은 수술 범위에 따라 크게 갑상선 전절제술과 갑상선 부분절제술(엽절제술 또는 종양절제술)로 치료한다. 수술 방법도 절개와 내시경, 로봇 수술 등으로 다양하다. 먼저 갑상선전 절제술은 나비 모양 갑상선 양측에 암이 있거나 방사성 동위원소 치료가 필요할 때 시행하는 방법이다. 수술 전에는 충분히 갑상선 호르몬제를 복용하고 수술 후에도 요오드 관련 식이 조절이 필수적이며, 갑상선 부분절제술 중에서도 갑상선 엽절제술은 보통 40~50%에서 갑상선 기능 부족을 호소해 투약이 필요하다. 특히 갑상선 호르몬은 체온 유지에 중요한 역할을 한다. 태아의 경우 뇌 발달이나 근육 발달에도 관여하기 때문에 갑상선 수술 후 갑상선 기능이 부족하다면, 반드시 정기적으로 갑상선 기능 검사를 받아야 한다. 수술 후 목소리가 변하므로 수술 전후로 목소리 평가를 시행한다. 수술 전 초음파나 CT 검사로 종양의 위치에 따른 성대 기능 평가를 시행하면 수술 중 성대신경(되돌이 후두신경 또는 상부 후두신경)을 보존하는 데 도움이 된다. 환자 대부분은 수술 후에도 목소리가 잘 나오지만, 간혹 수술 부위의 유착이 심해 뒤늦게 목소리 장애가 나타나기도 한다. 따라서 수술 부위 유착이 심해지지 않도록 경부 스트레칭과 목소리 훈련을 통해 인후와 성대의 재활을 유도한다. 목소리 사용은 수술 직후부터 수술 전처럼 해도 무방하며, 수술 전보다 목소리를 내는 것이 불편하다면 음성 치료를 통해 목소리를 잘 내는 방법을 배우고 사용하는 것을 권장한다. 갑상선암 수술 후 혹시 모를 음성 변화를 예방하고 개선하기 위해, 음성 검사 및 음성 치료, 상처의 유착 방지를 위한 스트레칭, 목운동을 포함한 재활 치료를 하는 것이 좋다. 목소리가 불편하다면 지체하지 말고 후두내시경, 음성 검사를 통해 문제를 파악해야 한다. 갑상선암 수술 후 목소리가 나빠지는 것이 당연한 것처럼 여기는 경우가 있는데, 심지어 한 달 정도는 말하지 말고 지내라는 병원도 있다. 이렇게 말하지 않고 생활한다기보다는 6개월 정도까지는 낮은 목소리로 짧은 대화를 시도해보는 것이 좋다. 많은 연구에서 결과에 따라 맞는 치료를 하면 조기 치료가 더 좋은 결과를 가져온다고 알려져 있다.

보통 갑상선 수술부위 상처는 녹는 실이나 재료로 봉합해 따로 실밥을 제거할 필요가 없다. 퇴원 직후에 진물이 나지 않는다면 흉터에 드레싱이나 실리콘 밴드를 할 필요가 없을 정도로 깨끗한 상처(Clean Wound)로 남아 있어서 별도의 소독도 하지 않는다. 경우에 따라서는 2~3주 정도 지나 수술 부위 흉터가 자리를 잡고 차오를 때부터 연고나 실리콘 밴드를 적용하면 된다. 레이저 치료가 수술 부위를 더 빨리 단단하게 하고, 흉터를 개선할 수 있다는 보고도 있다. 수술 부위 유착은 치유 과정에서 발생하는 자연스러운 과정이므로 유착이 아예 없을 수는 없다. 따라서 상처가 아무는 과정에 적절한 마사지와 스트레칭을 하면 심한 유착을 방지하고, 경추 관절과 어깨관절의 가동범위를 완화시킬 수 있다.

상처 부위를 제외하면 샤워나 머리 감기는 평소처럼 할 수 있으며, 상처 부위에 의료용 본드 등으로 처치했다면 샤워까지는 괜찮으나, 목욕이나 사우나 등은 수술 후 1개월 정도는 지나야 안전하게 진행할 수 있다.

수술 후 약간의 부종이 발생하지만 혈종이 발생하지 않았다면 1~3개월 전후로 대부분 자연 호전된다. 또한 갑상선 수술 부위가 다른 수술에 비해 피변(skin flap)을 형성하는 방식이다 보니 절개 부위의 통증 이외에 감각 이상을 호소하기도 하는데, 수술 부위 치유 과정에서 호전되는 경우가 대부분이므로 시간적 여유를 갖고 경과를 관찰하면 된다. 또한 갑상선 수술 전후로 목이나 어깨 통증을 호소하는 환자가 있는데, 수술 전 통증은 미리 담당 의사에게 이야기해 수술 당일 목 신전 등을 최소화하며 수술을 진행함으로써 악화를 예방할 수 있다. 수술 후 통증이 발생했다면 대부분 경과 관찰 중 호전되며, 이는 인체의 자연스러운 상처 치유 과정인 경우가 대부분이므로 필요하다면 재활 치료 등을 적극적으로 진행해서 도움을 받도록 한다.

갑상선 암의 재발 위험을 막고 신체 기능 유지를 위해 갑상선 호르몬 기능을 적절하게 유지할 수 있도록 한다. 갑상선 전절제술 직후 일시적인 부갑상선 기능 저하증이 흔하게 나타나는데, 영구적인 부갑상선 기능 저하도 1% 내외로 발생한다. 따라서 수술 직후 발생하는 부갑상선 기능 저하증의 증상을 막기 위해 충분한 양의 칼슘과 비타민D 공급이 중요하다. 필요한 경우 의료진과 상의해서 지속적인 관리도 병행해야 한다.

며칠 동안 격리한 후 치료하는 전신 방사선 요법은 방사성 요오드 또는 방사성 모노클로날 항체를 전신에 순환시킴으로써 방사선이 표적 암 세포에 흡수된 후 사멸되도록 한다. 이 치료를 받는 갑상선암 환자는 항암이나 방사선을 함께 진행하는 경우 말초신경병증이 발생해서 발가락과 손가락들이 심하게 저리거나 시린 감각의 불편함을 호소하게 된다.

2. 수술 후의 재활 통합종양마사지

(1) 발가락 10개 힘의 활성화

벽에 등을 기대고 두 다리를 어깨 폭만큼 벌려 양쪽 오금이 최대한 당길 정도로 쭉 편다. 그 상태에서 발등은 몸쪽으로 직각이 되게 구부리고 양쪽 발가락 10개를 동시에 힘껏 구부렸을 때 발가락 균형에 맞는 힘의 조건은 주먹 쥐는 손의 힘보다 3배 정도는 강해야 한다. 즉, 온몸을 받치고 지지할 수 있는 힘이 있어야 정맥혈관 펌프가 작동되어 혈액을 몸통 쪽으로 끌어 올리게 된다. 그런데 환자들은 발가락 변형이 심할수록 힘이 없고, 다리 전체에도 힘이 없으며, 구부리는 힘도 매우 약하다. 대부분의 암 환자들은 발가락 변형이 아주 심한 편인데, 시간이 너무 오래 경과됐기 때문에 좌우 힘의 균형과 힘을 찾기 위해서는 많은 시간과 노력이 필요하다. 발가락 10개가 온몸을 받쳐주며 써야 될 힘을 목과 어깨가 쓰기에 목 주변에 질병이 발생할 수 있는 것이다.

발반사건강법으로 접근해서 설명해봐도 일치하는 부분이 많다. 1913년에 미국 내과 의사인 윌리엄 피츠제럴드에 의해 체계화된 존테라피(Zone Therapy) 학설에 의하면, 엄지발가락 힘의 균형에 문제가 있거나 무지외반증인 경우 대부분 갑상선 문제와 목 질환이 많다고 한다.

(2) 경락 경혈 마사지

경락 마사지는 인체가 가지고 있는 365혈(穴)을 마사지해서 혈액의 흐름을 원활하게 하고, A10 신경을 자극하게 해서 뇌 내 모르핀이 잘 분비되도록 한다. 경혈(經穴)은 침을 놓는 곳으로 알려져 있으며, 장부의 기가 체표 부위에 모이고, 흐르며, 머무르는 곳이다. 경락은 12경맥과 임맥, 독맥을 합해서 14경맥이다. 혈액이 원활하게 흐르면 세포 조직이 노화되지 않는다. 노화란 혈액의 흐름이 나빠지면서 발생한 활성산소가 노화 물질을 만들기 때문에 생기는 현상이다. 따라서 혈액의 흐름을 방해해서 유산소 혈관을 수축시킨다. 수축된 혈관의 흐름이 나빠지고 산소가 부족해져 산소 없이 에너지를 만드는데, 이 때문에 다시 유산(젖산)이 생기고 끊임없는 악순환으로 어깨가 딱딱하게 굳어진다. 어깨 결림이나 인체의 모든 강직 현상은 이 유산(젖산) 때문에 생기는 증상이다.

동양의학의 경락 경혈 자극마사지를 해주면 다음과 같은 효과를 볼 수 있다.

① 혈액과 임파액 등 인체의 내분비액을 원활하게 순환시켜 신진대사를 활성화시킨다.
② 근육의 경직을 지압함으로써 경직 상태의 근육을 회복시킨다.
③ 인대와 힘줄 등을 지압함으로써 골격 이상이나 변형을 교정 · 완화한다.
④ 중추신경, 즉 자율신경의 실조를 조절한다.
⑤ 오장육부의 기능을 조절한다.
⑥ 기혈의 소통을 활성화함으로써 피로감을 해소시켜준다.

갑상선 환자의 경락 경혈 마사지는 과거 수술 병력이나 상처로 인한 신경과 혈관 인대 등의 비활성화에 따른 변화에 따라 그 방법론이 달라진다.

갑상선 근처에 있는 목 주변 근육들의 강직이나 비대칭의 비정상적인 움직임 때문에 환자들은 어깨와 함께 불편함을 호소한다. 특히 갑상선암 수술 후 부자연스러운 경추 관절의 가동 범위까지 제한되기 때문에 승모근과 사각근의 긴장은 한층 높아질 수밖에 없다. 암 수술 전 목과 어깨 근육이 과긴장되는 원인은 잘못된 보행으로 인해 발 변형이 심해져 발이 힘을 균형 있게 쓰지 못하고, 대신 목과 어깨에 힘이 들어가기 때문이다. 이에 따라 사각근, 흉쇄유돌근, 승모근, 견갑거근 등에 부하가 걸리면서 결국에는 두피 근막의 유착성이 함께 동조를 이루어 악순환이 반복되는 것이다. 이는 뇌의 압력에도 영향을 미칠 것이며 혈압의 유동적인 변화에 관여할 것이다. 따라서 수술로 인해 굳어진 흉쇄유돌근, 사각근, 견갑거근, 승모근의 경결된 부위를 경락 경혈 마사지를 통해 완화시킨다. 제일 중요한 포인트는 염천혈, 인영, 수돌, 천돌, 기사, 결분, 기호, 견정, 곡원, 노유, 천종, 병풍혈 등을 마사지해주고 두피 근막의 경락 경혈 마사지를 함께 하면 많은 효과를 기대할 수 있다. 갑상선의 수술 흉터에 따라 다를 수 있지만 얼굴에 분포된 경혈 자극 마사지와 입 모양을 ‘아-에-이-오-우’로 크게 벌려 음성 연습을 함께 하는 것이 수술 후 재활 치료에 도움이 된다.

3. 흉근, 승모근, 흉쇄유돌근의 마사지(경추관절 회전성)

승모근의 압통은 측두부와 경추성 두통의 근원으로서 자주 관찰된다. 특히 상부 승모근의 유발점은 귀 뒤부터 측두부까지 목의 후 외측을 따라 통증과 압통을 느끼며, 두피 근막의 유착을 손으로 감지할 수 있는데, 이곳은 족소양담경락이 유주하는 곳이다. 중부 승모근은 드물게 척추 부위와 양쪽 견갑골 사이의 압통을 느끼게 하며, 족태양방광경락이 유주하는 곳으로 폐암이나 유방암 수술 환자도 통증을 호소하는 곳이다. 견갑골 근육은 제2의 유방 역할을 하는 곳이기도 해서 유방암 수술 후에 견관절 장애를 겪을 수 있다. 견갑골 사이 능형근의 활성화가 어려워지면 호흡에도 영향을 미쳐 폐암 환자의 들숨을 방해하기도 한다. 하부 승모근의 통증 유발점은 목 뒷부분 유양돌기 연접부와 양쪽 견갑골 사이 부분 통증에 관여하며, 흉쇄유돌근의 강직 여부에 따라 압통의 정도를 알 수 있다. 엄지발가락과 집게발가락 힘이 활성화되지 않으면 흉쇄유돌근과 사각근 힘의 중력이 높아지면서 경추 관절의 가동범위에 구축된다.

4. 안면근육과 이복근, 사각근, 견갑거근, 상부 승모근의 활성화

갑상선 수술 부위와 목의 움직임에 함께 협응하는 이복근, 견갑거근,

상부 승모근, 광경근, 사각근의 활동성은 갑상선 수술 후 목 근육의 가동 범위에 있어 매우 중요하다. 목 부위 수술을 했을 경우 '아-에-이-오-우'의 발성으로 안면 근육의 자율성에 도움이 되도록 하며, 저작근인 익돌근, 익상근, 교근의 활성화를 돕기 위해 얼굴에 분포된 경혈점을 롤링하며 마사지한다. 근육 결대로 약하게 마사지하는 것도 중요하지만, 사각근과 흉쇄유돌근, 상부 승모근에 분포되는 경혈점을 롤링 마사지하는 것이 좋다.

이러한 근육 마사지를 진행하기에 앞서 필수적으로 환자마다 신경의 레벨이 다르므로 양팔의 손끝 신경을 테스트해 힘을 있는 그대로 보고 약한 곳을 체크해서 마사지한다. 환자가 기왕 병력이 있다면 선, 후 마사지 요법은 달라진다. 특히 목과 어깨 근육은 협응하는 근육으로서 발가락 끝의 무의식 신경 시스템이 작동할 때 변형된 발가락으로 걸으면 힘의 균형이 맞지 않아 활성화가 달라진다. 이에 따라 목과 어깨 근육이 강직되거나 가동 범위가 좁아진다. 특히 목에 거는 금속 액세서리는 상지의 힘을 방해하는 중요한 요인이 된다. 힘의 전후 비교는 간단하게 타인이 해주는 테스트를 통해서 알 수 있다. 본인이 간지럽혀도 간지럼을 탈 수 없는 무의식 신경 시스템의 법칙이기 때문이다.

5. 발반사건강법

발반사 요법 이론에서는 엄지발가락 바닥의 바깥은 부갑상선 반사구며, 제1중족골두를 싸고 있는 전체 둘째발가락 경계까지를 갑상선 반사구라고 한다. 갑상선 반사구를 촉지해서 반사 요법을 할 경우에는 방향이 중요한데, 좌측 발부터 스트레칭 및 정맥 마사지를 시행해준 후에 갑상선 반사구 하단라인에서 발가락 끝쪽으로 밀어 올려준다. 이때 물렁거리는 이물질이 만져질 수도 있고 티눈이 있는 경우도 많은데, 모두 발가락 변형에 따른 것이다.

발반사 요법을 연구하는 많은 사람들이 발에 있는 7,200여 개의 신경 반사점을 구역을 나누어 반사구를 만들었다. 미국의 유니스 잉검 여사 역시 인체 해부학적 관점에서 64개 반사구역을 체계화했다.

정맥 마사지(스트레칭)

① 양 손바닥으로 발등과 발바닥을 싸고 위·아래로(아래로 내릴 때 힘줘서) 쓸어 내려 마사지 한다.

② 양 엄지손이 발바닥에 가도록 하고, 양 네 손가락은 서로 교차해 발등으로 가게 해서 ①과 같이 쓸어 아래쪽으로 내리며 마사지한다.

③ 양쪽 내외과(복숭아뼈, 고관절 부위)를 양손 주먹을 쥐어 손가락 마디 뼈 부분이 닿게 해 원을 그리며 마사지한다(무릎을 세워서). ⇒ 본인이 스스로 발을 마사지할 때

④ 양 엄지손을 발뒤꿈치~부신 부분까지 하나, 둘을 세며 둘에 힘껏 쓸어 올려 부신에서 꾹 눌러준다.

⑤ 다섯 손가락을 발가락 사이에 깍지 껴서 자극을 준다. 엄지발가락을 포함하기도 하고 둘째발가락을 포함하기도 한다. 그다음(엄지발가락 빼고) 집게와 셋째 손가락을 집게 모양으로 해서 발톱근(根) 부위를 자극해 '톡' 소리가 나게 뽑아준다.

⑥ 발가락 전체를 앞뒤로 젖혀 준다.

⑦ 손가락 끝으로 발가락 뿌리 부분을 세게 지그시 눌러준다.

⑧ 무릎을 세워서 성대, 인후기관(엄지와 집게 사이), 가슴, 흉부, 평형기관 등을 양

엄지손으로 힘 있게 세워 발가락 끝 쪽에서 발등 부분으로 향해 쓸어 올려 마사지한다.

⑨ 횡격막을 양 엄지손으로 교차해 마사지한다.

⑩ ③을 반복한다.

⑪ 주먹을 쥐고 손가락뼈를 이용해 서혜부를 자극해 위쪽으로 쓸어 올린다.

⑫ 발목을 감싸서 양손으로 교차 마사지한다.

⑬ 다리 부분을 3등분해 경골을 중심으로 양골련에 주먹을 쥐어 손가락 뼈를 이용해 자극을 주며 원을 그려 마사지 한다(무릎 세워서).

⑭ 무릎을 세운 채로 주먹으로 하지 양면을 두드려준다.

⑮ 다리 뒷부분을 발쪽에서 대퇴 쪽으로 쓸어 올려 준다(엄지와 집게로).

⑯ 다리를 펴고 무릎 부분을 길이로 양 손바닥을 이용해 마사지한다.

⑰ 양 엄지를 이용해 슬개골 상련과 하련을 교차 마사지한다.

⑱ 슬개골 위(혈해, 양구 혈 부분) 10㎝까지를 양 손바닥 이용해 원을 그리며 마사지한다.

⑲ 슬개골 안쪽 오금 부분을 다리를 조금 세워서 위쪽으로 마사지한다.

⑳ 다리 한쪽을 반대쪽에 구부려 올려놓고(양반다리 자세), 반대 손으로 잡아 다리를 주무르면서 발바닥 전체를 뒤로 젖혔다 앞으로 숙였다 한다.

㉑ 양 손바닥을 이용해 발을 엄지와 새끼발 쪽에 대고 도리도리 하듯이 흔들어준다.

㉒ 양손을 이용해 양 엄지는 바닥 쪽 나머지, 네 손가락은 발등 쪽에 대고 교차되게 꽉 짜준다.

㉓ 양 엄지손으로 발바닥 쪽을 펴서 긁어내려준다.

㉔ 주먹을 쥐고 부신 부분부터 소장 부분까지 힘차게 쓸어내려준다.

㉕ 주먹을 쥐고 발뒤꿈치 부분을 때려준다.

㉖ ⑲자세로 발가락을 하나씩 잡고 좌·우측으로 돌려 발가락의 뿌리(根) 부위를 자극해서 '톡' 뽑아준다.

㉗ ①번 반복한다.

㉘ ②번 반복한다.

* 좌측 발을 먼저 정맥 마사지한 후에 지압봉을 사용해 기초 반사구부터 마사지한다.

우측 발도 같은 방법으로 정맥 마사지한 후에 기초 반사구를 마사지한다.
양쪽 발 모두 30~40분 정도 진행하고 너무 자극이 가지 않게 하며, 환자의 상태에 따라 압을 조절한다.

| 그림 6 | 갑상선암의 발반사건강법

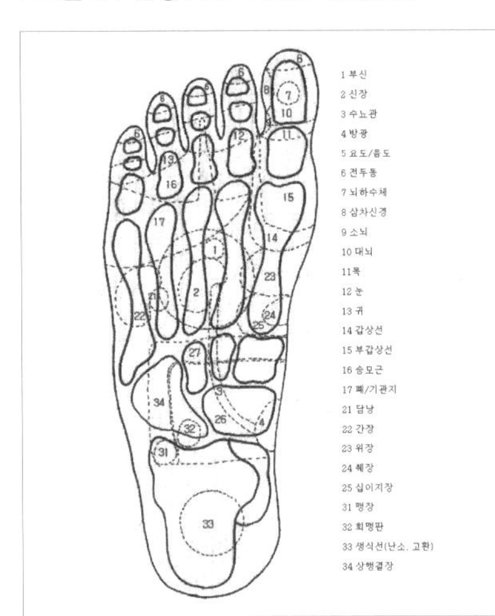

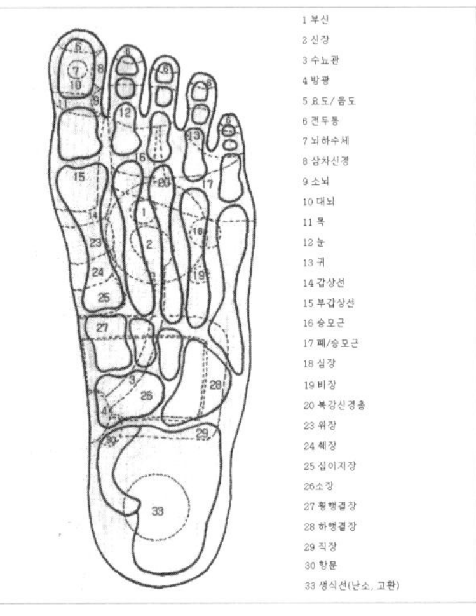

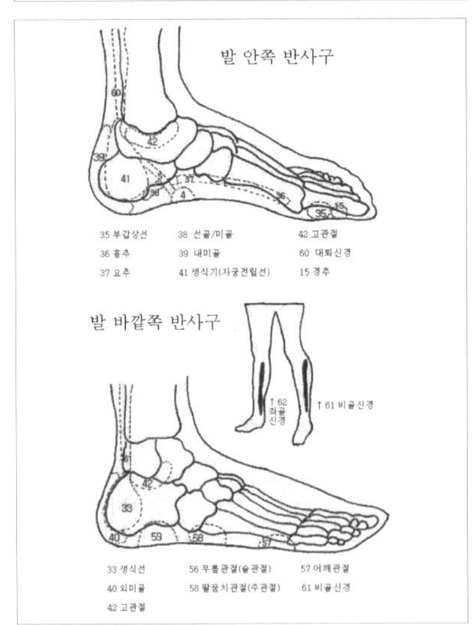

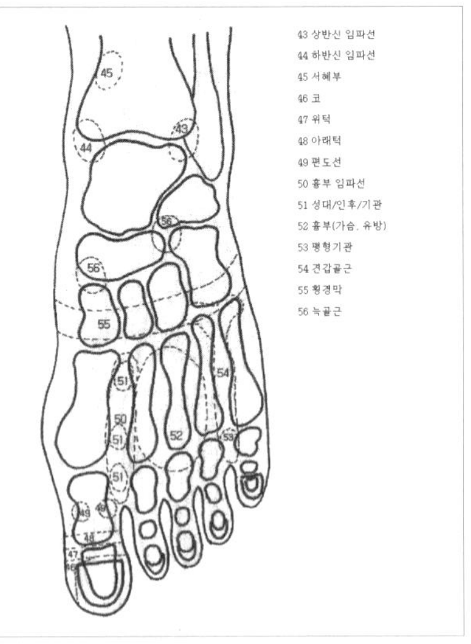

출처 : 소정룡, 《발반사건강법》 참고, 그림과 처방은 저자 제공

6. 색채 치유

비슈다 차크라의 목 에너지가 부족해서 타인과 대화가 잘 안 되거나 할 말을 하지 못해 스트레스가 쌓이면 목 부위에 병이 생긴다. 진로에 대한 부모와의 갈등이나 하고 싶은 말을 못하게 되면, 여러 가지 스트레스로 인해 갑상선 기능 항진/저하증, 후두질환, 천식, 기관지, 폐질환, 디스크, 어깨통증, 입/치아/턱 질환에 노출되고, 기관지 확장증으로 고통받게 된다. 이럴 때는 부모님과의 따듯한 대화로 회복시켜 주면 좋다. 특히 사회 정의 실현에 대한 침묵 속에 자신도 모르는 사이에 목 에너지가 상실되기에 할 말은 하고 살아야 목 차크라의 에너지가 건강해진다.

폐쇄 공포증, 고소 공포증, 공황장애, 죽을 것 같은 느낌 등도 목 차크라의 파란색 에너지가 부족해서 발생하는 것이다. 비슈다 차크라의 목 부위는 신체의 신진대사와 평형을 조절해주는 역할을 하며 갑상선, 부갑상선의 기능을 주관한다. 경추, 목, 입, 치아, 턱 등 목에 병이 들었을 때는 파란색 속옷이나 목 스카프를 두른다. 불면증에 파란색 잠옷을 입으면 호흡계통, 기관지, 발음 기관 등의 기능에 영향을 준다. 파란색은 인체에서 영양분을 저장해서 몸 전체에 피를 보내 눈으로 사물을 보게 하고, 수족을 움직일 수 있게 하며, 뇌가 정신 활동을 할 수 있도록 하는 간 기맥과 공명한다.

간 기맥은 가장 많은 일을 하는 기맥이기에 스트레스를 받으면 간 기맥이 상하고 간 경락이 생식기를 한 바퀴 돌기 때문에 생식기 질병과 관계가 깊다. 인체에 파란색 에너지가 부족해서 간 기맥이 부족하게 되면 생식기 관련 질병이 생길 수 있고, 신경성 두통, 어지럼증, 노이로제 등 신경성 질병도 일으킨다. 목 차크라의 정신적 질환과 회복을 위해서 파란색의 에너지는 꼭 필요하다. 파란 하늘을 보며 자연 명상을 하거나 동해 바다의 푸른 파도를 보는 것도 많은 도움이 된다. 차크라 테이프를 손가락 둘째 마디에 붙이고 갑상선, 후두, 폐, 기관지, 천식 등에 활용한다.

| 그림 7 | 갑상선암의 색채 치유

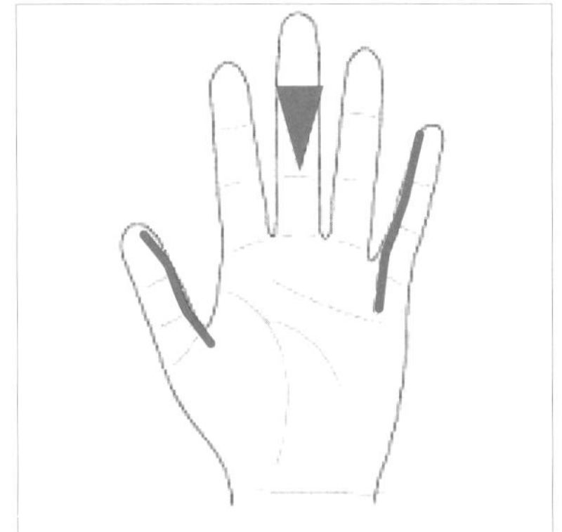

출처 : 박광수, 《SECRET, LIGHT & COLOR, 우주의 빛과 색으로 치유한다》

| 그림 8 | 갑상선 암의 귀반사건강법

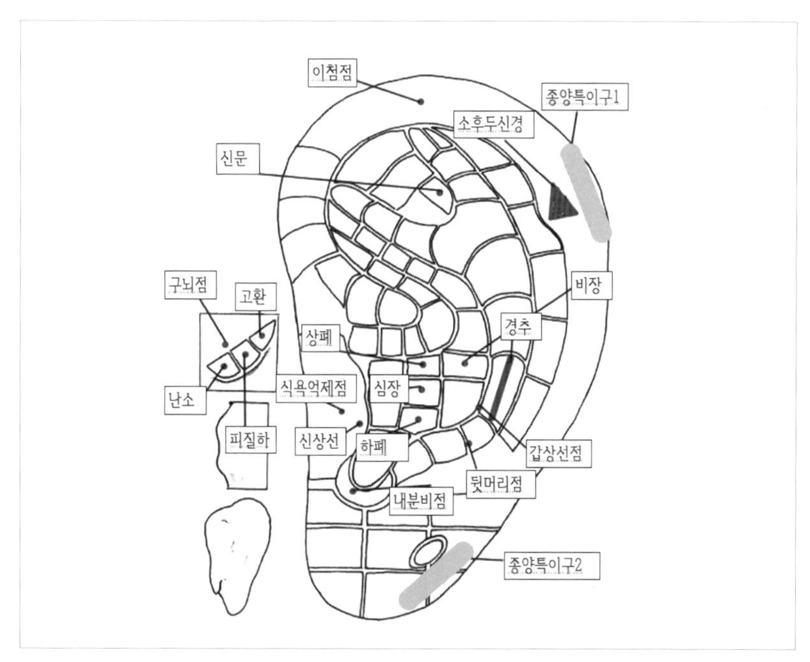

출처 : 소정룡, 《귀반사건강법》 참고, 그림과 처방은 저자 제공

* 귀반사건강법 및 경락 경혈 마사지에 대한 자세한 설명은 필자의 저서인 《암 환자의 심신을 힐링시켜주는 한국형 통합종양마사지》에서 상세히 다루었으니, 참고하기 바란다.

02

폐암

1. 폐암의 수술적 치료

폐암 수술은 전이 정도에 따라 비소세포폐암 1~3기 일부에서만 시행될 수 있으며, 암조직이 있는 폐의 일부 또는 전체를 절제하고, 암세포의 전이가 있을 만한 근접한 림프절까지 제거한다. 종격동을 포함해서 암이 폐의 한쪽에만 국한된 소세포 폐암의 경우에는 제한성 병기에 발견한다고 하더라도 신체 여러 곳에 마치 물을 뿌려 놓은 듯이 미세 전이가 있을 가능성이 매우 높기에 폐암 4기 말에는 수술이 큰 의미가 없으므로 진행하지 못한다.

폐암 수술에는 암이 존재하는 폐엽 전체 제거나 종격동 림프설 곽청술을 시행하는 폐엽 절제술, 한쪽 폐 전체 제거와 림프절 곽청술을 시행하는 전폐 절제술, 해부학적 폐분엽을 기준으로 필요에 따라 폐 1~3 구역을 절제하는 폐분엽 절제술, 기관지 입구 등 암을 제거하면서 기능 보존을 위한 기관지 성형술을 시행하는 폐엽 소매절제술, 폐분엽 절제술 축소버전, 폐 주변부 및 일부 폐를 쐐기 모양으로 절제를 시행하는 폐쐐기 절제술이 있다.

폐암 수술을 하기 위해서는 기구를 삽입하는 방식이 사용되는데, 개흉술은 가슴 절개 후 늑간 견인기를 사용해 늑골 사이를 벌려 수술하므로 절개 범위에 따라 근육, 뼈, 연골 등이 손상될 수 있다. 최소 침습술은 2~3개의 1cm 길이 구멍에 3~4cm 길이의 비디오 흉강경을 통해 수술하는 것으로, 초기 폐암 환자에 시행할 수 있으며 일상생활로의 회복이 빠른 편이다. 폐암 수술 후에는 늑간 액체가 누출되므로 배액도 필요하고 일시적으로 공기 누출이 생기므로 출혈 확인과 폐의 원활한 팽창을 위해 흉관을 삽입하는데 대부분 3~7일이 지나면 제거한다.

수술 후에는 특히 폐 안으로 물이 차거나 분비물이 차는 등의 현상이 발생해서 가래도 생기고 발작적인 기침을 하게 되어 호흡에 영향을 미친다. 호흡 관련 부작용이 발생했을 때 폐 기능을 안정화시키고 정상적으로 회복시키기 위해서는 즉시 의료진에게 도움을 청해야 한다.

가슴이나 팔 쪽에도 통증이 올 수 있으며, 가벼운 산책 중에도 걸음 보폭수가 빨라지면 숨이 찰 수 있다. 이처럼 수술 후 여러 가지 후유증으로 불편함을 겪게 되지만, 다행히 폐는 다량을 절제하더라도 일정 시간이 지나면 절제된 상태로 적응하는 기관이기 때문에 일상생활로의 복귀가 쉽다. 하지만 폐암 수술 초반에 발생하는 부작용이나 후유증들을 제대로 관리하지 못하면 합병증이 나타나 매우 고통스러워지고 삶의 질이 저하되기 때문에 반드시 수술 후 재활치료에 합당하는 여러 가지 요법들을 시행해야 한다.

천식이나 COPD(만성 폐쇄성 폐질환)와 같은 근본적인 의학적 상태를 적절히 관리하는 것도 신경학적 호흡곤란을 예방하는 데 중요하며, 뇌가 호흡을 조절하기 위해 고군분투할 때 숨 가쁨 및 기타 호흡기 증상을 유발한다. 따라서 극도로 쇠약해질 수 있으며 삶의 질에도 상당한 영향을 미칠 수 있다.

신경성 호흡곤란을 예방하는 가장 좋은 방법 중 하나는 반복적인 운동인데, 호흡근육을 강화해서 전반적인 건강을 개선을 도모하고 호흡을 더 쉽게 할 수 있도록 한다. 혹은 건강한 폐 기능을 유지하는 데 중요한 보편적인 심혈관 건강 개선에 도움이 될 수 있다. 신경성 호흡곤란 예방을 위해 권장되는 소수 운동에는 걷기, 자전거 타기, 수영 및 요가가 포함된다. 이러한 운동을 하기 위해서는 반드시 발가락 10개의 힘의 균형이 필요하다.

이러한 운동들은 다양한 연령대에서 수행할 수 있는 운동으로서 훌륭한 선택이라고 할 수 있다. 건강한 체중을 유지하는 것은 신경성 호흡곤란을 예방하는 핵심 요소며, 과체중이거나 비만이면 폐에 추가적인 압력이 가해져 호흡이 더 어려워지므로 체중 감량은 이 압력을 완화하고 전면적인 폐 기능을 개선하는 데 도움이 된다. 건강한 체중을 유지한다면 심장병 및 당뇨병과 같은 신경학적 호흡곤란에 기여하는 여러 가지 건강 상태의 위험을 줄이는 데 도움이 될 것이다.

흡연 및 기타 폐 자극물을 피하는 것도 신경학적 호흡곤란을 예방하는 데 필수적이다. 흡연은 폐 질환의 주요 원인이며, 호흡기에 심각한 손상을 준다. 또한 간접흡연과 대기 오염 및 화학 연기와 같은 기타 폐 자극 물질에 노출되면 신경성 호흡곤란 위험이 증가할 수 있다.

흡연자라면 금연이 호흡기 건강을 위해 할 수 있는 최선의 수단이고, 가능한 한 다른 폐 자극제에 대한 노출을 피하는 것이 중요하다. 천식이나 COPD와 같은 의학적 상태를 적절하게 관리하는 것도 중요하며, 신경학적 호흡곤란을 예방하는 것이 중요한 만큼 증상을 조절하고 전면적인 호흡 기능을 개선하는 데 도움이 되는 약물, 생활 습관 변화 및 기타 개입이 포함될 수 있다. 기저 질환이 있는 경우 의사와 긴밀히 협력해서 효과적인 관리 계획을 수립하는 것이 중요하다.

결과적으로 신경성 호흡곤란은 개인의 삶의 질에 상당한 영향을 미칠 수 있는 심각한 질환이다. 전반적인 건강을 개선하고 이 상태의 위험을 줄이기 위해 취할 수 있는 몇 가지 예방 조치가 있다.

건강한 체중 유지, 반복적인 운동, 흡연 및 기타 폐 자극 물질 피하기, 근본적인 의학적 상태의 적당한 관리는 모두 신경성 호흡곤란을 예방하는 데 중요한 요소다. 이러한 신경성 호흡기 건강을 최적화하려면 흉근의 활성화와 직립보행의 안정성이 매우 중요하다.

2. 경락 경혈 마사지

수태음폐경맥은 중초 위(胃) 부위 중완에서 시작해 밑으로 내려가 표리관계가 되는 대장을 락요(絡繞)하고, 다시 대장에서 반전 상행해 위의 상구(上口)인 분문부(噴門部)에 닿은 후 위로 올라가 횡격막을 통과해 폐에 들어간다.

다시 폐를 따라 올라가며 기관(氣管)·후두(喉頭) 및 모든 폐계를 돌고 후두부에서 횡출해 겨드랑이의 하면으로 가서 상비(上臂)의 내측을 따라 하향해 수소음심경(手少陰心經)과 수궐음심포경(手厥陰心包經)의 전면으로 내려가 주와(肘窩)에 이르고 전비내측(前臂內側) 요측연(橈側緣)을 따라 완후(腕后) 요골 경상 돌기의 내측하렴(內側下廉) 촌구(寸口)를 두르고 수어복상(手魚腹狀)의 어제(魚際) 연변을 따라 무지(拇指) 요측(橈側)의 말단에서 끝난다. 그 일조분지(一條分支)는 완후(腕后), 즉 팔목 뒤 요골 경상 돌기 위쪽에서 분출해 시지(示指) 요측(橈側)의 말단(末端)으로 가서 2번째 경맥 수양명대장경과 접경(接境)된다.

폐암 수술 환자나 수술 전 환자는 개인의 병기 정도나 호소하는 통증도 다양하고, 호흡의 깊이와 흉곽의 크기도 다르며, 근막의 형태도 다르다. 변형된 걸음에 따라 호흡에 관여하는 근육의 유착이나 강직 정도도 달라서 흉부 전체에 분포된 경락 유주에 따른 근막의 강직 정도나 체형의 불균형에 따라 마사지를 시행하는데, 이때 아주 약하게 접근해야 한다. 환자는 얇은 면으로 된 옷을 입게 하는 것이 좋다.

가장 먼저 임맥의 경락노선 중 천돌혈을 기점으로 사법 방향으로 쓸어내리면서 선기, 화개, 자궁, 옥당, 전중, 중정, 구미, 거궐혈 방향으로 롤링 마사지를 한다. 횡격막은 중앙에 위치하는 검상돌기 끝을 중심으로 좌우로 쓸어내려준다. 이때의 압은 환자의 상태에 따라 조절한다. 특히 폐암 환자의 수술은 옆 측면을 수술하는 경우가 많아서 수술 상처가 직접 닿지 않도록 주의하고, 수술 상처는 적어도 4개월이 지나면 직접 마사지가 가능한데 견관절과 함께 팔의 움직임이 자유롭도록 경락 경혈 마사지를 진행한다. 그리고 신장 경락을 유주하는 방향대로 흉부에 분포한 상곡, 석관, 음도, 복통곡, 유문혈까지는 임맥 중앙선에서 0.5촌 옆에 좌우로 경혈 마사지하며 보랑, 신봉, 영허, 신장, 욱중, 유부혈을 임맥인 중앙 라인에서 2촌 옆에 좌우로 경혈을 롤링 마사지하면서 올려준다. 위장 경락이 유주하는 경혈은 눈 밑의 승읍혈을 출발해 얼굴의 경혈 몇 곳을 거쳐서 목 부분의 인영, 수돌, 기사, 결분, 기호, 고방, 옥예, 응창혈을 마사지한다. 비장 경락은 엄지발가락에서 시작해서 다리 안쪽으로 유주해 복부를 거쳐 흉곽으로 올라오며, 식두, 천계, 흉향, 주영, 대포혈로 끝나고, 이 부위는 폐암 환자의 경우 아주 약하게 마사지해야 한다. 대장 경락이 유주하는 견우, 거골, 천정, 부돌혈을 흉쇄유돌근과 함께 너무 힘을 가하지 않도록 하며 마사지한다. 대흉근과 소흉근이 있는 폐 경락의 출발혈인 중부혈과 운문혈은 어깨 관절 주변의 경혈을 함께 마사지할 때 가동 범위 개선 시에 적용한다(05. 유방암-유방 재활 통합종양마사지에서 더 상세한 설명을 다룬다).

앞에 열거한 정중선 임맥과 신장 경락, 위장 경락, 비장 경락, 폐 경락에 해당되는 경혈점을 마사지해야 하는 이유는 흉부의 근막이 유착되어 있기 때문이다. 잘못된 보행 습관으로 신체에 불균형이 생긴 것이다. 흉근막이 유착되면 폐순환과 호흡이 힘들어지고 횡격막이 자유롭게 유동적으로 움직일 수 없다. 들숨과 날숨의 원활한 순환을 위해서 흉복부 장간막의 활성화를 꾀하고, 흉강 안에서 각 장기가 대사 과정을 잘 할 수 있도록 해야 한다.

3. 흉식호흡의 중요성(직·간접 호흡 근막들의 중요성)

폐암 환자들이 호소하는 통증의 일반적인 특징은 수술 전이나 수술 후를 막론하고 견갑골 내연 부근에 압통을 느끼며, 때로는 호흡곤란이 오기도 한다. 또한 통증을 호소하는 부위는 족태양방광경락 제1라인의 대저혈부터(1번 흉추 극돌기 아래 오목한 곳 좌우로 1.5촌), 풍문, 폐유, 궐음유, 독유, 격유혈과 제2라인은 2흉추 극돌기 아래에서 좌우로 3촌 떨어진 부분, 백호, 고황, 신당, 의희, 격관혈이다. 경혈의 국소통락의 목적과 척추 기립 근막 이완술은 발가락 10개의 힘의 균형에 좌우되고, 그 해결 방법은 두피 근막을 자극하는 경락 경혈 마사지에 있다.

폐암 환자들은 직·간접적으로 호흡에 관여하는 근육의 관리를 기본으로 해야 하고, 흉쇄유돌근은 쇄골지, 흉골지에 기시하며, 유양돌기에서 정지한다. 흉쇄유돌근은 거북목과도 관련 있고 경직이 잘 되는데, 이 현상은 엄지와 집게 발가락이 땅에 닫는 힘에 좌우된다. 10개의 발가락 뿌리 부위부터 앞쪽 발바닥 면이 폐와 기관지 반사구인 것을 감안할 때 인간이 땅을 딛고 직립보행하는 것은 굉장한 일이며 여기에는 수많은 비밀이 숨어 있다. 견갑거근, 승모근, 사각근, 흉쇄유돌근의 활성화를 위해 제대로된 직립보행은 전 인류의 공통분모다. 사각근 강직의 해결책은 제일 먼저 두피의 경혈점을 골도법에 맞게 마사지하는 것이 중요하다. 사각근을 마사지한 후 견갑거근 상부 승모근, 능형근을 마사지해주면 전후가 확실히 비교된다.

사각근의 기시는 C2~C7반 횡돌기며, 전사각근과 중사각근은 1번 늑골, 후사각근은 2번 늑골에 정지되고, 늑골이 움직일 때 상위 늑골이 거상(들숨)되며, 한쪽만 수축하면 측면굴곡 좌우가 함께 수축 시에 경추가 굴곡되는데 호흡 시 보조근으로 작용해 호흡에 직접적으로 관여함으로써 폐활량에도 많은 영향을 미치는 근육이다. 흉식호흡을 할 때는 횡격막의 활성화가 매우 중요하며, 경락 경혈점과 근막의 마사지를 통해 전후 비교가 충분히 가능하다.

따라서 폐암 환자들의 상부 승모근의 불편함과 극적인 고통은 경혈점과 발가락 힘의 균형에 좌우된다. 경우에 따라서 수술한 폐암 환자가 팔을 들어 올릴 수 없는 경우에는 견갑골 주변 근육을 관리해야 한다. 이때 천종혈과 소장경락의 견정, 노유혈 부위가 심하게 유착되는 경우가 많다.

* 척추기립근과 늑간신경 근막의 이완술은 필자의 저서인 《암 환자의 심신을 힐링시켜주는 한국형 통합종양마사지》에서 상세히 다루었으니, 참고하기 바란다.

4. 발반사건강법

폐는 횡격막 위, 즉 흉중(胸中)에 위치해 있으며 체강(體腔) 중에서도 가장 높은 곳을 차지하고 있다.《황제내경》에서는 폐의 생리 기능에 관해서 주기여천기상통(主氣與天氣相通) 조회백맥(朝會百脈) 이행영위음양(以行榮衛陰陽)이라고 하므로 이러한 폐를 가르켜 모든 경맥의 시작이며, 모든 장(藏)의 어른이라고 부른다. 폐는 체(體)에 있어서 피모(皮毛)와 합하고 비(鼻)로 개규(開竅)함으로써 체내의 기(氣)와 외부의 기가 서로 교환되는 통로를 이루며, 그 기(氣)는 피모(皮毛)와 외합(外合)해 위(衛)를 이루므로 폐주표(肺主表)라 한다. 장부 학설로 본 폐의 기능은 호흡 기능뿐만 아니라 수액의 조절, 기혈의 운행 및 피부 위표(衛表)의 방어 작용과도 관계가 있다. 그러므로 이러한 폐의 기능이 실조되면 호흡계통의 병변과 수액 대사의 장애, 혈액순환 장애 등 여러 종류의 질환이 발생하게 된다.

호흡의 의미는 폐의 가스 배출과 흡입 등의 가스 교환, 폐의 외기와 혈액 사이의 가스 교환, 혈액으로 산소와 이산화탄소를 운반하는 과정, 혈액과 조직 사이의 가스 교환으로 구분할 수 있다. 외호흡에 관여하는 장기로서 상부 호흡기계는 코, 비장, 인두로 구성되어 있고, 하부 호흡기계는 후두, 기관, 기관지, 폐로 구성되어 있다. 호흡기 질환의 특징은 전염성이 있다는 것이다. 일단 감염이 되면 주로 공기가 통과하는 부위에 문제가 발생하며 대부분 초기에 열이 난다. 또 감기나 기관지염을 방치하면 폐 질환을 일으키는 경우가 많은데, 폐는 조직이 한번 손상되면 재생속도가 상당히 느려서 오랫동안 병을 앓는 경우가 많다. 감기가 만병의 근원이라고 강조하는 이유는 감기로 인해 열이 나고 몸 전체의 대사 작용이 떨어지기 때문이다.

폐 기관지 반사구는 68페이지의 [그림 9]와 같이 발바닥 제2, 3, 4, 5번째 중족골 위에 위치한다. 좌측 발부터 정맥 마사지를 먼저 시행한 후에 기본 반사구인 부신, 신장, 수뇨관, 방광, 요도를 마사지하고 발가락 뿌리 쪽을 향해 밀면서 폐 기관지를 마사지해준다. 대체적으로 폐암 환자들은 이 반사구에 딱딱한 물질이 만져지고 각질도 있다, 발바닥 앞쪽 절반은 승모근 반사구인데, 목 어깨가 강직된 환자들은 통증과 피로감을 호소한다. 특히 폐암 환자들은 어깨와 등의 통증을 호소한다.*

---

* 발반사건강법에 대한 설명과 정맥마사지 관련 내용은 01. 갑상선암에서 언급한 것과 동일하므로 생략한다.

| 그림 9 | 폐암의 발반사건강법

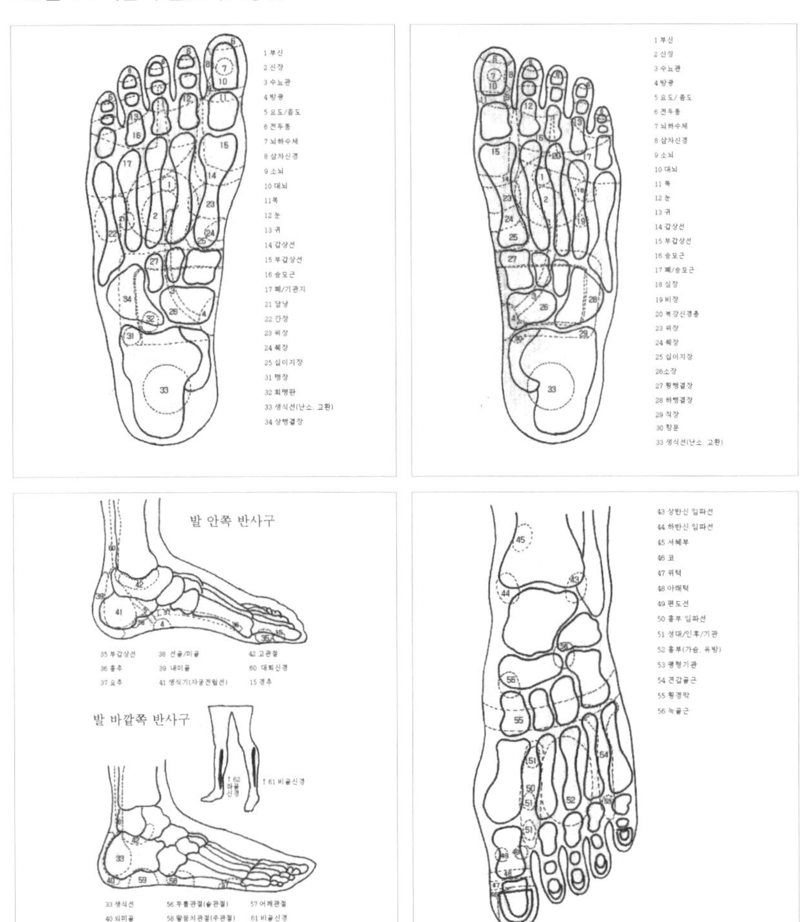

출처 : 소정룡, 《발반사건강법》 참고, 그림과 처방은 저자 제공

5. 색채 치유

흰색은 인체의 생명현상인 맥의 흐름을 규제하며 호흡을 주관하는 폐 기맥과 공명한다. 폐 기맥이 부조화되면 폐 경락을 따라 체증, 소화불량, 십이지장과 위염, 위궤양 등이 나타날 수 있고, 대장과 연결되어 복통, 복부 팽만감, 가슴과 어깨 통증, 경맥을 따라 시린 통증이 생긴다. 또한 폐 자체의 병으로 기침, 가래, 기관지염, 기관지 천식, 인후염, 편도선염, 폐렴, 폐결핵 등이 발생하고, 숨이 가쁘고 가슴이 그득한 듯 느껴지며, 가래에 피가 섞이고, 잦은 소변에 양이 적고 색이 좋지 않으며, 피부가 민감해져 여러 가지 피부병이 생길 수 있다.

| 그림 10 | 폐암의 색채 치유(컬러 269페이지 참고)

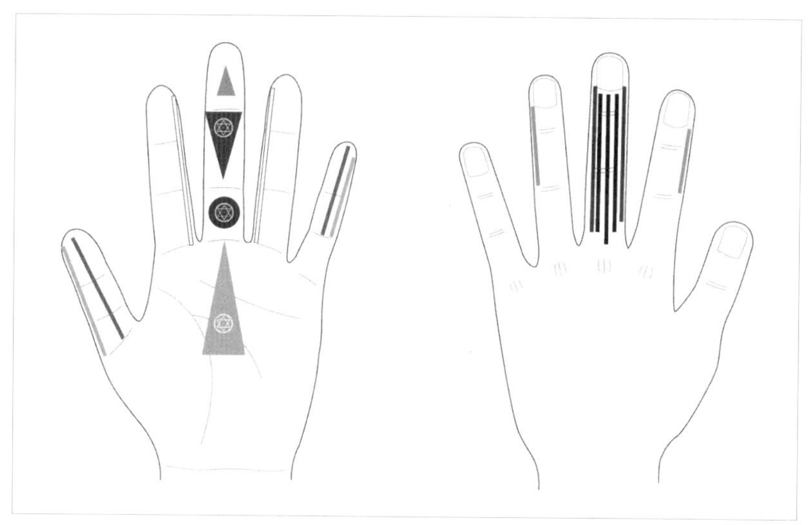

출처 : 박광수, 《SECRET, LIGHT & COLOR, 우주의 빛과 색으로 치유한다》(이하 동일)

| 그림 11 | 박광수의 폐 경락 색채도(컬러 269페이지 참고)

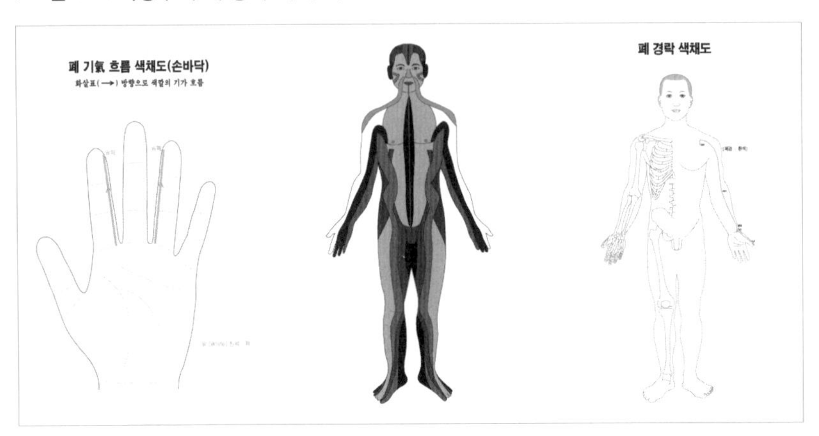

6. 귀반사건강법

폐암의 원인은 다양하다. 직접흡연, 간접흡연 그리고 환경적 원인과 과도한 스트레스도 원인이 된다. 담배에는 60여 종 이상의 발암 물질이 있고 실제 유해 물질들은 몇 천 가지가 넘을 정도로 많다. 석면에 쓰이는 여러 단열제와 방화재 및 다양한 중금속에 노출되는 작업환경들도 원인이 된다.

귀를 관찰했을 때 반응이 나타나는 부분은 폐와 대장, 편도선 구역이며, 만져서 나타나는 반응은 반응점을 눌렀을 때 통증이 있고, 폐 반응 구역이 약간 부푼 느낌이 든다. 눈으로 보았을 때 나타나는 반응은 구진에 의해 붉어지는 경우가 가장 많고, 간혹 붉은 반점도 있다. 또한 약간 광채가 나는데 급성일 경우에는 더욱 반짝인다. 만약 폐렴이 있으면 폐 구역에 부스러기나 돌기 등이 잘 생긴다. 대장 구역도 붉고 특별한 모양은 없으며, 구진 전체에 붉은 기운이 감도는 정도이고, 피지 분비가 많아져 반짝거린다. 편도선 구역이 붉어지고 구진이 원형으로 몇 개 나타난다. 인후점, 기관 및 기관지, 폐, 내비점, 외비점, 편도선 구역 등에 반점이 있거나 붉게 충혈되어 있고, 그물 모양의 혈관 확장이 나타나기도 한다. 가장 특징적인 현상은 폐 구역이 붉게 충혈되고, 폐 구역과 기관 및 기관지 사이가 붉어지는 것이다. 두통이 심한 경우 뒷머리점, 옆머리점, 앞머리점 부분이 충혈되기도 한다.

기관과 기관지 전체에 만성적으로 염증이 있으면 호흡이나 기침할 때 그르렁거리는 소리가 나며 기관지가 좁아지고 탄력이 없어진다. 또한 숨이 짧고 기침을 자주 한다. 주로 알레르기나 담배 연기 등에 의해 발생되는 경우가 많다. 호흡 시 들어오는 공기의 양이 줄어들어 자주 숨을 쉬게 되고 피로나 폐렴 등을 유발할 수도 있다. 기관지와 기관 점막에 생기는 염증 증상은 유독가스에 의해 발생하고 간혹 호흡곤란과 미열이 발생한다. 감기에 의해 심해지며 폐렴으로 되기 쉽다. 반응점과 반응 구역의 적용 목적은 폐의 열을 내려주고 기능이 원활하게 작용할 수 있도록 하는 것이다.

관찰 방법에서 대개 반응이 나타나는 부분은 기관 및 기관지, 편도선, 폐, 대장 구역이며 만져서 나타나는 반응은 반응 부분에 통증이 느껴지지만, 기관 및 기관지는 통증이 강하게 느껴지는 반면에 편도선 반응 구역에서는 느끼지 못하는 경우도 있다.

눈으로 보았을 때 나타나는 반응은 구진이 있는 경우도 있고 구진 없이 붉은 경우도 있다. 급성일 경우는 붉은빛이며 만성인 경우는 흰빛을 띤다. 편도선 구역에 만성적으로 기관지염이 나타나는 경우에는 흰색 또는 어두운 흰색의 작은 점들이 생기고, 급성인 경우에는 몇 개의 붉은 반점들이 생긴다.

| 그림 12 | 폐암의 귀반사건강법

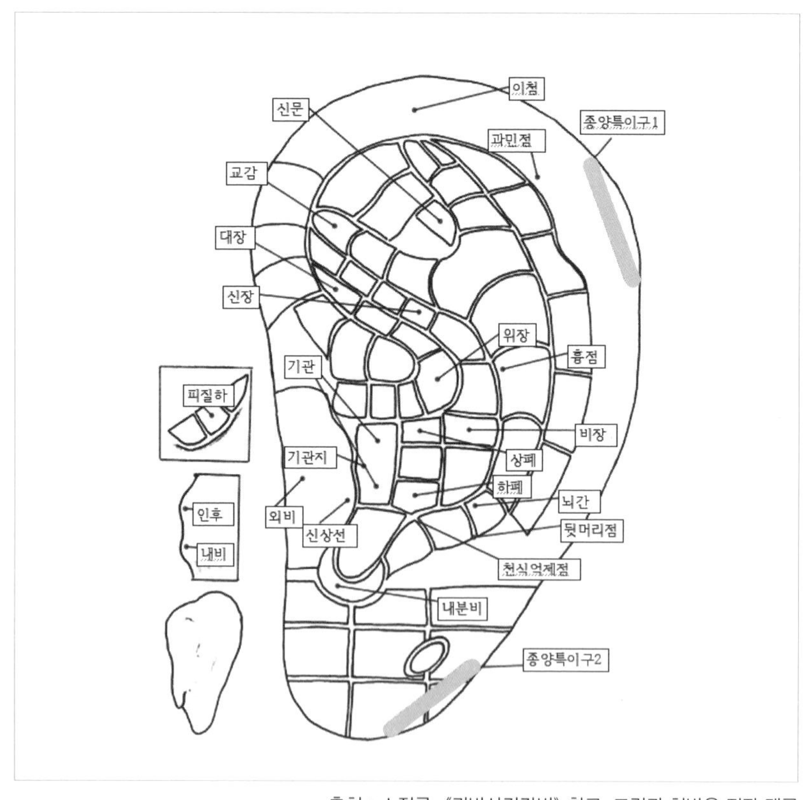

출처 : 소정룡, 《귀반사건강법》 참고, 그림과 처방은 저자 제공

03

간암

1. 간암의 진행

간암이 발병되기 전의 기전은 우측 횡격막을 마주하고 있어서 눌려지는 경우 압박을 느끼며 우측 어깨 쪽으로 연관 통증을 느끼게 된다. 간암은 실제로 증상 없이 나타나는 것이 일반적이며 복강 내 질환에 대한 복부 초음파, CT, MRI 등에서 우연히 발견되는 경우가 많다. 우측 횡격막을 자극하는 횡격막 하의 감염, 염증, 농양, 외상, 간종양은 오른쪽의 어깨 통증을 유발한다. 우측 상복부 통증도 음식물 섭취와 무관하게 둔탁한 통증으로 느껴지고 등 뒤쪽의 제7번 흉추 부위의 통증이 방사된다. 간 자체에는 신경 조직이 없고 글리소네안 캡슐(Glissonean Capsule)이 얇은 외피로 덮고 있어서 종양이 커지면서 복통이 유발된다.

피막 하에 가까운 종양일수록 복통이 심하지만, 깊숙이 위치한 종양일 때는 통증이 다소 적다. 다른 암종과는 다르게 간암 환자의 대부분은 만성 간염이나 간경변 등의 지병이 있어서 간암 수술이나 치료 시에 간 기능이 저하되어 있을 뿐만 아니라 복수 또는 식도나 위 정맥류의 출혈 등 간경변증의 합병증까지 동반된 경우가 많다. 이는 암과 별도로 생존에 지장을 주며, 암 진행에 따라서 그 치료가 달라진다.

간암의 병기는 종양의 크기와 개수 그리고 혈관 침범 유무에 따라 결정된다. 1기의 경우 조직에 조그마한 암세포가 생긴 상태를 말하며, 2기는 암세포가 성장해 다른 장기로 침입한 상태다. 3기는 다른 장기로 암세포가 전이된 상태며, 4기는 림프절을 포함해 여러 곳에서 암의 전이가 진행되어 정상 장기들의 활동이 어려워진 상태다.

간은 '침묵의 장기'라는 별칭이 있을 만큼 암이 어느 정도 진행된 다음에서야 증상이 나타나는 경우가 많다. 드물게 발병 초기에 소화불량이나 복부 통증 등과 같은 증상이 발생할 수도 있으나, 오른쪽 윗배에 통증이 느껴지거나 덩어리가 만져지고, 복부 팽만감과 체중 감소, 심한 피로감, 소화불량 등이 나타난다면 간암 말기 증상으로 의심해볼 수 있으므로 검진을 받아보는 것이 바람직하다. 황달이나 복수가 심해지는 것은 간경화 환자들에게 발생하는데, 간 기능이 저하되어 암 치료에 방해가 될 수 있다.

간의 병변을 완전하게 없앨 수 있는 여건이라면 수술이나 간 이식, 고주파 열 치료술, 에탄올 주입술 등을 시행한다. 간 기능이나 전신 상태가 나쁘지 않다면 간암 자체에 대한 치료를 진행하지만, 암이 많이 진행되어 근치적 치료법을 적용할 수 없는 경우에는 색전술과 항암 화학 요법, 방사선 치료 등을 시행할 수 있다.

2. 간암의 수술적 치료

간암 수술은 부분적으로 간엽 절제술(Lobectomy)을 하는 것인데, 완치할 수 있는 좋은 방법이지만 수술할 수 있는 환자가 겨우 10~30%밖에 되지 않는다. 전이되면 수술이 불가능하며, 기능이 유지되기 위해서는 간이 어느 정도는 남아 있어야 한다. 간을 절제한 후 암에 의해서가 아니라 간 기능 부족으로 죽을 수 있기 때문이다. 간은 우리 몸에 있는 독소를 해독해주고, 대사를 관장하는 기능이 많은 기관이기 때문에 무작정 절제하면 간 자체의 기능이 부족해지므로 문제가 된다. 따라서 수술하기 전에 간의 상태나 종양 크기(크면 많이 잘라야 하므로) 등을 모두 고려해서 수술한다. 만일 이전에 간 상태가 좋았던 사람이고, 간에 1개의 작은 암만 있었던 경우는 5년 생존율이 50~70%에 이른다.[6]

간 이식 수술이 가능한 사람은 많지만 간의 공급 자체가 매우 제한적이다. 간 이식 수술이 성공하면 5년 생존율은 75% 정도 된다. 간 이식 대기 중에 추가로 경동맥화학색전술 등을 받기도 한다. 이식할 간을 받는 기준이 까다로운데, 원격전이/혈관 침범이 없는, 5cm 이하의 단일 종양 또는 3cm 이하의 다발성(3개 이하) 종양만 가능하다. 만일 간엽 절제술이 가능한 매우 초기 간암인 경우, 간엽 절제술이나 간 이식이나 별 차이가 없기에 간엽 절제술을 받도록 한다. 만약 간 담도계 이외의 조절되지 않는 감염질환이 있거나, 다른 시한부 선천 기형이 있거나, 심폐질환이 진행되어서 수술 위험이 크다면 간을 받지 못한다. 또한 간 밖에 악성종양이 있거나, 간으로의 전이암이 있어도 간 이식을 받지 못한다. 담도암(Cholangiocarcinoma)이나 활동성 에이즈 환자인 경우에도 간 이식 후 간암 치료 시 사망 확률이 매우 높기 때문에 수술하지 않는다. 따라서 간 이식을 받으려면 알콜의 해독으로 인한 장애 때문에 장기간 술을 끊어야 하고, 그동안 암이 진행할 수도 있다. 이런 문제 때문에 많은 경우 살아 있는 사람의 간을 받는 방식을 택한다(생체 간 이식). 죽은 사람의 간은 위 기준을 꼭 따라야 하지만, 살아 있는 사람이 간을 주는 경우는 누구한테 줄지 지목할 수 있기 때문이다. 우리나라에서는 사체 간 이식보다 생체 간 이식률이 훨씬 높다. 이 경우 간을 제공하는 쪽은 대개 건강한 가족으로, 호발 연령이 높다보니 실제로 간 질환에 걸린 부모를 위해서 자식이 간을 이식해주는 경우가 많다. 다른 장기와 달리 건강한 간 제공자의 간은 다시 회복된다는 장점이 있다. 그러나 간을 떼어 줄 가족이 있어도 모두 이식할 수 있는 것은 아니다. 위에 언급된 다른 위중한 질환이 있으면 이식을 받을 수 없다.

보통 간암에서 이식을 할 수 있는 엄격한 기준으로는 5cm 이하의 간암이 1개, 3cm 이하의 간암이 3개까지인 경우라고 되어 있지만, 실제로는 상황에 따라 간암이 더 많아도 시행한다. 특히 B형 간염 간경화 환자의 경우는 수십 개가 있더라도 대부분이 조기 간암일 가능성이 높은데, 이 경우는 암이기는 하나 전이나 재발 확률이 매우 낮은 것으로 봐서 상황에 따라 시행하기도 한다.

치료 중에서는 고주파열치료술(Radio-Frequency Ablation, RFA)이 가장 효과적이다. 쉽게 말해 종양을 태우는 것이며 1~2회 정도 치료한다. 경피적 에탄올 주입술(Percutaneous ethanol injection, PEI)도 가능하며, 부작용이 별로 없고 2~4회 정도 치료한다. 이런 시술들은 대개 간 기능이 수술이 가능한 환자들보다 좀 더 저하된 환자에서도 시행할 수 있다.

간동맥 화학색전술(Transhepatic arterial chemoembolization, TACE)은 항암제를 포함한 혼합물질을 간암 세포가 사용하고 있는 혈관까지 접근해서 직접 주입하고, 이후에는 그 혈관을 막아서 암세포를 죽이는 시술이다. 수술이나 국소 치료가 불가능한 환자에게서 생존율이 증가한다고 알려져 있다. 시술 이후에 발열, 복통, 오심, 구토, 패혈증 등 부작용이 오기도 하지만 특이한 치료로 알려져 있다. 그리고 최근에는 색전술이 내성이 생기면 암이 더 커진다는 사례로 논문이 발표됐다.

3. 방사선 치료

방사선 치료는 수술도 힘들고 국소 치료술, 경동맥 화학 색전 등이 불가능한 진행성 간암에서 쓴다. 종양이 전체 간 부피의 2/3 이하인 경우에 사용할 수 있고, 40~90%에서 반응한다고 한다. 생존율은 10~25

개월 정도 된다.

4. 경락 경혈 마사지

족궐음간경(足厥陰肝經)의 경맥은 엄지발가락 외측 지갑각(趾甲角)의 뒤쪽에서 시작해 상향해서 발등을 따라 내과 전방 1촌(寸) 되는 부위에 이른다. 다시 위로 올라가 족태음비경의 삼음교혈(三陰交穴)을 교회하고, 내과 상방의 8촌(寸)되는 부위에서 다시 족태음비경과 교차하며 비경의 후면으로 행한다. 그리고 슬내연을 거쳐 대퇴 내측을 따라 복부로 진입, 족태음비경의 충문혈(衝門穴) 및 부사혈(府舍穴)을 교회하고 다시 하행해 음모 부위에 분포한다. 생식기를 돌고 난 후 위로 올라가 소복(小腹)으로 와서 임맥의 곡골혈, 중극혈, 관원혈(關元穴)등을 교회하고, 위(胃)를 올라가 간(肝)에 통속하고 담(膽)에 연락된다. 다시 여기서 상향해 횡격막을 통과해서 맥기(脈氣)가 협늑부에 분포된다.

그 후 기관(氣管) 및 후두의 후면을 따라 더 위로 인두부로 진입하고, 상악(上顎)을 지나 눈까지 올라와 눈의 주위 조직에 연접(連接)된다. 다시 상향해 전액부(全額部)에 분포되고, 독맥과 두정부에서 회합한다. 일조 분지는 눈에서 하향해 면협(面頰)을 거쳐 입술에 도달한 후 입술을 환요한다.

또 다른 일조 분지는 간(肝)에서 분출해 횡격막을 통과해서 폐에 분포한다.

간(肝)에 혈액이 충만하면 얼굴이 홍조를 띠고, 두 눈이 초롱초롱하며, 손발톱이 선명하고 윤택하다. 반대로 간에 혈액이 부족하면 특히 눈 주위가 검푸르고, 손발톱이 메말라 얇고 색이 좋지 않으며 심하면 갈라지고, 눈이 맑지 않아서 미용에 나쁜 영향을 미친다. 만약 간의 소설(疏泄) 기능에 이상이 생기면 간기(肝氣)가 울결해 정체되고, 이러한 상황이 오래되어 기혈의 운행이 실조되고 어혈이 정체되면 얼굴에 기미가 발생한다. 그러므로 얼굴이 어둡거나 기미가 끼는 경우에는 간경(肝經)의 경혈을 운용해 치료한다.

마사지를 받는 사람이 하늘을 보고 편안히 누운 자세에서 마사지를 하는 사람은 발꿈치에 자리 잡고 양손바닥으로 왼쪽 발을 감싸듯이 잡고 엄지는 발등을, 네 손가락은 발바닥을 받친 자세로 한다. 양손 엄지로 발등에 있는 족궐음간경의 경혈〔행간혈(行間穴) · 태충혈(太衝穴)〕과 족양명위경의 경혈〔내정혈(內庭穴) · 함곡혈(陷谷穴)〕, 족소양담경의 경혈〔협계혈(俠谿穴) · 족임읍혈(足臨泣穴)〕을 골고루 주물러준다.

발목 위부터는 왼쪽 무릎을 굽히게 한 후에 양손을 쭉 뻗어 네 손가락은 정강이 바깥쪽을 감싼 자세로 엄지를 세워서 걸음마식으로 무릎 아래까지 마사지한다. 중봉혈(中封穴) · 여구혈(蠡溝穴) · 중도혈(中都穴) 순서로 정강이 안쪽에 홈이 움푹 들어간 곳에 엄지를 넣고 마사지한다.

넓적다리의 가장 안쪽 부위를 손바닥의 뿌리 부분을 이용해 걸음마식으로 서혜부 부위까지 족궐음경근을 풀어준 후에 엄지를 세워서 홈이 움푹 들어간 곳에 엄지를 넣고 마사지를 한다. 이런 식으로 정강이와 넓적다리를 2회 정도 풀어준 후에 굽혔던 왼쪽 다리를 펴주고 다시 오른쪽 다리를 굽히게 해 동일한 방법으로 오른쪽 다리를 풀어준다.

5. 발반사건강법

1913년 미국의 내과 의사 윌리엄 피츠제럴드의 반사 요법으로 간암 환자의 통증과 제반 증상의 불편함에 대해 자극 및 마사지를 시행한다. 이때 항암요법으로 인해 발끝의 말초 신경 병증이 진행된 경우에는 처음부터 강한 자극이 되지 않도록 주의하며 반사 요법을 약하게 시행한다. 먼저 몸 안의 독소 제거와 부종을 완화시켜주고 혈액순환을 돕기 위해 좌측 발부터 정맥 마사지를 진행한다. 스트레칭 정맥 마사지는 28여 가지의 동작이 있으나 환자 상태를 고려해서 가감한다. 독소 배출의 목적으로는 비뇨기계인 부신, 신장, 수뇨관, 방광, 요도의 반사 구역을 소변 배출 순서의 방향으로 마사지해준다. 우측 발바닥의 갑상선 반사구 하단 라인과 제4지 중족골 끝이 만나는 지점이 간·담낭 반사구인데, 너무 아프지 않도록 환자를 살피며 자극해주도록 한다. 혹시 복수가 찬 환자이거나 항암 후 대장 쪽이 팽만되어 소화 또는 배출에 어려움을 겪는 환자들에게는 위장, 췌장, 십이지장, 복강 신경총, 상행결장, 횡행결장, 하행결장, S자결장, 소장 반사구 등 소화기계 반사구 전체를 마사지해주면 환자는 바로 편안해진다. 환자는 발반사구 자극 마사지를 받은 후에는 바로 충분한 미온수를 마심으로써 독소가 소변을 통해서 배출되도록 한다.

간의 기능은 약 500가지 정도며, 담즙을 생산하고 흡수된 영양분을 문맥을 통해 받아들여 저장하고 대사시키는 작용을 한다. 분해 대사와 생명 유지에 필요한 물질 조성 대사, 혈액이 운반할 물질을 조성해 필요한 것은 남겨서 사용하고, 그렇지 않은 것은 버리도록 하는 신진대사에 관여한다.

적응 질환으로는 간장질환, 간염, 간경화, 담결석, 간 기능 장애가 있다.*

| 그림 13 | 간암의 발반사건강법

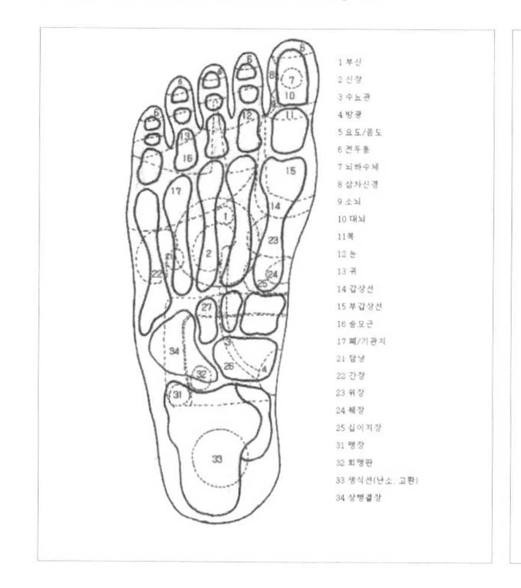

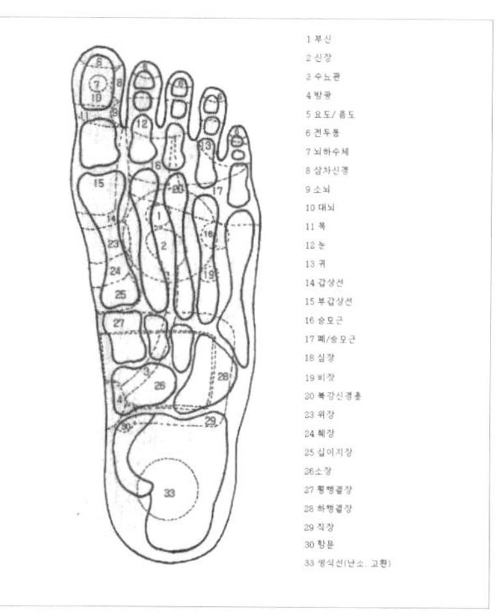

* 발반사건강법에 대한 설명과 정맥마사지 관련 내용은 01. 갑상선암에서 언급한 것과 동일하므로 생략한다.

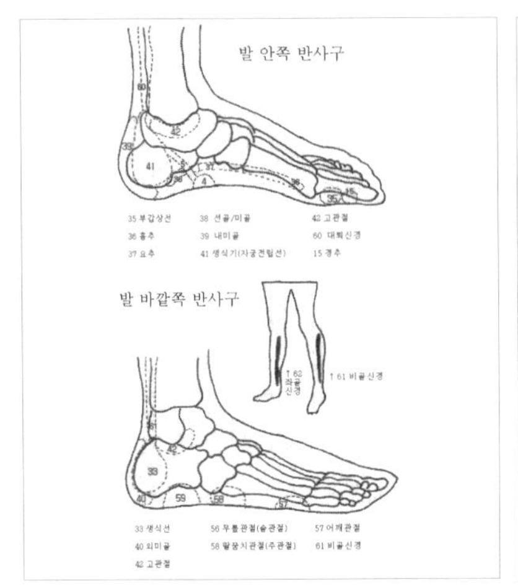

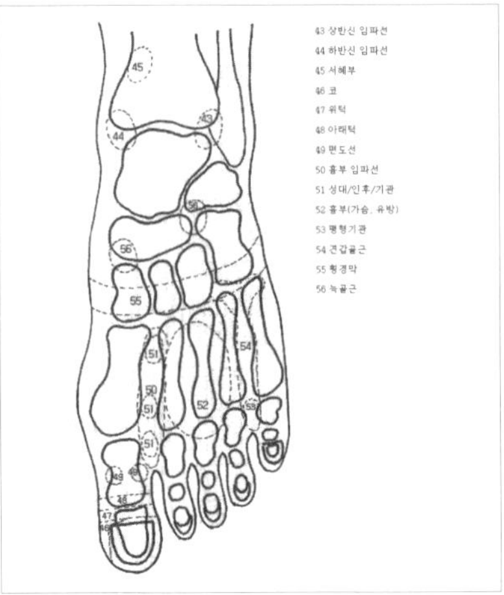

출처 : 소정룡, 《발반사건강법》 참고, 그림과 처방은 저자 제공

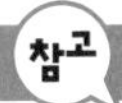

| 부신(신상선)

부신은 부신수질과 부신피질로 나뉜다. 부신수질은 아드레날린 분비, 심근 활동 자극, 당의 대사 작용을 한다. 부신피질은 호르몬 분비, 염증 억제, 임파구 생산을 자극하며 미네랄과 성 호르몬, 생장 호르몬을 자극·조절한다. 반사구의 위치는 둘째, 넷째 발가락 사이 팔(八)자 모양으로 교차되는 용천혈 지점이다. 적응 질환으로는 부정맥, 졸도, 관절염, 어지럼증, 류머티즘, 부신 부전증, 기관지, 천식, 고혈압, 종양, 신부전 등이 있다.

| 신장

신장은 각종 노폐물을 걸러내고 수분과 염분의 양을 조절해 산, 염기, 수분, 당분 등과 여과 및 재흡수를 적절히 조절하며, 일정한 혈액 성분을 유지시켜준다. 반사구의 위치는 부신 바로 아래 1cm 지점의 타원형 공간이다. 적응 질환으로는 신장결석, 신장염, 관절염, 류머티즘, 동맥경화, 고혈압, 요도염, 정맥, 혹, 부종, 신부전증이 있다.

| 수뇨관

수뇨관은 신장에서 여과된 독소, 과다염분, 혈류의 노폐물이 소변으로 전환되어 지나가는 근육질의 관이며, 뇨관이 좁아지거나 구부러지면 유독물질이 남아 염증이 생긴다. 반사구의 위치는 신장에서 방광까지 이어지는 지점이다. 적응 질환으로는 수뇨관 결석, 신장결석, 고혈압, 동맥경화 등이 있다.

| 방광

방광은 소변을 일시적으로 저장했다가 내외 괄약근의 운동에 의해 요도를 통해 체외로 배설시키는 쌈지 모양의 기관이다. 반사구의 위치는 발의 안쪽 복사뼈에서 아래로 연장된 발바닥 안쪽 지점이다. 적응 질환으로는 방광염, 방광결석, 수뇨관결석, 고혈압, 동맥경화 등이 있다.

* 요도(남자)/음도(여자)
요도는 방광에 모아진 소변이 밖으로 배출되는 통로로서 남성의 요도는 소변과 정액의 통로이고, 여성의 요도는 남성에 비해 짧기 때문에 질환의 발생이 쉽다. 반사구의 위치는 발의 안쪽 복사뼈 밑이다. 적응 질환으로는 요도 발열, 요도 염증, 여성 냉증, 배뇨 곤란, 요실금, 부종, 류머티즘 등이 있다.

6. 색채 치유

파란색과 간의 병증은 인체에서 영양분을 저장해서 몸 전체에 피를 보내 눈으로 사물을 보게 하고, 수족을 움직일 수 있게 하며, 뇌가 정신 활동을 할 수 있도록 하는 간 기맥과 공명한다. 간 기맥은 가장 많은 일을 하는 기맥이기 때문에 스트레스를 받으면 간 기맥이 상하고, 간경이 생식기를 한 바퀴 돌기 때문에 생식기 질병과 관계가 깊다.

인체에 파란색 에너지가 부족해 간 기맥이 부조화하면 신경성 두통, 어지럼증, 노이로제 등 신경성 질병을 일으키기 쉽다.

색채 치유 기법은 경락 이론을 토대로 인도의 아유르베다와 수지침 이론, 인체경락 색채도를 보고 자신의 아픈 곳을 찾는다. 아픈 곳과 연관된 색깔을 알았으면 해당 색깔의 테이프를 선택한다. 아픈 곳에 경락의 흐름대로 약 10cm 정도로 붙이면 즉시 통증이 사라진다.

① 아플 때 아픈 부위의 몸에 직접 색을 입힌다(아픈 부위에 해당하는 경맥을 알아내고, 그 경맥에 해당하는 색을 적당한 넓이로 칠해주고 빛을 쬐어줘도 좋다).

② 몸의 아픈 부위에 해당하는 손의 기맥에 색을 칠하거나 테이프를 붙여준다(수지 이론 적용 : 아픈 부위에 해당하는 경맥을 알아내고, 그 경맥에 해당하는 손의 기맥을 찾은 다음, 그 기맥과 공명하는 색을 적당한 넓이로 기맥을 따라 칠하거나 테이프를 붙여준다).

③ 손발에 차크라 테이프를 붙인다.

| 그림 14 | 박광수의 간장 경락 색채도(컬러 270페이지 참고)

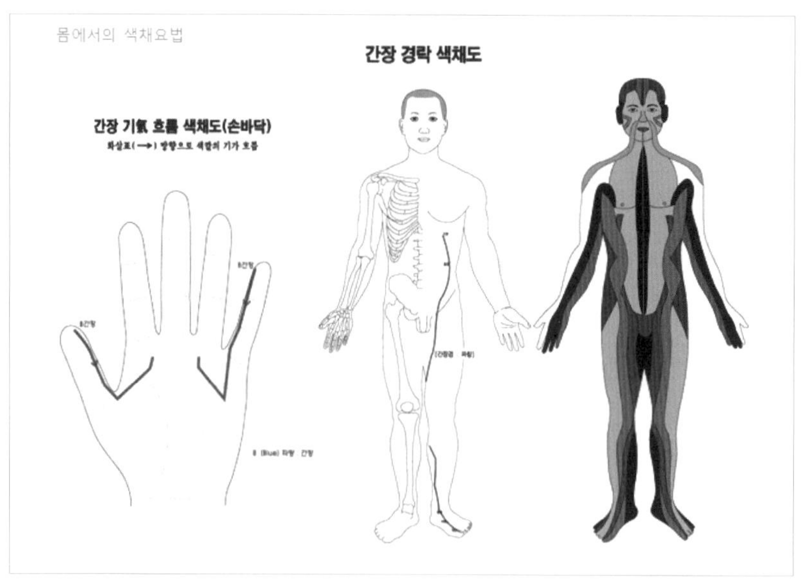

출처 : 박광수, 《SECRET, LIGHT & COLOR, 우주의 빛과 색으로 치유한다》(이하 동일)

| 그림 15 | 박광수의 기 흐름 색채도(컬러 270페이지 참고)

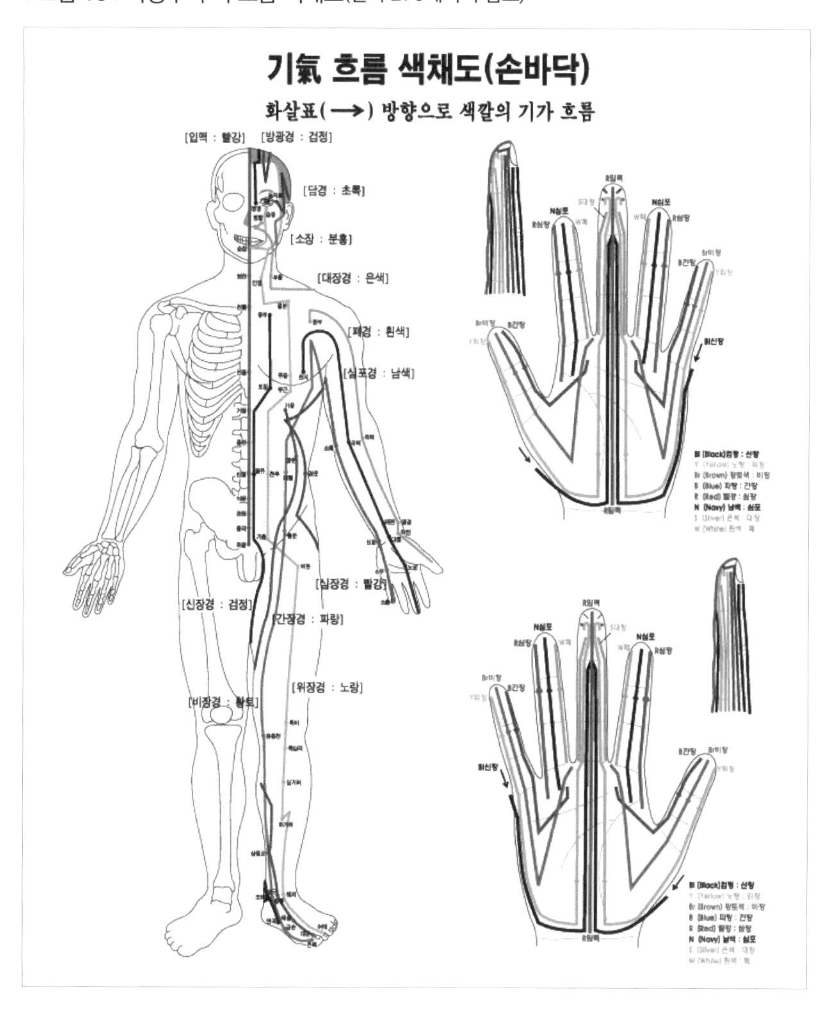

① 인체 색채 경락도를 보고 자신의 아픈 곳과 그곳의 색깔을 찾는다.

② 아픈 곳과 관련된 색깔을 알았으면 수지 색채 기맥도에서 그 색깔과 같은 기맥을 찾는다.

③ 아픈 부위가 오른쪽일 때는 오른손에서 해당 색깔의 기맥을 찾고,

왼쪽이 아플 때는 왼손에서 같은 색깔의 기맥을 찾는다.

④ 예를 들면 무릎이 아플 때 왼손 새끼손가락 무릎 상응 부위에 노란색의 위장 기맥을 따라 노란색 테이프를 붙이면 통증이 즉시 가신다.

7. 귀반사건강법

간염은 바이러스에 감염되어 나타나며 A형, B형, C형 간염이 있는데, 특히 C형 간염의 경우 급성기에는 치료가 가능하지만 만성화되면 바이러스가 체내에 계속 남아 있게 된다. 간염은 피로와 소화불량, 황달 등을 동반한다. 이러한 간질환의 증상들이 오랜 시간 경과해서 간이 딱딱하게 굳어버리는 간경화나 나쁜 세포 변이를 일으키면 암으로 진행된다. 귀의 관찰법으로 봤을 때 상당히 진행되어 오는 경우가 많다. 특히 딱딱하게 만져지는 결절의 경우 오랜 시간 질환을 앓고 있다고 관찰할 수 있다.

귀를 관찰하는 방법은 다양하게 접근해야 하는데, 특히 암 환자들은 종양 특이구를 관찰해야 한다. 간, 위, 비장 구역, 간 기능 개선점, 간염점은 반응이 나타나는 부분이다. 만져서 나타나는 반응은 간 기능 개선점과 간, 위, 비장 구역을 누르면 중간 정도의 통증이 느껴지는데 간 기능 개선점 주변에서는 통증이 좀 더 많이 느껴진다. 이처럼 이륜은 조금만 세게 눌러도 상당한 통증을 느끼는 부분이므로 너무 강하게 누르지 않도록 한다.

간에 질병이 생기면 간 구역에 조각 모양의 돌기가 볼록하게 올라와 있는 형태를 눈으로 확인할 수 있다. 정맥 혈관이 확장되어 푸르게 보이는 경우도 있고, 경우에 따라서는 붉게, 또는 약간 푸르게 보인다. 그리고 간 구역 전체가 붉어져 있고, 비장 구역이 두꺼워져 있으며, 간 기능 개선점 주변이 부풀어 올라 이륜 결절이 커져 보인다.

적용하는 목적으로는 기가 정체되거나 막힌 것을 풀어주고, 간과 비장의 경맥을 잘 통하게 해주며, 기혈의 순행을 보조하는 것이다. 기본 반응 구역은 신문, 교감, 내분비, 피질하, 비장이며, 상응 반응 구역은 간, 췌담, 신장, 삼초, 대장이다. 상응 반응점은 연중점, 간염점, 신상선점, 이첨점, 뒷머리점, 간 기능 개선점 1, 2다.

- 오심·구토가 생기면 분문, 이중점 추가
- 불면증에는 심장과 신경쇠약점 추가
- 소화 기능 문제는 위, 횡격막, 이중점 추가
- 속이 더부룩하면서 배가 부풀면 복창구, 정중, 복점을 추가
- 간 기능 강화 : 간, 비장, 신장
- 비장 기능 강화 : 비장, 위, 소장, 입

| 그림 16 | 간암의 귀반사건강법

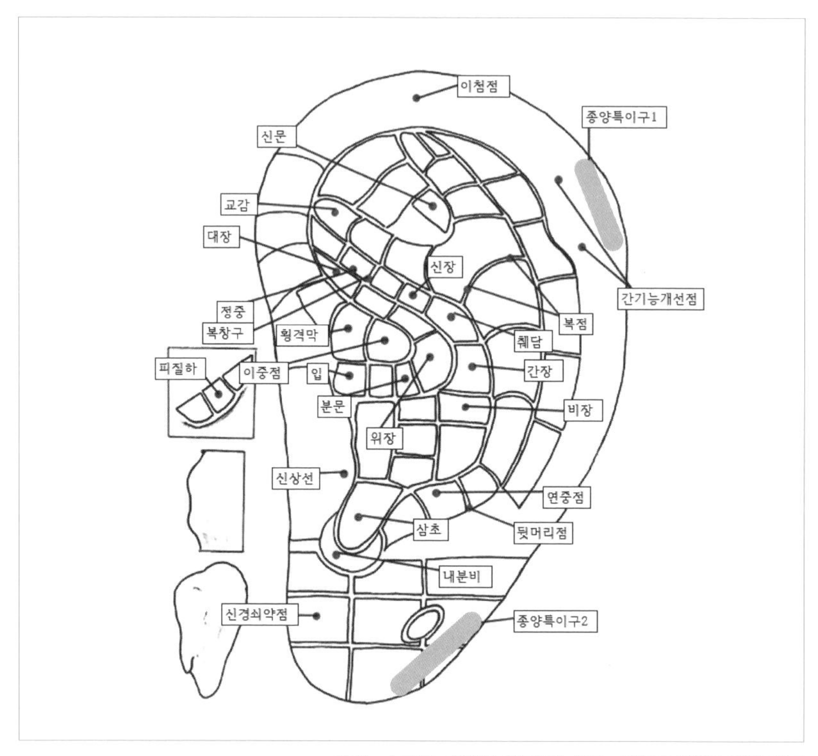

출처 : 소정룡, 《귀반사건강법》 참고, 그림과 처방은 저자 제공

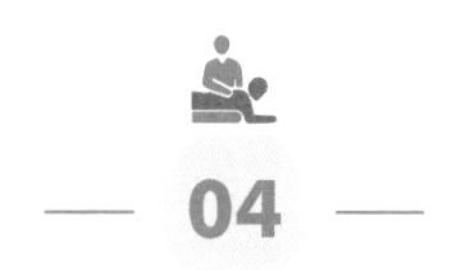

담낭암

1. 담낭암의 수술적 치료

최근 들어 건강검진에 관심이 많아지면서 담낭암의 발견이 쉬워졌다. 담도암과 같이 다른 암에 비해서 발견되는 빈도는 낮지만 조기진단은 어렵고 다른 조직이나 장기 림프절로 전이가 쉬우며, 예후도 좋지 않은 담낭암은 초기에는 아무런 증상이 없으며, 이후에 보통 복통이나 황달 현상이 나타난다.

담낭암은 담낭 세포에서 발생하는 선암종이 대부분을 차지하며, 쓸개에 생기는 암이다. 이형성-암 연쇄 과정의 주원인은 만성 염증이며, 이를 유발하는 주요 원인은 담석과 용종이다. 담석은 담낭암의 가장 중요한 위험인자다. 특히 3cm 이상의 담석, 장기간 보유한 담석, 담석과 동반된 췌담관 합류 이상, 만성 장티푸스 보균자 등이 위험 인자다. 또한 신생물성 용종이 담낭암과 관련될 가능성은 5~10% 정도인데, 크기가 1cm 이상인 경우, 50세 이상이면서 무경형 단일 용종인 경우, 담석이 같이 있는 경우 등도 위험인자다.

담낭암은 보통 초기에는 증상이 없거나 담석이 있을 때와 비슷한 특이적인 증상을 호소하는 경우가 많아서 진단이 늦어지는 원인이 된다. 가장 흔히 나타나는 증상은 상복부와 우측 늑골 아래에 느껴지는 둔탁한 통증이다.

담낭에 담석이 있는 경우 반복적이고 심한 통증이 있으며, 우측 등으로 퍼지는 방사통이 느껴진다. 담낭암이 진행되면 쇠약감과 체중 감소 등이 나타난다. 담낭암의 30~60%에서 황달이 발생는데, 담낭의 돌이 담도를 막거나 암으로 인해 커진 담낭이 담도를 눌러서 발생한다. 십이지장이나 대장의 폐색이 동반될 수도 있다.

진단은 초음파 검사나 전산화 단층촬영(CT) 등을 통해 담낭에서 혹을 발견하면 담낭암을 의심한다. 다른 부위에 발생한 암은 조직 검사가 가능한 데 비해 담낭암은 대부분 조직 검사로는 불가능해 영상의학적 검사에서 담낭암이 의심되면 조직 검사 없이 곧바로 수술과 같은 치료를 시행한다. 간 내 담관이나 총담관의 침범을 알아보기 위해 내시경적 역행성 췌담관 조영술(ERCP)을 실시한다.

가장 흔히 쓰이는 종양표지자는 CA19-9이지만, 췌장암을 포함한 소화기계의 암에서 이 표지가 모두 상승될 수 있다. 또한 악성 종양이 없는 담관염과 담도 폐색의 경우에도 상승될 수 있다. 종양 표시자는 수술 전후 항암 치료, 방사선 치료 후 치료 효과를 판단하는 데 사용할 수 있다.

2. 수술 후의 통합 치료

담낭암의 완치를 위해서는 수술이 가장 좋지만, 30% 정도의 환자만 암을 완전히 절제할 수 있다. 임상 증상이 나타난 환자의 70~80% 정도는 수술 당시 완전 절제가 불가능하다. 또한 대부분 암이 진행된 상태에서 발견하거나 수술 후 재발하는 경우의 5년 생존율은 5% 정도다. 최근 복강경 담낭 절제술이 보편화되면서 담낭 절제술 후 우연히 발견되는 조기 담낭암의 비율이 전 세계적으로 증가하고 있다. 우리나라의 경우 이와 더불어 건강검진의 시행으로 인해 수술적 절제를 할 수 있는 담낭암 진단이 증가하고 있다. 담낭암은 현재까지 수술에 의해서만 완치가 가능한 종양이며, 병기에 따라 수술 치료 원칙이 달라지므로, 정확한 병기 진단과 이에 따른 적절한 수술적 치료가 시행되어야 한다.

(1) 수술적 치료

암세포가 담낭의 점막이나 근육층 내에 국한된 경우에는 담낭 절제술로 치료할 수 있다. 2기나 3기 같이 암이 진행된 경우에는 간 부분 절제 및 주위 림프절을 포함한 광범위 절제술을 시행한다. 4기의 경우 간혹 간, 췌, 십이지장 절제술 및 간 인대, 췌, 십이지장 절제술을 시도하지만 완치율은 높지 않다.

수술이 불가능한 환자 중 담도 폐쇄로 황달이 생긴 환자에게는 담도 스텐트 삽입술을 시행한다. 이것이 불가능한 경우 담즙이 배액되도록 하는 경피적 경간 담즙 배액술(PTBD)를 시행해서 황달을 완화시킬 수 있다.

(2) 항암 화학 요법

암이 전이되어 수술이 힘든 경우나 수술 후에 남아 있을 수 있는 암세포의 성장을 막기 위해 항암 화학 요법을 시행한다. 환자의 전신 상태나 병의 진행 상태, 치료 중 약물 반응 등을 지속적으로 관찰하면서 이 요법을 진행한다. 다만, 담낭암 수술 후 항암 화학 요법의 치료 효과는 다른 악성 종양보다 좋지 않다.

(3) 방사선 치료

수술로 암을 완전히 절제하기 어렵거나, 절제할 수 없지만 전이되지 않은 경우 국소 재발을 방지하기 위해 방사선 치료를 시행할 수 있다. 진행된 종양으로 인해 출혈이나 골절 또는 통증이 나타날 때 이러한 증상을 완화하기 위해 방사선 치료를 시행하기도 한다.

담낭암의 경우 전체적인 5년 생존율은 5% 정도로 다른 암에 비해 예후가 좋지 않지만, 조기 담낭암의 경우에는 절제술 후 5년 장기 생존율이 90~100%로 보고됐다. 담낭암은 병기에 따라 예후의 차이가 있으므로 수술 등 적극적인 치료가 필요하다.

담낭암을 예방하기 위한 뚜렷한 예방법은 없지만 일상생활에서 위험 요인을 피하는 것이 도움이 된다.

담낭 용종, 궤양성 대장염, 원발성 경화성 담관염, 선천성 간 섬유증 등이 있는 사람은 반드시 주치의와 상의해서 정기 검진 및 적절한 치료를 받아야 한다. 담낭 결석 환자 중에서 담낭암이 발견되는 경우는 1% 미만이므로, 담낭 결석이 있다고 해도 증상이 없으면 미리 담낭을 절제할 필요는 없다. 담석에 의한 증상이 있는 경우에만 담낭을 선택적으로 제거하면 된다.

하지만 담석이 원인으로 보이는 담낭암 환자의 비율이 낮지 않다는 점과 1990년대 이후 보편화된 복강경 담낭 절제술이 환자에게 부담이 적은 점 등을 고려할 때 무증상 담석증의 경우에도 수술을 고려할 필요가 있다. 췌담관 합류 이상의 기형, 석회화 담낭이 발견되면 담낭암의 발생률이 매우 높기 때문에 이럴 때는 담낭 제거 수술을 받아야 한다.[7)]

담석증의 경우 문헌에 의하면 정상 담낭과 비교했을 때 담낭암 발생 가능성이 7배까지 높다고 보고된다. 담낭 용종의 일종인 담낭의 선종도 담낭암의 전구 질환으로 알려져 있다. 담낭암은 암세포로 구성된 종괴가 담낭에 생긴 경우다. 담낭 세포에서 발생하는 선암종은 담낭암이라고 하며, 대부분 담낭 선암종을 말한다.

현재 알려진 담낭암의 발생 위험인자들은 담낭의 만성 염증과 깊은 연관성을 가진다. 대표적인 예로 담석증과 도자기 담낭, 담도 췌관 문합 이상, 담도 낭종, 경화성 담관염 등이 있다.

담낭암의 증상은 초기에는 뚜렷하게 나타나지 않고 담낭암 환자의 절반 정도에서 황달 증상이 나타난다. 담낭암 1기의 경우 황달 증상조차 크게 나타나지 않아 자각 증상을 통해 발견하기는 쉽지 않다. 담석이 있을 때와 비슷한 증상으로 느끼는 경우가 많아 크게 암이라는 인식을 하지 못한다. 그래서 더욱 진료가 늦어지는 경우가 많다. 심지어는 간 기능 이상으로 병원을 방문했는데, 검진 과정에서 암을 발견하게 되는 경우도 있다.

담낭암의 증상으로는 흔히 상복부, 오른쪽 늑골 아래 느껴지는 통증, 체중 감소, 식욕 부진, 피로, 황달, 메스꺼움 증상, 대장의 폐색 등이 있다.

담낭암은 생존율이 낮은 편에 속하는 암이다. 담낭암 2기 생존율은 약 40%이고, 담낭암 1기인 경우도 약 53%로 나타나며, 담낭암 4기, 담낭암 말기에 치료를 진행하더라도 생존율이 약 3% 아래로 떨어지게 된다.

담낭암 2기의 기본적인 치료방법은 우선 수술이다. 담낭암 위치와 진행 정도에 따라 수술의 범위가 달라지는데, 담낭암 1기 등 초기인 경우에는 담낭만 절제하는 단순 담낭 절제술을 통해 완치를 기대할 수 있다. 하지만 어느 정도 담낭암으로 진행된 경우에는 담낭을 포함해 담낭이 붙어 있는 간의 일부, 담낭 주변의 임파선을 절제하는 확대 담낭 절제술이 필요하다.

담낭암이 더욱 진행되면서 주변의 장기와 간, 담도, 대장 등 십이지장을 침범하는 경우 역시 대량 간 절제(Major hepatic resection), 담도 절제, 대장 절제, 췌두(췌장의 머리), 십이지장 절제 등의 방식으로 진행한다.

복강경 수술은 장점이 많은 수술이다. 개복 수술에 비해서 수술 후 통증도 적고, 미용적으로도 우수하다는 장점이 있다. 그 밖에도 수술 후 올 수 있는 일부 합병증이 적고, 조기에 퇴원이 가능해 일상으로 빠르게 복귀할 수 있다는 장점이 있다. 하지만 담낭암 수술 이후 나타날 수 있는 후유증도 확인해봐야 한다.

담낭 절제술, 담낭암 수술을 시행한 이후에 나타날 수 있는 후유증은 일시적일수도, 지속적일 수도 있다. 수술 직후에는 상복부 불편감 또는 오심과 구토가 나타날 수 있다. 복부 팽만감 또는 설사도 나타날 수 있다. 수술 직후에 나타날 수 있는 증상들은 일시적인 것이 대부분이지만, 설사 또는 우상복부 불편감 등은 드물게 지속적으로 남아 있을 수 있다.

수술 이후 당분간 기름진 음식을 줄이고 절제하면 시간이 지나면서 점차 적응하게 되며, 환자는 소화 기능에 대한 불편함이 없이 지낼 수 있다.

암 환자에게 면역력은 매우 중요하다. 또한 환자들은 항암 치료와 방사선 치료를 시행할 때 부작용에 대한 정신적 스트레스를 느낄 수 있다. 기력이 떨어진 상태에서 치료를 받는다면 금방 지치고 힘이 들어 치료의 효과마저 떨어진다. 따라서 병과 싸워 이길 수 있는 면역력을 키우고 알맞은 치료를 병행하는 것이 필요하다.[8)]

3. 경락 경혈 마사지

경락 경혈 마사지는 환자의 상태에 따라 시행한다. 담낭암 환자가 호소하는 병증을 국소 통락으로 진행하는 마사지는 주로 복부에 한다. 수술한 후 4개월 이상 됐다면 복부 횡격막과 흉근을 약하게 마사지하며 좌우 늑간 신경의 활성화를 돕는 횡격막 근의 원활한 공간을 확보해줘야 한다. 또한 호흡의 중요성을 환자에게 인지시킨다.

족소양담경의 경맥은 목 양측과 이마, 안광(眼眶) 주위를 순행한다. 담(膽)은 간(肝)에 붙어 있으면서 간과 표리를 이루며, 다 같이 소설(梳泄)을 주관한다. 그러므로 임상에서 간담(肝膽)에 습열(濕熱)이 쌓여 발생하는 목적종통(目赤腫痛), 대상포진, 전신 소양증, 황달, 및 전신 피부가 윤택하지 않고 얼굴이 어두우며, 뺨에 열이 있거나 붓는 경우, 주름, 탈모, 이농(耳聾), 이명(耳鳴) 등을 치료할 때는 담경(膽經)의 경혈을 배합해 시술한다. 족소양경근의 가장 중요한 부위는 목뒤에 있는 풍지혈(風池穴) 부위다. 마사지를 받는 이가 누운 자세에서 머리 부위에 의자를 놓고 마사지를 하는 사람의 양 손바닥을 목 밑에 넣어 손끝으로 목을 떠받쳐서 머리의 무게에 의해 족소양경근(풍지혈(風池穴))이 풀어지도록 하며, 족태양경근(천주혈(天柱穴))과 족소양경근이 함께 풀리도록 가볍게 목을 돌려준다. 다시 손바닥을 귀 뒤쪽에 붙이고 감싸줘 양 손가락 끝을 천천히 움직여 얼굴 부위의 족소양경근을 위아래로 풀어준다.

마사지하는 사람은 의자에서 몸을 일으켜 양 손바닥을 펴고 어깨 끝을 누른 상태로 체중을 실어 지그시 눌러줘 가슴 부위의 경근이 펴지도록 한다.

옆구리 부위의 경근은 마사지를 하는 사람이 측면에 서거나 앉아서 두 손은 동시에 옆구리에 대고 손가락을 편 상태에서 엄지만을 이용해 체중을 실어 측면의 족소양경근(경문혈(京門穴) 부위)을 풀어준다. 이 경우 반드시 팔꿈치를 구부리지 말고 쭉 편 상태가 되어야 효과적으로 체중을 실을 수 있다. 넓적다리 부위 역시 측면에서 네 손가락은 넓적다리 위에 대고 엄지손가락만을 이용해 넓적다리 측면 근육 사이의 홈 부위(풍시혈(風市穴))와 우둘투둘한 경근 부위를 마사지해준다. 정강이 부위 역시 같은 방법으로 정강이의 측면 근육 사이의 홈 부위(양릉천혈(陽陵泉穴) 부위)와 경근 부위를 엄지손가락을 이용해 마사지해준다. 발등의 측면 부위 역시 담경(膽經)의 흐름에 맞춰 손바닥으로 발등을 감싼 상태에서 엄지로 자극하는데 족임읍혈(足臨泣穴)과 협계혈(俠谿穴) 부위를 마사지해준다.

족소양담경(足少陽膽經)의 경맥은 외안각 동자료(瞳子髎)에서 시작해서 상향하고, 수소양삼초경의 화료혈(和髎穴)을 지나 두(頭) 액발각 부위에 이르러 족양명위경의 두유혈(頭維穴)을 교회한 후, 다시 하향해 귀 뒤에 이르러 수소양삼초경의 각손혈(角孫穴)을 교회하고, 두경부를 따라 수소양삼초경 앞을 지나 수태양소장경의 천용혈(天容穴)을 교회한다. 여기서 더 밑으로 내려가 어깨 위에 도달한 후에 다시 돌아와서 수소양삼초경의 후면으로 나와 배부(背部)를 향해 가서 독맥의 대추혈(大椎穴)을 교회하고, 수태양소장경의 병풍혈(秉風穴)을 경과해서 쇄골상와 중으로 진입한다. 일조 분지는 귀 뒤에서 수소양삼초경의 예풍혈(翳風穴)을 지나 귀

속으로 진입하고, 또 귀 앞으로 천출해 수태양소장경의 청궁혈(聽宮穴), 족양명위경의 하관혈(下關穴)을 지나서 외안각의 뒤쪽에 이른다.

또 다른 일조 분지는 외안각에서 갈라져 하향해 족양명위경의 대영혈(大迎穴) 부위에 도달하며, 수소양삼초경과 회합한 후 눈동자의 하면에까지 온다. 여기서 다시 하향해 족양명위경의 협차혈(頰車穴)을 지나 경부에 이르러 상술한 맥과 쇄골상와 중에서 회합한 후 다시 흉중으로 하향해 심부에서 수궐음심포경의 천지혈(天池穴)을 지나 횡격막을 통과해서 간(肝)과 연락되며, 담(膽)에 통속한다. 그러고 난 후 다시 협늑의 안쪽 면을 따라 서혜부로 나와서 음모의 주위를 환요하고 옆으로 향해 관관절(髖關節) 속으로 진입한다.

또 다른 일조분지는 쇄골상와에서 하향해 액부(腋部)에 이르러 흉측을 따라 계늑부를 지나서 족궐음간경의 장문혈(章門穴)을 교회한 후 또 족태양방광경의 상료(上髎), 차료(次髎)와 상교(相交)하고 하향해 고관절 부위에서 회합한다. 여기서 하향해 대퇴 바깥쪽을 따라 슬관절의 외측으로 나와서 아래로 비골의 전면에 분포되어 다시 직하해 비골하단의 절골(현종) 부위에 도달한다. 다시 외과 전면으로 내려가 발등 상면을 따라서 네 번째 발가락의 끝의 족규음혈(足竅陰穴)에서 끝난다.

또 다른 하나의 분지는 발등상에서 분출해 제1, 2중족골 사이를 따라서 엄지발가락을 관통해 엄지발가락의 총모부, 즉 털이 난 부위에 분포한다.

족소양경근의 가장 중요한 부위는 목뒤에 있는 풍지혈(風池穴) 부위다. 마사지를 받는 환자는 누운 자세로 이완된 상태에 있으며, 마사지 치료사는 머리 쪽에 의자를 놓고 앉아서 양 손바닥을 목 밑에 넣어 손끝으로 목을 떠받쳐서 머리의 무게에 의해 족소양 경근(풍지혈(風池穴))이 풀어지도록 하며, 족태양경근(천주혈(天柱穴))과 족소양 경근이 함께 풀리도록 가볍게 목을 돌려준다.

다시 손바닥을 귀 뒤쪽에 붙이고 감싸줘 양 손가락 끝을 천천히 움직여 얼굴 부위의 족소양경근을 위아래로 풀어준다. 마사지를 하는 사람은 의자에서 몸을 일으켜 양 손바닥을 펴고 어깨 끝을 누른 상태로 체중을 실어 지그시 눌러줘 젖가슴 부위의 경근이 펴지도록 한다. 옆구리 부위의 경근은 마사지를 시술해주는 사람이 측면에 서거나 앉아서 두 손은 동시에 옆구리에 대고 손가락을 편 상태에서 엄지만을 이용해 체중을 실어 측면의 족소양경근(경문혈(京門穴) 부위)을 풀어준다. 이 경우 반드시 팔꿈치를 구부리지 말고 쭉 편 상태가 되어야 효과적으로 체중을 실을 수 있다.

넓적다리 부위 역시 측면에서 네 손가락은 넓적다리 위에 대고 엄지손가락만을 이용해 넓적다리 측면 근육 사이의 홈 부위(풍시혈(風市穴))와 우둘투둘한 경근 부위를 마사지해준다. 정강이 부위 역시 같은 방법으로 정강이의 측면 근육 사이의 홈 부위(양릉천혈)와 경근 부위를 엄지손가락을 이용해 마사지해준다. 발등의 측면 부위 역시 담경의 흐름에 맞춰 손바닥으로 발등을 감싼 상태에서 엄지로 자극하는데 족임읍혈과 협계혈 부위를 마사지해준다.

4. 발반사건강법

담낭은 간에서 생성된 담즙의 농축과 저장을 하며 저장된 담즙은 소장으로 보내져 소화기관으로서 기능한다. 황달은 담관이 막혀서 일어나고 담즙이 여과되어 남은 해독 물질이 들어 있는 찌꺼기에 혼합되면 대변 색깔에 착색이 일어난다. 반사구의 위치(오른발)는 간장 아래 약간 안쪽 지점이다. 적응 질환으로는 황달, 담낭 염증, 소화불량이 있다.*

| 그림 17 | 담낭암의 발반사건강법

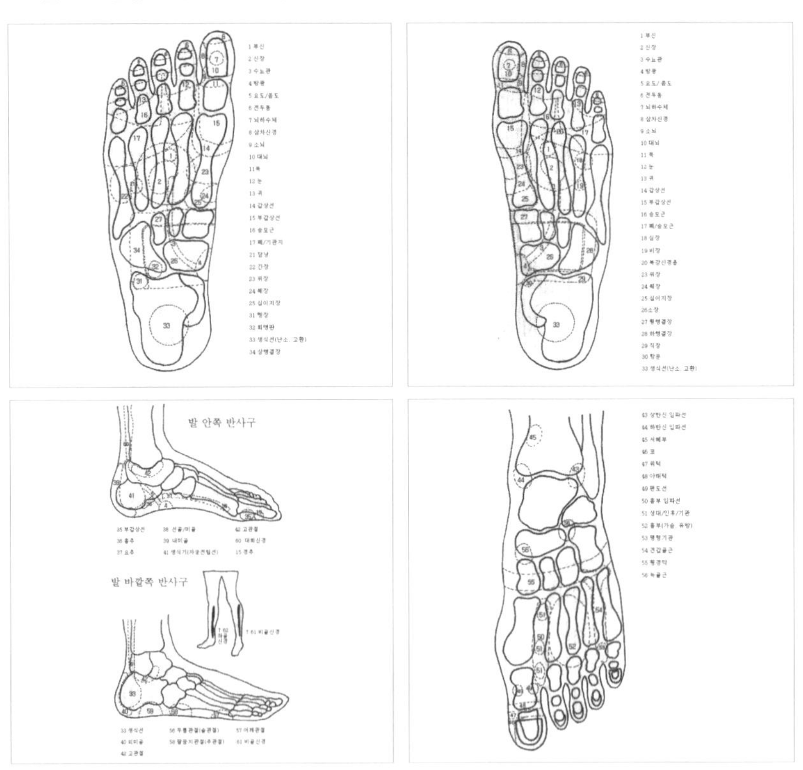

출처 : 소정룡, 《발반사건강법》 참고, 그림과 처방은 저자 제공

* 발반사건강법에 대한 설명과 정맥마사지 관련 내용은 01. 갑상선암에서 언급한 것과 동일하므로 생략한다.

5. 색채 치유

초록색은 인체에서 담기맥과 공명하는데, 담은 우리말로 쓸개를 가리키며 이 기관은 간 밑에 붙어 간에서 생산·분비되는 담즙을 저장하고 농축해서 십이지장에 보내 소화를 돕는 역할을 한다. 몸에 초록색 에너지가 부족해 담 기맥이 부조화되면 늘 피곤하며, 사지가 쑤시고 아파 몸살을 앓게 되고, 눈초리가 아프거나 눈물이 고이고 흐려진다. 또한 가슴이 벌렁벌렁하며 잘 놀라고 잠을 이룰 수 없는 경우가 많으며, 어지럼증도 뒤따른다. 이와 반대로 자주 화를 내거나 끝없이 잠을 자는 경우도 있다. 초록은 빨강과 보라의 중간에 위치하며 담낭과 공명하고

| 그림 18 | 박광수의 담낭 경락 색채도(컬러 271페이지 참고)

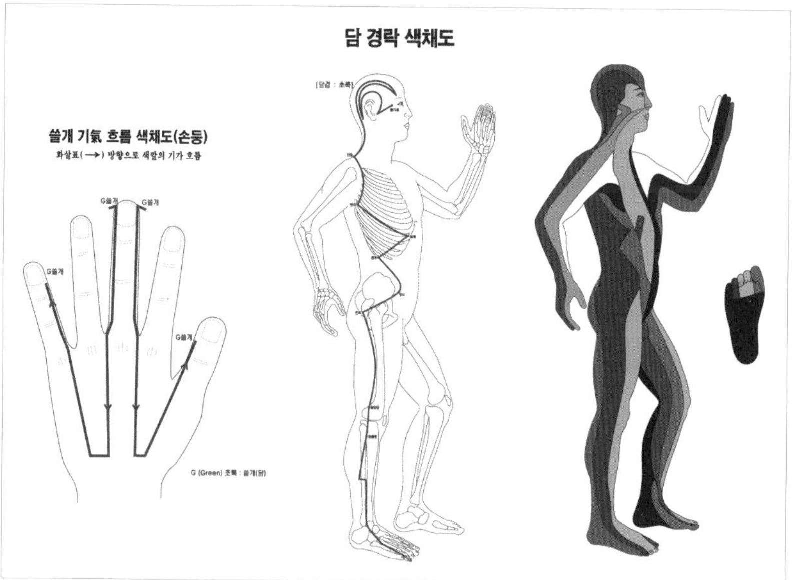

출처 : 박광수, 《SECRET, LIGHT & COLOR, 우주의 빛과 색으로 치유한다》

있다. 중립적인 색이라는 것은 우연이 아니듯이 우유부단한 성격 때문에 늘 조바심이 많고 이러지도 저러지도 못하고 결정을 내리지 못할 때 담낭의 역할이 커서 '중정지관'이라고 했다. 초록색은 사랑, 조화와 균형, 안정을 몸과 마음에 안정을 주며, 지친 신경과 심장의 안정을 도와준다. 이처럼 몸과 자연은 서로의 주파수를 맞춰가며 상응하는 것이다.

6. 귀반사건강법

담낭 질환은 세균 감염에 의해 담낭에 염증이 생기는 질환으로서 반복적으로 염증이 발생해 담석이 생기고 이 현상으로 인해 담관이 막혀 소화불량, 복통, 황달 등의 증상을 일으킨다. 간혹 유독물질의 섭취나 흡입에 의해서도 발생한다. 관찰 방법은 췌담 구역과 십이지장, 간, 입이 반응이 나타나는 부분이고 췌담 구역을 눌렀을 때 아주 심한 통증을 느낀다. 십이지장, 간, 입을 눌렀을 때는 통증이 그렇게 심하지 않다.

[눈으로 볼 때 나타나는 반응]

① 급성 담낭염은 췌담 구역과 대칭 위치에 있는 이배부 모두에 충혈이 나타나는데 약간의 광택이 있다. 이 부위는 대이륜과 갑개강이 만나는 부위에 있어서 색이 짙어져 있는 경우가 많으므로 세심하게 살펴봐야 한다. 또한 급성기에는 십이지장 구역에도 충혈이 나타나는데 심하게 붉어져 있지는 않다.

② 만성 담낭염, 담석증은 췌장, 십이지장 구역에 변화가 집중적으로 나타나는데, 점이나 구진 모양의 흰색 반점이 잘 나타나고 구역이 약간 두꺼워진 느낌도 든다. 간혹 비장 구역에 혈관 확장이 있을 수 있고 주위가 붉게 된 흰색의 점이 생길 수 있다. 반응 구역의 적용 목적은 열을 내리고 담의 기능을 회복시키며 통증을 줄이고 습을 제거하는 것이다.

기본 반응구역은 신문, 교감, 내분비, 피질하, 비장, 위 구역이고, 상응 반응구역은 췌담, 간, 눈, 삼초, 십이지장이다. 상응하는 반응점은 신상선점이다.

| 그림 19 | 담낭암의 귀반사건강법

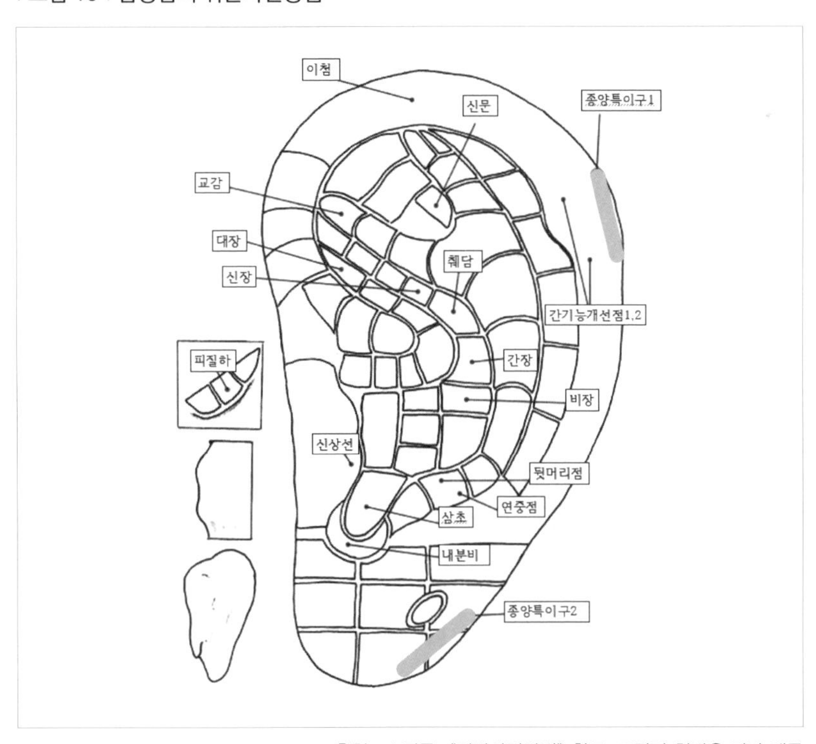

출처 : 소정룡, 《귀반사건강법》 참고, 그림과 처방은 저자 제공

05

유방암

1. 유방암의 발생

유방암은 유방 내에만 머무는 양성 종양과는 다르게 유방 밖으로 퍼져 생명을 위협할 수 있는 악성 종양이다. 유방암은 대부분 유관과 소엽(젖샘)에 있는 세포에서 기원하므로 유관과 소엽의 상피세포에서 기원한 암을 말한다. 가장 대표적인 유방암은 침윤성 유방암인데, 유관을 이루고 있는 세포에서 기원해 암이 유관의 기저막을 침범한 경우로, 전체 유방암의 75~85%를 차지한다. 침윤성 소엽암은 소엽을 이루는 세포에서 기원해 전체 유방암의 약 5~10%를 차지한다. 이 암의 예후는 침윤성 유관암과 비슷하지만, 침윤성 유관암에 비해 다발성 및 양측성의 빈도가 더 높다. 유관 상피 내암은 침윤성 유방암보다 예후가 훨씬 좋지만, 암세포가 기저막을 뚫고 성장할 경우 침윤성 유관암으로 진행할 수 있다. 소엽 상피내암은 소엽을 이루는 세포에서 생긴 암으로 소엽의 기저막을 침범하지 않은 0기 암이다. 유관 상피 내암에 비해 젊은 여성층에 흔하고 다발성, 양측성의 빈도가 높다. 이 또한 암세포가 기저막을 뚫고 성장할 경우 침윤성 소엽암으로 진행될 수 있다. 유방암의 정확한 원인은 아직 밝혀지지 않고 있으나 다음과 같은 여러 가지 원인이 다양하게 복합적으로 작용하는 것으로 추측된다. 초경이 빠르거나, 폐경이 늦은 경우, 30세 이후의 늦은 초산, 모유를 먹이지 않은 경우, 피임제의 장기 복용, 폐경 후 골다공증 예방을 위해 여성호르몬을 복용하는 경우 등으로 이는 유방암과 관련 있는 여성호르몬인 에스트로겐에 노출되는 기간이 길어지기 때문이다. 유전과 관계되는 유방암은 5~10% 정도다. 어머니 또는 여자 형제 등 직계 가족 중 유방암 환자가 있는 경우 유방암에 걸릴 위험성이 높다. 앞서 언급한 위험인자들이 있거나 유전성 소인이 있는 사람은 일찍부터 유방 진찰 및 검사를 자주 받아야 한다. 또 식품 섭취에 있어서 고지방식, 비만 등도 유방암의 위험요인으로 지목되고 있으므로 균형 있는 식사와 규칙적인 운동이 필요하다.

2. 유방암의 발병 원인

(1) 초경의 나이

초경이 1년 늦어지면 유방암의 빈도가 15~20% 감소하는 것으로 보고되며, 초경 나이가 빠를수록 유방암의 위험이 증가한다.

(2) 폐경의 나이

45세 이전에 폐경된 여성이 55세 이후에 폐경된 여성에 비해 유방암 발생률이 50%밖에 안 된다고 보고된다. 또한 45세 이전에 폐경된 경우 45~55세 사이의 폐경보다 유방암 위험이 0.73으로 감소한다고 보고된 바 있다. 결론적으로 폐경이 늦으면 유방암 위험이 증가한다.

(3) 출산력

출산력이 없는 여성은 출산력이 있는 여성에 비해 유방암 발생 가능성이 1.4배 더 높다. 첫 출산 연령이 30세 이후인 여성은 첫 출산이 18~19세인 여성에 비해 발생 가능성이 2~5배 증가한다. 인공유산 또는 자연유산은 오히려 유방암 발생 가능성을 증가시킨다는 보고가 있다.

(4) 경구 피임제

경구 피임제 복용이 유방암의 위험성을 증가시키는지 여부에 대해서는 아직 명확하지 않다. 여러 보고에 의하면 경구 피임제의 복용 기간에 따라 유방암의 위험성이 1.7~4배 정도 높아진다고 하지만, 경구 피임제의 복용 기간과 유방암이 발생하는 시기에 대해서는 아직 뚜렷하게 밝혀진 바가 없다.

(5) 폐경기 여성의 여성호르몬 치료

대부분의 연구에서 폐경 후 10년 이상의 장기적인 에스트로겐 대체 요법 혹은 호르몬 대체 요법을 했을 때 유방암의 위험도가 약간 증가할 수 있다고 한다.

(6) 유전적 소인

직계 또는 2대에 걸쳐 부모나 친척 중에 유방암에 걸린 가족이 있는 사람은 유방암에 걸릴 위험이 높다. 어머니, 자매 또는 딸의 유방암 발생 위험 빈도는 1.5~3배로 상승한다. 미국은 약 70%의 환자에서 가족 중 유방암 병력이 있으며, 전체 유방암 중 약 5~10%가 유전성 유방암이다. 유전성 유방암과 관련된 유전인자는 아직까지 정확히 밝혀지지는 않았지만, 지금까지 종양 형성을 억제하는 것으로 알려진 P53은 비정상적인 암세포의 분열을 억제하고, 세포 자살 프로그램을 작동시켜 직접 죽이는 역할을 한다. BRCA라는 유전자는 상염색체 우성으로 유전성 유방암과 난소암에 관련된 유전자다. 이러한 유전자의 돌연변이에 의해서 유방암이 일반인보다 최고 4배 이상 높게 발생하는 것으로 알려져 있다. 유전성 유방암은 비교적 젊은 나이에 발생하며, 이들의 자녀들은 약 50%에서 유방암이 발생한다.

(7) 수유 여부

우리나라 연구 결과에서는 만삭 분만 경험이 있는 폐경기 이후 여성 중 모유를 수유한 자녀의 수가 많으면 많을수록, 또 만삭 분만으로 출산한 아이를 모유로 수유한 기간이 길면 길수록 유방암 발생률이 감소하는 것을 보여준다.

(8) 비만

우리나라의 연구 결과를 보면 폐경 전 여성에서는 체중이 유방암과 관련이 없으나, 폐경 후 여성은 체중이 증가할수록 유방암의 발생률이 증가한다고 한다.

(9) 음주

알코올 섭취는 유방암의 발생과 확실히 연관되어 있다. 비음주자들과 비교해볼 때 하루에 한 종류의 알코올 음료를 마시는 여성은 유방암 위험도가 약간 증가하며, 하루에 2종류에서 5종류의 알코올 음료를 마시는 여성은 안 마시는 여성에 비해 위험도가 1.5배 증가한다.

(10) 흡연

아직 어떤 연구에서도 흡연을 유방암과 연관시켜 연구한 적은 없지만, 흡연은 전반적인 건강에 해를 끼치고 여러 종류의 암 발생률을 증가시킨다.

(11) 식생활

우리나라에서 유방암이 꾸준히 증가하는 이유로 가장 설득력 있는 가설은 식생활 습관의 서구화다. 생활 수준이 향상되면서 과거에 비해 동물성 지방 및 육류 섭취가 급격히 증가했는데 유방암 발생 위험률이 동물성 지방의 과잉 섭취 시 2배, 육류의 과잉 섭취 시 2.7배 증가한다고 보고됐다.

(12) 환경적 요인

미국 뉴욕주에서 발표된 논문을 보면, 고무(플라스틱) 공장에서 일하는 사람 중 1km 내의 여성에게서 62% 이상의 위험요소가 증가한다고 보고됐으나 현재 환경과 유방암과의 관계에 대해서는 연구가 진행 중이다.[9)]

3. 유방암 진단 검사 방법

① 유전자 검사

② 조직 검사

③ 양전자 단층촬영(PET CT)

④ 유방 MRI

⑤ 컴퓨터단층촬영(CT)

⑥ 뼈 사진 촬영

⑦ 유방 촬영술(Mammography)

4. 유방암의 종류

유방암은 HER2(이하 허투) 검사와 호르몬 수용체 검사로 나뉜다. 허투 양성 유방암은 호르몬 치료를 하는 호르몬 수용체 양성 유방암으로서 허투에 대한 표적 치료를 우선적으로 고려한다. 삼중 음성 유방암은 일반 항암 치료를 진행하고, 둘 다 음성일 때는 삼중 음성 유방암으로 분류된다. 이 중 허투 양성은 암세포 표면에 존재하는 허투 수용체가 활성화되어 성장 동력이 되는 것을 말하고, 유방암의 70~80%가 호르몬 수용체 양성이라면, 허투 양성 암 환자는 30%다.

암의 진행 속도가 빠르고, 경과도 나쁜 특성이 있는 유방암은 허투 양성이다. 허투 양성 암은 예전에는 가장 예후가 나쁜 암 중의 하나였지만, 2000년 이후에 좋은 치료제들이 나와 예후가 좋은 암으로 개선됐다.

허투 양성은 호르몬 수용체 음성, 즉 호르몬 수용체가 없어서 항호르몬 요법은 진행하지 않는 것이 일반적이며 수술, 항암, 표적 치료를 진행하게 된다.

전이성 허투 유방암의 경우 허셉틴, 퍼제타, 도시탁셀 등으로 치료한다. 상황에 따라 허셉틴+퍼테자 또는 허셉틴+퍼제타+도시탁셀을 병행하는 요법으로 치료한다. 허투는 심장 세포에 위치해서 치료제가 심장 기능에 안 좋은 영향을 주기 때문에 3개월마다 심장 초음파 검사를 하는 것이 좋다. 허투 양성은 일반적으로 선행 항암 치료를 먼저 하는 경우가 대부분이며 치료 효과로 종양의 크기가 크게 줄어들어 유방을 보존하고 수술을 할 수도 있다.

5. 유방암의 수술적 치료

암의 진행 정도와 발생 정도, 발생 부위, 크기 등에 따라 수술과 항암, 방사선 치료, 항호르몬 요법을 적절히 조합해서 치료한다. 수술이 가능하다면 대부분 수술→수술 후 보조 요법(보조 항암 화학 요법→방사선 치료/항호르몬 요법)의 순서로 치료한다. 수술 부위는 유방암이 위치하는 유방과 같은 쪽의 액와부(겨드랑이) 림프절 수술로 나눌 수 있다. 겨드랑이 림프절 수술 방법은 림프절 전체를 절제하는 림프절 곽청술과 림프절 조직 검사를 의미하는 감시 림프절 생검술이 있다.

수술 방법은 전체 유방을 제거하는 유방 전절제술, 유방을 부분적으로 제거하는 유방 보존 수술이 있다. 종양이 큰 경우에 먼저 크기를 줄여 놓고 수술하기 위함이며, 암이 초기 단계가 아닌 진행성 유방암으로 평가되는 경우 전신 치료의 개념인 선행 항암을 수술 전 시행하기도 한다. 수술이 불가능한 경우 증상 완화를 목적으로 항암, 항호르몬 요법, 방사선 치료를 적절히 이용해서 최대한 유방암의 진행을 막고 삶의 질을 높이게 되는데, 치료 방법은 환자의 상태에 따라 결정된다.

(1) 유방 절제 수술

이 방법은 유방암 조직은 물론, 유두를 포함한 유방 전체를 절제하면서 동시에 겨드랑이의 임파선까지 전부 제거하는 전통적인 수술 방법이다. 유방 전체를 제거하는 이유는 유방암이 다른 암보다 훨씬 다발성(multicentric)이기 때문이다. 다시 말해 유방에 이미 암 덩어리가 만져지면 이 외에도 유방 내 다른 부위에 만져지지 않는 암 조직이 숨어 있는 경우가 있다는 것이다. 어떤 보고에 따르면 유방암 크기가 2cm 이상이면 38%에서, 2cm 이하이면 26%에서, 젖꼭지 밑에 생긴 암일 경우는 80%에서 이미 유방의 다른 부위에도 암이 존재한다고 한다.

겨드랑이의 림프절을 제거하는 이유는 첫째, 유방암 환자의 40% 정도는 암이 림프절까지 퍼져 있으므로 림프절을 제거함으로써 남아 있는 암 조직 없이 깨끗하게 수술을 마치려는 목적이다. 둘째, 제거한 림프절의 조직을 검사해보면 실제로 림프절에 암이 퍼져 있는지 수술 후 5~7일 후 판명되는데, 이 결과를 바탕으로 환자의 종양 병기(Cancer staging), 즉 현재 유방암의 진행 정도를 판정할 수 있다. 예를 들어 암 크기가 2cm 이하고 겨드랑이 림프절에 퍼지지 않았으면 1기, 암 크기에 관계없이 림프절에 퍼졌으면 2기 이상이 된다. 셋째, 림프절에 퍼진 암의 유무와 정도를 가지고 수술 후 항암제 주사나 방사선 치료, 호르몬 치료와 같은 보조 치료를 어떻게 할 것인지 결정하기 때문이다.

우리나라에서 전체 환자의 약 70% 정도는 유방 절제술을 받으며 수술 시간은 2~4시간 정도 소요된다. 수술 부위에는 배액관을 2개 삽입해서 상처에 피나 조직액이 고이지 않고 이곳을 통해 흘러나오도록 하며, 하루에 약 30cc 이하로 나오면 제거하고 보통 수술 후 10~14일 정도 걸린다. 상처 부위가 안정되면 외과 외래에서 간호사와 상의해 크기

별로 구비되어 있는 유방 보형물 중 자신에게 가장 알맞은 것을 착용하며, 유방 재건(복원)을 원하는 사람은 수술 전 미리 담당 의사와 상의해서 결정하게 된다.

(2) 유방 보존 수술

유방 전체를 다 절제하지 않고 유방암 조직을 포함한 주변 정상 조직의 일부까지만 제거하며, 겨드랑이 림프절은 겨드랑이 밑에 새로운 절개선을 넣어서 제거한다. 유방의 많은 부분과 젖꼭지는 남아 있게 되며, 수술 후 상처가 아물면 퇴원 후에 외래를 통해 남아 있는 유방에 방사선을 일주일에 5회, 한 번에 5분 정도씩, 약 6~7주간 쪼이는데, 혹시 남아 있을지도 모르는 유방 내 미세한 암 부위를 방사선 치료를 통해 억제하려는 목적이다.

이 수술의 장점은 무엇보다 미용 효과 및 심리적, 정신적 만족감이 크다는 데 있다. 특히 젊은 환자들이 많은 우리나라 현실에서는(서울아산병원 유방암 환자의 60% 정도가 30~40대의 젊은 여성) 유방 보존 수술 방법의 필요성이 크다고 하겠으며, 몇몇 대규모의 연구를 통해 유방 보존 수술과 유방 절제술 후 재발 및 생존율에 있어서 유의한 차이가 없다는 것이 밝혀졌고, 정기검진에 의한 조기 유방암이 늘어남에 따라 유방보존 수술은 계속 늘어날 전망이다. 하지만 이 방법은 누구에게나 적용되는 것은 아니며 일정한 조건이 필요하다.

- 암의 크기가 3cm 이하인 작은 유방암일 것
- 암이 유두에서 2cm 이상 떨어져 있을 것
- 유방암이 1기 혹은 2기에 해당할 것(3기 이상은 어려움)
- 유방에 2개 이상의 암이 동시에 존재하지 않을 것
- 유방 크기가 너무 작지 않을 것
- 유방사진 촬영상 미세한 석회질이 광범위하게 보이지 않을 것

이 수술의 단점은 첫째, 방사선 치료에 따른 시간과 비용이 필요한 점이며, 둘째, 방사선 치료 시 일렉트론(electron)이라는 특별한 방사선을 낼 수 있는 특수 장비가 필요하므로, 이러한 장비가 뒷받침되지 않는 병원에서는 시행할 수 없다는 것이다.

유방 보존 수술과 방사선 치료를 한 경우의 치료 성적은 유방 절제 수술과 같다. 즉, 1기나 2기 환자의 유방 절제 수술과 유방 보존 수술, 두 경우의 완치율 및 생존율은 같다. 유방을 많이 절제했다고 해서 완치가 더 잘되는 것도 아니고, 유방 보존 수술 후 뼈, 폐, 간 등의 전신 재발이 더 잘되는 것은 아니다. 같은 병기의 경우 유방 절제 수술과 유방 보존 수술의 치료 성적은 같다는 것이다. 그러나 유방이 남아 있기에 최소한 암세포가 성장하는 1년 동안 암의 크기가 유방 전체 크기에 비해 작으면서 비교적 유방의 한 부분에 모여 있는 경우 시행이 가능하다. 유방암 조기 진단률이 높아짐에 따라 절제 부위를 최소화하는 유방 보존술의 시행이 증가하고 있다.

(3) 유방 전절제 수술

유방 전체 조직과 유두를 포함한 피부를 전부 절제하는 방법이다. 최종 조직 검사 결과에 따라 유방 전절제술 후 추가 방사선 치료는 시행하지 않을 수 있다. 일반적으로 아래의 경우에 유방 전절제술을 시행한다.

- 암이 유두 가까이 있는 경우
- 암의 크기가 큰 경우
- 방사선 치료를 시행할 수 없는 경우
- 여러 군데 암이 의심되는 경우
- 암이 많이 진행된 경우

(4) 감시 림프절 생검술

감시 림프절이란 유방 내의 암이 제일 먼저 이동하는 림프절을 말한다. 대개 1~3개 정도의 림프절을 제거하며, 림프절 전이가 발견되면 겨드랑이 부위의 림프절 대부분을 제거하게 된다. 이 수술을 잘 활용하면 광범위한 겨드랑이 림프절 절제술을 피할 수 있다. 감시 림프절 생검술을 받은 환자는 겨드랑이 림프절 절제술을 받은 경우에 비해 림프부종이나 장액종이 생길 확률이 생길 확률이 훨씬 낮으며, 겨드랑이에 배액관을 삽입하는 경우가 드물기 때문에 입원 기간에 영향을 주지 않는다.

(5) 액와부 림프절 곽청술

초기인 경우 감시 림프절 생검술을 먼저 시행하고 생검 결과 림프절로 전이된 경우 필요에 따라 액와부 림프절 곽청술을 시행한다. 유방암 초기가 아닌 진행성 유방암인 경우에는 수술 부위에 따라 액와부 림프절 곽청술을 시행하기도 한다.

(6) 유방 재건술

유방 전절제술 후 미용 효과와 심리적 만족감을 위해 보형물이나 자가 조직을 이용해서 유방 재건술을 시행할 수 있다. 시행하는 시기에 따라 암 수술 후 곧바로 시행하는 즉시 재건술과 3~6개월이 지난 뒤 시행하는 지연 재건술로 구분되며, 자기조직(근육)을 이용하는 방법과 보형물을 이용하는 방법으로 나뉜다. 기본적으로 항암 치료나 방사선 치료에 영향을 미치지 않지만, 인공 보형물이 들어간 경우에는 방사선 치료에 지장을 줄 수도 있다. 대체로 재발 가능성이 적을 때 재건술을 시행하는데, 유방을 잃은 후 정신적 충격이 클 것으로 예상되는 환자들에게는 그 적용 범위를 넓힐 수 있다.[10)]

6. 림프부종

수술이나 방사선 치료, 외상, 감염 등의 사유로 림프계가 손상되어 막혀서 피부와 피하조직에 림프액이 정체되어 팔다리가 비정상적으로

부어오른 상태를 말한다. 림프부종의 원인은 과도한 운동, 반복적인 감염, 암, 림프절 절제술, 방사선 치료 등으로 림프계가 막히거나 손상된 경우 장시간의 비행기 탑승, 더운 환경에 노출된 경우 팔다리의 둘레 증가, 팽창감과 단단한 느낌과 열감, 발적 피부를 눌렀을 때 부위가 움푹 들어간 상태로 수 초간 유지(요흔성 부종), 통증 또는 쑤시고 무거운 느낌과 팔의 근력이 저하됐다고 느껴진다. 또한 반지나 시계를 착용할 때도 조이는 느낌이 든다.

림프부종을 예방하는 운동은 근육을 이완시키고 결합조직을 이완해 림프액 흐름의 차단을 감소시키기 위한 스트레칭과 유연성 운동이다. 근력운동은 압박 요법과 함께 시행할 경우 상하지 부피를 감소시킬 수 있으므로 점진적으로 강도를 높인다. 편안하고 넉넉한 옷을 입고 저탄력 압박붕대나 스타킹을 착용한 상태에서 시행한다. 구부러진 자세는 조직 통로의 개방성을 방해하므로 바른 자세로 운동하며, 운동 전후에는 복식호흡을 하고 처음에는 가벼운 강도로 시작한다.

림프부종을 예방하기 위해 수술한 팔의 혈압측정이나 채혈을 금지한다. 마사지를 시행하는 경우 림프관이 손상될 수 있으므로 강한 자극은 피한다. 격한 운동이나 무거운 물건을 들지 않고 뜨거운 찜질, 사우나 등 열에 15분 이상 노출되는 것을 피한다. 뜨거운 물 또는 얼음물에 담그기, 얼음팩, 핫팩 등을 하지 않는다. 너무 더운 지역으로 여행하는 것은 삼가고 목욕할 때나 식기 세척 시에 냉수, 온수를 급격하게 바꾸지 않는다. 땀 흡수가 잘되는 면 소재 의류를 착용하고, 꽉 끼지 않도록 한다. 반지, 시계 팔찌 등 조이는 액세서리를 착용하지 않는다. 브래지어는 하지 않는 것이 바람직하지만 어쩔 수 없는 경우 느슨하게 착용하고, 허리 벨트도 조이지 않도록 한다.

림프부종 예방 식이는 저염식을 하고 영양가가 있는 음식을 골고루 섭취한다. 신선한 야채, 과일을 많이 먹고 기름기 적은 고기를 섭취한다. 비만한 경우 림프부종을 악화시킬 수 있으므로 식사량을 조절해 비만해지지 않도록 주의한다.

림프계가 손상된 환자들은 면역력이 저하되어 쉽게 감염될 수 있으므로 팔다리 피부가 위험에 노출되지 않도록 항상 주의한다. 저자극성 비누를 이용해 매일 깨끗이 닦고 피부가 건조해지지 않도록 보습 크림을 바른다. 외출 시 자외선 차단 크림을 발라주며 직사광선이 닿지 않도록 긴 소매의 옷을 입는다. 또한 모기 등의 벌레에 물리지 않도록 주의한다. 피부의 주름진 부위와 겹치는 부위는 항상 건조시켜 습진이 발생하지 않도록 주의한다. 무좀이 있다면 치료받도록 하고 제모 시에는 전기면도기를 권장한다. 일을 할 때는 장갑을 착용해 손과 발의 감염을 차단한다.

7. 방사선 치료

유방 보존술의 수술 방법은 근치적 유방절제 수술과는 달리 유방 내의 암 조직과 겨드랑이 림프절만을 제거하는 방법으로, 일반적으로 유방암이 다발성의 성질이 있기 때문에 만져지는 암 덩어리는 깨끗하게 제거가 됐어도 남은 유방 내의 다른 곳에는 눈에 안 보이는 미세한 암세포가 20~30% 존재할 수 있기에 유방 복원 후 방사선 치료가 필요하다. 따라서 방사선 치료를 시행함으로써 미세한 암세포의 성장을 억제하거나 사멸시킬 수 있는 것이다. 이런 사실을 뒷받침하는 자료로 미국의 NSABP(National Surgical Adjuvant Bowel & Breast Project) 연구 결과에 따르면 조기 유방암에서 유방 내의 종양만 제거한 경우, 10년 후 유방 내의 재발률이 40%인 반면에, 방사선 치료를 추가한 경우는 재발률이 9% 미만이라고 한다.

8. 치료 후 부작용

(1) 급성 부작용

정확한 컴퓨터 계획과 최신 장비를 이용하므로 심각한 피부 반응은 거의 발생하지 않으나, 피부의 색소 침착이 조금 증가할 수 있고, 피부가 건조해질 수 있으며 그 외에 식욕 감퇴, 오심, 구토 증상이 경미하게 나타날 수 있다. 유방 수술 부위에만 방사선을 쪼이는 것이므로, 항암제 주사 치료 시에 생기는 머리가 빠지는 부작용은 방사선 치료 시에는 발생하지 않는다.

(2) 만성 부작용

팔의 부종이 가장 흔하며 이외에 유방부종, 유방의 섬유화, 방사선 폐렴 등이 발생할 수 있다. 팔의 부종은 겨드랑이 림프절의 절제 정도에 따라 발생 빈도의 차이가 있을 수 있으며, 방사선 폐렴은 현대적 방사선 치료 방법으로 가능한 한 폐의 방사선 조사를 줄임으로써 그 빈도를 줄일 수 있다. 만성 부작용은 대부분 경미한 정도로 발생하고, 발생 빈도는 약 5% 미만이다. 이런 부작용이 발생하더라도 대부분 투약 등의 방법으로 치료가 가능하며, 입원 치료가 필요한 경우는 거의 없다.

9. 유방암과 영양

유방암 환자는 면역력과 건강을 유지하기 위해서 특별히 좋은 음식을 장복한다거나 특별히 가릴 것은 없지만, 권장하는 식품을 균형 있게 적당히 섭취하면 좋은 영양소로 작용할 것이다. 일반적으로 암 환자에게 권장하는 식사법에서 선호하는 음식은 유기 농법으로 기른 곡식, 유기농 현미밥, 채소, 과일, 산나물과 베타카로틴이 많은 식품으로 당근, 호박, 콜리플라워, 섬유질이 많은 채소, 고구마도 도움이 된다. 유산균제제와 발효 식품군을 너무 짜지 않게 섭취하고, 모자라는 단백질은 콩 단백질과 등 푸른 생선으로 보충한다.

주의해야 할 음식은 검증되지 않은 고가의 건강식품이나 기름에 튀긴 음식류, 빵, 방부제, 색소첨가물이 있고, 과다한 음주나 흡연은 전혀 도움이 되지 않는다. 지방과 섭취하는 칼로리의 양은 유방암과 다소 관련 있는 것으로 여겨진다. 동물성 지방 섭취는 줄이는 것이 좋다는 증거가 많다. 게다가 동물성 지방은 여러 가지 다른 질병을 일으키며, 맛이 좋다는 것을 빼고는 득이 될 것이 없다. 지방에 의한 신체 손상은 어린 나이부터 시작되므로 어린아이들도 지방을 적게 먹도록 하는 것이 좋다. 패스트푸드를 적게 먹이고 지방이 적은 야채를 골고루 먹이도록 한다.

많이 먹으면 좋은 음식은 지방이 적고 섬유질이 많은 음식이다. 저지방 섭취를 하면 섬유질이나 탄수화물이 지방을 대치하기 때문에 도움이 될 수 있다. 콩 단백질이 유방암을 막는다는 연구도 있다. 각종 채소류 중에서 특히 비타민 A, C, E와 같이 항산화제가 많이 든 채소가 유방암을 막아준다는 증거도 많다. 한국 유방암 환자의 혈액에는 녹황색 채소에 많이 들어 있고, 항산화 작용을 하는 베타카로틴이 부족하다고 알려져 있다.

또한 라이코펜 섭취가 폐암, 위암, 호르몬 수용체 양성 유방암에 도움이 된다는 결과를 보였지만, 인돌은 또한 유방암의 에스트로겐 수용체 조절 효과를 통해 유방암에 대한 화학적 예방 인자로서 잠재적 가치를 가지고 있고,[11] 금속기질 분해효소인 매트릭스 메탈로프로테이나제(MMP) -2 발현을 억제하고 세포 외 신호 조절 키나아제(ERK)/SP1의 매개 유전자 전사를 차단함으로써 유방암 세포 이동과 침윤을 줄일 수 있는 것으로 나타났다.[12] 즉, 에스트로겐 수용체에 간섭함으로써 에스트로겐 활동을 막아 주는데, 이것은 에스트로겐에 민감한 암(유방암 등)을 예방 또는 치료하는 데 인돌이 유용하다는 것을 시사하고 있다. 자궁내막암과의 연관성은 아직까지 발견되지 않았다.[13]

식물성 에스트로겐이 많이 들어 있는 음식을 먹으면 피 속에 이들 물질의 농도가 높아지고, 이들이 에스트로겐 수용체를 먼저 차지해 사람의 에스트로겐이 수용체에 결합하지 못하도록 한다. 그러면 사람의 체내에서 만들어진 에스트로겐은 유선 세포에 영향을 미치지 못한다.

혈액 중 식물성 에스트로겐의 농도가 높아 소변으로의 배설량이 많은 사람이 적은 사람에 비해 유방암의 위험이 1/3~1/4이나 적었다. 콩에는 식물성 에스트로겐이 많은데, 서양인에 비해 일본이나 우리나라 여성의 유방암이 적은 것은 콩으로 만든 전통 발효 음식에서 기인되는 바가 크다. 콩에 많이 들어 있는 식물성 에스트로겐은 유방암뿐만 아니라 유방암이 많이 생기는 중년 여성에게 발병률이 높은 골다공증 예방에도 좋다고 알려져 있다.

1988년 미국의 암학회에서는 'Five a day' 캠페인까지 벌이며 하루에 5가지 과일과 채소를 섭취하자는 운동을 전개했는데, 캘리포니아주에서 시작해 짧은 시간 안에 전 세계에 영향을 끼치면서 프랑스(10A Day), 헝가리(3A Day), 덴마크(6A Day), 폴란드(2+2 A Day) 등 각국에서 다양하게 슬로건을 내걸고 동참하게 됐다. 미국은 이러한 기준을 근거로 성인을 위한 다양한 식단을 제공하고 인지도 조사를 통해 여자의 40%, 남자의 29%가 'Five a Day'를 실천하고 있다고 응답했다. 보건복지부와 암센터가 앞장서서 지속적인 연구와 조사활동을 통해 Green-Red-

Yellow-Violet-White의 색이 있는 컬러 푸드(Color Food)를 하루에 한 번 먹자는 것인데, 이로써 몇 종류의 암과 만성질환의 위험이 78% 감소하는 결과가 있었다고 한다.

유방암 수술 후 운동은 처음부터 무리하지 않는 것이 중요하며, 운동은 팔 및 어깨 근육의 경축을 예방하고 완전한 관절운동 회복과 림프 순환 기능을 회복시켜준다. 처음에는 어깨관절을 부드럽게 하는 운동을 시작하고 견관절의 가동범위 안에서 관절을 스트레칭해주며 굳어지지 않도록 하는 것이 바람직하다. 대부분 견관절의 가동범위가 좁아져 일상생활의 불편함을 많이 호소하는 오십견과 비슷한 양상으로 악화된다. 수술 전 사고로 다쳤었거나 어깨관절 병력이 있는 환자들은 재활 마사지 과정 중에도 상당한 기간 동안 시간과 노력을 요하게 된다. 수술 후 6개월 동안 운동을 지속하는데 팔이 피곤해지면 쉬도록 한다.

10. 수술 후 정기검진

유방암 환자들은 수술 후 항암 치료, 방사선 치료가 끝나면 정기적으로 외래 정기검진을 받고, 환자의 상태에 따라 항호르몬 치료제를 5년간 복용하게 된다.

정기검진은 항암 치료와 타목시펜을 필요로 하는 경우에 종양혈액내과에서 항암제 주사 치료를 4~6개월 시행하고, 이후에는 일반외과에서 정기검진과 타목시펜 처방을 6개월마다 시행한다. 항암 치료만을 필요로 하는 경우 종양혈액내과에서 항암제 주사 치료를 4~6개월 시행하고, 이후 정기검진은 종양혈액내과에서 시행한다.

유방암 수술 후에 재발을 조기 발견하고 치료하기 위해서 정기검진을 시행한다. 재발은 원격적인 전신 재발과 국소 재발로 나누어지고, 전신 재발이란 폐, 뼈, 간, 뇌, 난소 등 우리 몸의 다른 장기에 재발되는 것을 말하며, 국소 재발이란 수술 부위 및 흉벽, 겨드랑이 임파선 등에 재발하는 것이다. 재발은 대부분 수술 후 5년 이내에 많이 발생하므로 정기검진은 5년간 적어도 6개월에 한 번씩, 그 이후는 평생 동안 1년에 한 번씩 받아야 한다. 진찰 소견은 유방의 다른 부위 및 반대편 유방에 암이 새로 발생했는지 여부를 관찰한다.

유방 사진 촬영은 종양혈액내과에서 항암제 주사 치료를 4~6개월 시행한 이후, 정기검진은 종양혈액내과에서 시행한다.

종양표지자(Ca15-3) 혈액 검사를 하면 암이 재발될 경우 유방암 세포에서 Ca15-3이라는 물질이 혈액으로 분비되어 혈액 내에서 수치가 증가한다. 간 기능 혈액 검사는 뼈나 간에 재발이 될 경우 알카라인 포스파타제(ALP : Alkaline phosphatase, 대부분의 장기에 존재하는 효소)라는 간 효소 수치가 증가하고, 뼈에 전이되면 혈중 칼슘 농도가 증가하며, 폐에 전이 여부를 관찰하기 위해 흉부 폐 사진을 촬영한다.

전신 동위원소 뼈 촬영(bone scan)은 뼈에 전이가 있는지 여부를 관찰하는데, 종양표지자 검사 및 간 기능 검사에서 이상이 발견되거나 뼈의 통증 같은 증세가 있을 경우 시행한다. 단, 유방암 2기 중반 이상의 환자는 6개월 간격으로 규칙적으로 시행한다. 간 초음파 검사와 뇌 컴퓨터 촬영(CT)은 검사가 필요하다고 의심되는 경우에만 시행한다.

유방암은 재발되어도 다양한 치료 방법들이 있으며, 현재도 탁솔, 독시탁셀 같은 새로운 치료약과 골수이식을 병행한 고단위 항암제 치료요법 같은 새로운 방법들이 개발되고 있다.[14)]

11. 유방 재활 통합종양마사지(경락과 근육학적인 접근)

젊은 여성들의 경우 유방암으로 인해 복원 수술을 하는 경우가 많다. 수술 전 재건을 원하는 환자들은 본인에게 맞는 보형물 삽입이나 자가 피부 이식을 하게 된다. 재건 수술을 하지 않고 실리콘 패드나 면으로 만든 패드를 하고 다니는 환자들도 있다. 보형물 삽입의 경우 처음에는 유방의 좌우 형태에 맞게 지지해주는 스포츠 브라를 하게 된다. 보형물 삽입을 한 환자들에게는 유방 마사지를 절대 강하게 하지 않는다. 보형물의 형태가 무너질 수도 있고, 수술 상처의 분비물이나 물이 고이면 염증을 유발할 수도 있기 때문이다.

자가 피부 이식 수술 환자의 경우에는 유방 마사지도 해야 하지만, 조직을 떼어낸 상처 부위의 재활 마사지도 중요하다. 대개는 유방의 암 수술 상처에만 예민하게 신경 쓰는데, 상처가 아물고 회복되기를 기다리다가 방치하면 주변 피부조직과 근육의 유착은 물론, 혈행을 방해받기 때문에 관절이나 근육의 활성화가 떨어져 또 다른 병변이 생길 수 있다. 필자에게 유방 마사지를 받는 환자 중에서는 어깨관절 장애 또는 경추 관절의 가동 범위 이상의 불편함을 호소하는 경우가 많다.

보형물 장치를 한 경우 유방 마사지는 보형물 부근에 딱딱하게 생기는 결절을 마사지해주고, 유근(유방과 흉부면의 경계 둘레) 부위 경결을 풀어줘 뒤틀림을 방지해줘야 한다. 그리고 견관절이나 목을 움직일 때마다 대흉근과 소흉근, 흉쇄관절 전체에 압박감이 느껴질 수도 있으므로 섬세한 마사지가 필요하다. 근육의 결도 다르고 쓰임도 달라서 기시점과 부착점의 중요한 관계성에 대한 다학제적인 접근이 필요하다. 흉부의 정중앙인 천돌혈부터 시작해 임맥을 따라 경혈 마사지를 시도한다. 포트를 삽입한 환자는 건드리지 않도록 주의를 요한다. 림프부종도 심하고 팔을 거상할 수 없는 환자들은 견관절 뒤쪽 수태양소장경락과 수소양삼초경락의 경혈들을 마사지해주는 게 핵심이다. 특히 광배근은 체간과 골반에 영향을 주므로 신체의 균형과 전신의 자세를 모두 관찰해야 한다. 환자의 팔을 위로 올리게 하고 팔꿈치를 쭉 편 상태에서 상완삼두근이 귀에 닿아야 하는데, 고정되지 못하면 삼두근의 장두도 추가적으로 단축된 소견이다. 가슴 부위를 조인 브래지어가 광배근을 장시간 압박해 피부에 자국이 남고 통증이 발생해 수술 재활 치료에 방해가 된다. 이러한 광배근은 대원근과 함께 견갑골의 안정된 상태에서 상완골에 부착되기에 상완골의 스트레칭, 내전, 내회전에 대해 강하게 작용한다. 경락 경혈점의 마사지는 상완 삼두근과 이두근, 견갑하근, 극상근, 극하근, 대원근, 소원근 등에 분포된 통증 유발점뿐만 아니라 어깨 주변 근육들을 더욱 활성화시켜준다. 유방암 수술 환자의 가장 중요한 부분이다.

12. 경락 경혈 마사지

유방 절제 수술 후 재활 마사지는 부분 절제인지, 전절제인지, 유륜 주위 절제인지에 따라 방법이 다르나 필자는 유방암 환자의 임상을 토대로 포괄적으로 설명하고자 한다. 먼저 임맥인 천돌혈부터 시작해서 흉골 정중앙으로 롤링하며 경혈 마사지를 진행하다 보면 흉근막의 유착을 느낄 수 있다. 임맥의 정중선 라인에서 족소음신장경락과 족양명위장경락의 경혈점을 마사지해준다. 이때 정확한 경혈점 위주로 마사지하는 것이 중요하다. 너무 강하지 않게 진행하며, 케모포트*를 주의한다. 경혈점의 포인트는 각각 다른 감각으로 느껴질 것이고 환자마다 또는 강직 정도에 따라서 다르다. 통상적으로 브래지어의 와이어가 닿는 좌, 우 유방의 내연과 하단(유근부)에 딱딱한 띠를 형성해서 늑간 신경과 근막에 접지되어 융기된 상태로 만져지며 강직 정도에 따라 마사지하면 간혹 환자가 통증을 호소하나 반복하다 보면 유연해지므로 괜찮다. 횡격막 마사지를 진행할 때는 우측에는 간장과 담낭의 위치를 파

* 항암 치료, 영양 공급, 수액 요법, 정맥 내 약물 투여 등 반복적인 정맥주사가 필요한 환자에게 사용되며, 동전 크기의 원통형 기구를 가슴 한쪽의 피부 밑에 이식하고, 혈관과 연결하는 이식형 의약품 주입기

악하고, 좌측에는 위장과 췌장, 그리고 좌측 협늑에 비장의 장기가 있음을 파악하며 너무 강하지 않게 진행한다. 처음 임맥의 경혈 마사지를 하는 것이 중요한 것처럼 횡격막 마사지도 중요하다. 호흡에서 중요한 역할을 하며 모든 장기를 싸고 있는 근막의 활성화는 호흡근의 역할이기 때문이다.

특히 유방암 절제 수술로 인한 상처 부위는 4~6개월 후부터 재활 마사지를 시행하는 것이 좋다. 또한 포트를 삽입해서 항암을 계속 받아야 하는 경우에는 포트로 인해 대흉근과 소흉근의 강직과 견관절 문제를 일으키게 되면서 목의 사각근, 흉쇄유돌근, 상부 승모근 등의 비활성화로 인해 불편감이 초래된다. 대흉근 쇄골부의 통증 유발점은 유방암 수술환자의 경우 어깨 앞쪽과 쇄골 아래쪽 통증 외에도 견관절의 외전이나 특히 수평 외전이 제한되어 있다. 림프부종이 심해지면서 주관절의 굴곡과 신전에 어려움과 고통이 따른다. 통증이 좌측 팔에 올 때 명치부와 팔의 척골 측으로 내려가서 제4, 5지에 저림이나 무감각으로 느껴져 협심증과 같이 가슴 답답함을 호소하기도 한다. 야간에 간헐적인 통증으로 수면 방해도 되며, 유방의 통증과 불쾌감은 늑골부의 외측에 있는 통증 유발점의 특징으로 유두까지 예민해질 수 있다. 쇄골하근이 단축될 경우 혈관성 흉곽 출구 증후군의 증상을 보인다.

대체적으로 유방암 환자들의 경우에 좌우 견갑대와 어깨의 비대칭의 양상을 보이는데, 이것은 보행의 문제와 발가락 힘의 불균형으로 인해 초래된다. 이러한 비대칭의 양상은 척추 기립근의 좌우 균형이 달라 담적이 쌓이게 되어 우둔한 느낌과 통증을 수반한다. 게다가 사고와 함께 후유증이 오랫동안 있는 경우 증상은 더욱 악화되기 때문에 빠른 호전을 기대할 수 없다. 대흉근의 통증 유발점을 갖고 있는 환자는 근육이 단축되어 연관통으로 인해 뒤쪽 견갑골 사이의 배부 통증을 일으킨다. 제2의 유방인 견갑골의 근막 강직 현상을 유연하게 활성화시키기 위해 수태양소장경맥의 천종, 병풍, 곡원, 노유, 견정, 족소양담경맥의 견정, 거골혈과 족태양방광경맥의 대저, 풍문, 폐유, 궐음유, 심유, 독유, 격유, 부분, 백호, 고황 신당, 의희, 격관혈을 환자의 상태에 따라 월튼의 압력 척도(Walton Pressure Scale)에서 1, 2단계 정도로 마사지한다. 팔의 림프부종 역시 정맥 마사지 위주로 진행한다. 압력은 약하게 진행해야 한다. 손가락 끝의 감각신경을 복원시키는 혈관신경 마사지는 약간 자극이 있으며, 압력은 환자 상태에 따라 조절한다.

유방암 환자의 수술 재활은 지속적으로 발전하고 있으며, 환자의 더 나은 이해를 위해 연구가 필요한 재구성 유형을 제시할 수 있다. 미국에서는 많은 대형 병원에서 외과의와 일반 대중이 함께 모여 수술 방법을 자세히 설명하고 재건된 유방을 보여주는 'show and tell' 세션을 제공하며 유방 재건 인식(Breast Reconstruction Awareness, BRA)의 이벤트를 제공한다.

자유 피판은 기증자 부위에서 완전히 제거되며, 자유 피판의 혈관을 수술 부위의 혈관에 연결하기 위해 미세한 수술이 필요하다. 유방 피판 재건술에는 TRAM(횡직근), DIEP(심부하위복부천공), 광배근, GAP(무둔근), TUG(횡방향 상완절편) 등이 있으며, 이들 각각의 수술법은 기증자 및 보형물 부위에 흉터를 남긴다. 보형물 유방 재건은 외과적으로 식염수 또는 실리콘 보형물을 대흉근 아래에, 때로는 그 위에 배치하며, 임플란트를 식립하기 전 피부를 늘리기 위해 확장기가 필요할 수 있다.

흉터 교정은 원래 흉터 모양과 유착을 줄이고 기능을 개선하기 위해 자주 시행된다. 유방 재건은 주로 미학의 선택으로서 재건을 선택하는 이유는 개인의 강한 자존감 때문이다. 일부 여성의 경우 평평한 상태를 유지하는 것이 최적의 선택인 반면, 다른 여성은 브래지어에 삽입할 부드러운 보형물을 선택한다.

13. 발반사건강법

유방암 환자들의 수술 부위는 바로 마사지할 수 없으므로 발반사 요법을 적용하는데, 수술 후 항암이나 방사선 또는 호르몬 요법을 시행하는 과정에서도 유방 반사구를 발목을 향해서 쓸어 올려주는 마사지를 시행한다. 발등에서 제2, 3중족골의 고랑 부위에서 발등 가장 높은 아랫부분까지가 흉부 및 유방 반사구다. 유방암을 수술한 쪽의 반사구가 더욱 아프고, 해당 유방 반사구에서 딱딱한 결절이나 물렁거리는 이물질이 만져진다. 오일이나 마사지 크림을 바르고 좌우를 마사지해보면 양쪽을 비교할 수 있다. 따라서 유방암의 병처와 같은 쪽의 발등을 적용시켜 마사지한다.*

* 발반사건강법에 대한 설명과 정맥마사지 관련 내용은 01. 갑상선암에서 언급한 것과 동일하므로 생략한다.

| 그림 20 | 유방암의 발반사건강법

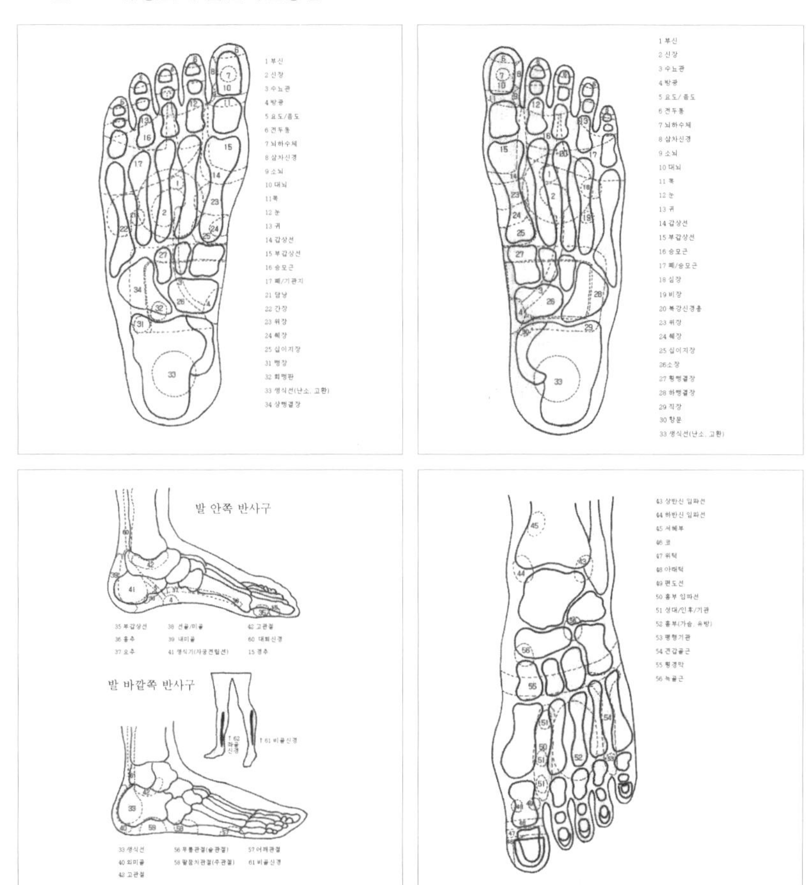

출처 : 소정룡, 《발반사건강법》 참고, 그림과 처방은 저자 제공

14. 색채 치유(심포 경락과 유방의 자유)

인도의 정통의학인 아유르베다에서 초록색의 가슴 차크라는 아나하타 챠크라라고 불리며, 인체 에너지 체계에서 중심이 되는 가장 강력한

발전소 역할을 한다. 가슴 챠크라가 소통이 안 되면 부정맥, 가슴 답답증, 심근경색, 협심증, 천식이 올 수도 있고 50대 연령층과 무관하게 오십견 통증을 앓는 경우가 많다. 인체에서 가슴 아픈 사연이나 호소하는 증상들은 다른 사람과의 관계 상실을 의미하기도 한다. 여성들은 특히 소심한 성격의 소유자가 많아서 친구의 배신, 배우자와의 이별이나 사별 등 가슴 아픈 상처가 오랜 시간 동안 지속될 때 유방암으로 발전된다. 여자의 유방은 경락학적으로 심포 경락의 모혈인 단중(전중)혈의 좌우에 자리하기에 심리적인 갈등이나 스트레스와 직결되는 질환이다. 결혼한 여성은 가정불화나 경제적인 빈곤으로 인해 사랑과 용서와 자비가 메말라서 감정적으로 응어리진 것이 유방을 딱딱하게 만들어 유방암을 유발하는 원인이 될 수 있다. 초록색의 가슴 차크라는 사랑과 용서의 에너지인 만큼 치료에 앞서 용서하고, 그 증오부터 녹여내야 하며, 인체 중심에 있어 영혼과 몸을 다루는 차크라의 중재적인 역할을 하기에 더욱 절실한 것이다. 즉, 마음을 치료해야 중요한 심포의 모혈 부근이 유착되지 않는다. 심리적인 고통도, 육체적인 고통도 자의든 타의든 심리적인 문제가 생겼다면, 치료의 적기를 놓치지 않는 것이 중요하다.

심장병, 고혈압, 흉통은 해부학적으로 밝힐 수 없는 신비의 병증이어서 용서가 바로 치료며, 자신을 사랑해야 남도 위하고 사랑하는 마음이 생기는 것은 상식이고 진리다. 중립적인 위치로서 넓은 마음으로 푸른 산과 들을 보는 여행을 즐겨 하거나 자유분방하며 사리사욕에 구속과

끌림이 없이 주변 사람들과 두루 소통하며 잘 배려하는 마음이 있어야 한다. 초록색의 주파수는 정신적인 호기심도 풍부해 중정 지관인 담낭 경락과도 공명하기에 옳고 그름을 판단해야 할 때 큰 역할을 한다. 따라서 환자들뿐만 아니라 모든 여성에게 면 소재인 초록색의 브래지어를 착용하는 것을 권유한다. 인도의 정통의학인 차크라의 색채에서 초록색은 가슴 차크라 색이기 때문이다.

| 그림 21 | 유방암의 색채 치유(컬러 271페이지 참고)

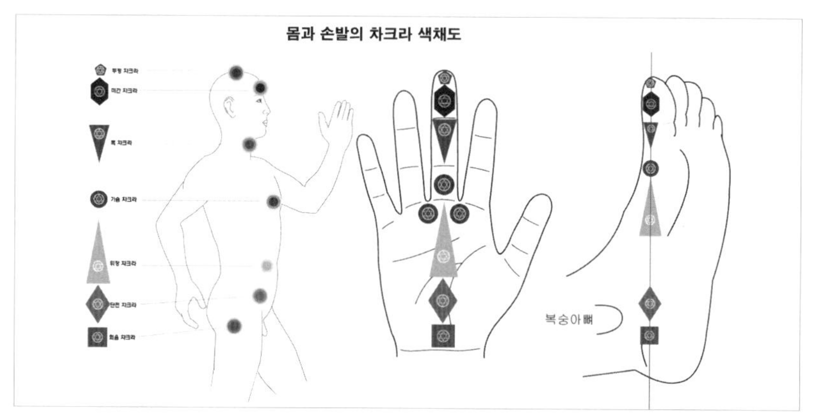

출처 : 박광수, 《SECRET, LIGHT & COLOR, 우주의 빛과 색으로 치유한다》(이하 동일)

| 그림 22 | 박광수의 심포 질환 통치 처방(컬러 272페이지 참고)

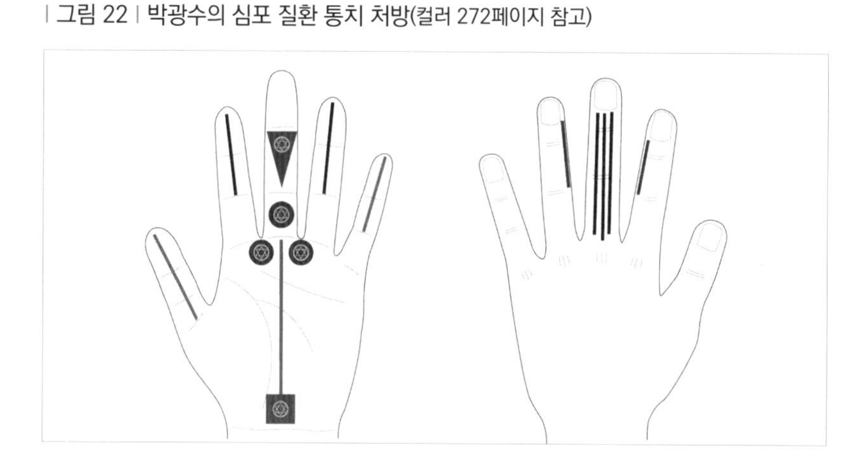

15. 귀반사건강법

귀반사건강법의 유방질환 관리는 여성만이 갖는 특수한 질환이므로 개인의 특수한 상황을 고려하고 생리학적, 병리학적으로 구분해 암 치료의 시점에 따라, 호소하는 증상에 따라 기통석을 부착한다. 여성은 남성과는 다르게 다른 해부학적 특성을 가지므로 생리적으로 월경, 임신, 분만 수유 등을 수행하고, 유방질환, 월경병, 대하병, 임신병, 분만질환, 산후병, 외음부질환, 및 생식계통과 관련되는 여러 질환에 노출되어 있다. 항암을 하는 환자라면 위장, 비장, 신장, 신문, 교감, 내분비, 피질하 등은 기본 반응 구역을 관리해주면서 추가 증상에 대해서는 [그림 23]에 나와 있는 반응점과 구역처럼 가감한다. 처음부터 너무 많은 양을 부착하지 말고, 호전되는 상황을 보면서 진행한다. 무더운 여름에는 땀이 나서 짓무르지 않도록 주의하며, 2박 3일 동안 부착했다 떼어낸다. 붙이고 있는 동안에는 귀의 취약한 부분을 자꾸 눌러줘야 한다.

참고

- 미추(꼬리뼈)점, 선추(선골)점 : 대이륜상각, 하각의 교차점으로 대이륜체를 5등분한 가장 윗부분
  → 적용 질환 : 미추 통증, 엉덩이 동통, 유뇨 개선
- 경추점 : 대이륜체를 5등분했을 때 가장 아랫부분
  → 적용 질환 : 경추 이상 개선, 유방암 환자의 견갑 근육과 목근육의 활성화에 직접적으로 관여함, 낙침(신, 간, 쇄골, 경추)
- 흉추점 : 대이륜체를 5등분했을 때 아랫부분으로부터 2/5~3/5에 해당하는 부위며, 유방암 환자의 필수적인 반응점

→ 적용 질환 : 유방질환의 전조 증상 개선, 흉추병변 개선, 흉배부 통증,

- 경(목)점 : 경추점 부위를 중심으로 대이륜체의 내측 중간 지점
  → 적용 질환 : 편도, 임파선 개선, 갑상선 기능항진, 기능저하, 낙침
- 흉(가슴)점 : 흉추의 내측 중간 부분이며 흉근의 활성화와 유방의 순환에 도움
  → 적용 질환 : 가슴증상 개선(가슴 답답증, 옆구리 통증 개선), 대상포진
- 견배점 : 경추 부위를 중심으로 대이륜체의 외측 부위
  → 적용 질환 : 목, 어깨 통증, 어깨근육 섬유염(낙침에 효과 탁월)
- 늑협점 : 흉측의 외측 부위(담 결릴 때 : 체액에 좋지 않은 성분들이 뭉쳤다는 뜻)
  → 적용 질환 : 가슴, 옆구리 부종, 대상포진
- 유선 1점 : 흉점에서 기통석 1개 정도의 공간을 뗀 안쪽 지점
  → 적용 질환 : 유방질환의 관찰과 유방질환 개선, 유즙 분비 부족
- 유선 2점 : 유선 1점으로부터 기통석 2개 공간
  → 적용 질환 : 유방의 관찰과 유방질환 개선, 유즙 분비 부족
- 복점(배점) : 요추가 끝나는 부분의 안쪽
  → 적용 질환 : 복부질환, 아랫배 비만 개선, 산후 자궁축소, 생리통, 급 만성 위염, 하복통
- 복외점 : 복점으로부터 30도 방향으로 풍습선쪽 대이륜체 외곽선 지점
  → 적용 질환 : 관찰전용 반응점(압통감 : 담낭결석, 신우신염, 신결석(신장결석) 가능성), 복통, 신장을 쥐어짜는 듯한 통증에 특효, 비뇨계통 결석
- 열점 : 미추점과 복점을 연결한 선의 중간 지점
  → 적용 질환 : 말초 혈액순환 개선, 진통, 혈관 확장 작용, 정맥염 개선, 레이노씨병, 동상
- 갑상선점 : 뇌간점과 경점을 연결한 선의 중간 지점
  → 적용 질환 : 갑상선 기능 항진 및 감퇴 저혈압, 쇼크구급
- 요추점 : 대이륜체를 5등분해 아랫부분으로부터 3/5에 해당하는 부위
  → 적용 질환 : 허리뼈 병변, 요추 손상

| 그림 23 | 유방암의 귀반사건강법

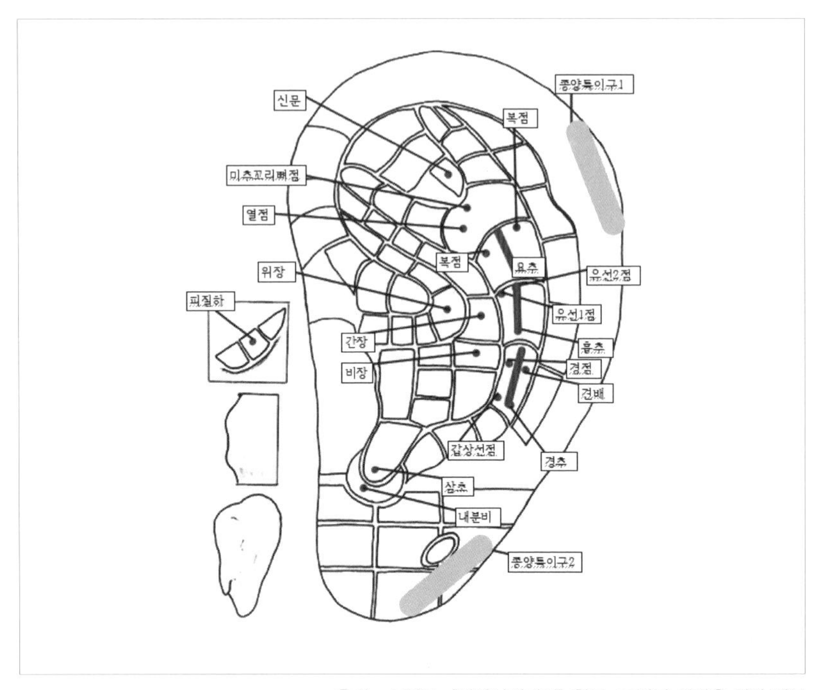

출처 : 소정룡, 《귀반사건강법》 참고, 그림과 처방은 저자 제공

06

위암

1. 위암의 초기 증상

(1) 속 쓰림

위암 증상으로는 특별한 이유 없이 발생하는 속 쓰림을 의심해볼 수 있다. 속 쓰림은 잘못된 식습관이나 생활 습관, 수면 부족, 스트레스 등 다양한 이유로 위산이 역류하면서 나타나는데, 증상이 위염이나 위궤양과 비슷해서 구분이 쉽지 않다. 만약 일시적인 증상이 아니고 주기적으로 나타난다면 위암 초기 증상일 수 있으므로 정확한 진단을 위해 검사해보는 것이 좋다.

(2) 소화불량

소화불량은 너무나 보편적인 증상 중 하나라 소화제만 먹고 가볍게 넘기는 경우가 많다. 주로 배꼽 중앙과 검상돌기와의 중간 지점에서 더부룩하게 느껴지고 소화기관의 장애가 온 것을 말한다. 하지만 이 증세 역시 반복적으로 나타난다면 정밀 검사를 통해 문제가 있는지 체크해 볼 필요가 있다.

(3) 배탈

음식을 지나치게 많이 먹거나 상한 음식을 먹었을 때 소화기가 약한 사람의 경우 배탈이 잘 난다. 음식을 먹고 난 뒤 배탈 증세가 오랫동안 계속된다면 위암을 비롯해서 여러 가지 질환에 의해 발생한 것일 수 있으므로 병원을 찾아 진단해보는 것이 좋다.

(4) 구토 및 구역질

위암 초기에는 소화기관의 내용물을 입으로 강하게 배출하는 구토가 나타날 수 있는데, 한 달에 1~2회 가량 구토를 하게 된다면 병원을 찾아 진단받아보는 것이 좋다. 특히 구토 시 혈액이 섞여 나오는 증상이 자주 있다면 위암일 가능성이 높으므로 검사받도록 한다.

구역질 역시 위암 증상 중 하나로 초기에 흔히 나타나는 증상인데, 다른 질환 때문에 구역질이 나면 치료 후 없어지거나 며칠 내 자연스럽게 사라지지만, 위암에서는 약을 써도 호전되지 않거나 며칠 후 재발하는 경우가 많다.

(5) 상복부 통증

상복부에는 여러 장기가 있어 다양한 원인에 의해 상복부 통증이 나타날 수 있는데, 위암이 발생했을 때도 상복부에 통증이 발생할 수 있다. 간헐적으로 나타나기 때문에 대수롭지 않게 생각할 수 있지만 앞서 말한 것처럼 지속적으로 발생할 경우 위험 신호일 수 있으므로 주의하도록 한다.

(6) 연하곤란

연하곤란이란 음식물이 입에서부터 위로 통과하는 데 장애를 받는 느낌을 말한다. 즉, 음식물을 삼키기 어려운 증상을 말하며 위암에 의해서 연하곤란이 나타나는 경우라면 이미 암세포가 상당히 커진 상태일 수 있으므로 병원을 찾아 정확한 진단을 받아보는 것이 좋다.

(7) 흑색 변

위에서 출혈이 나타날 경우 흑색 변을 보거나 토혈을 할 수 있다. 이로 인해 빈혈이 생기고, 안면이 창백해지는 등 앞서 나열한 증상과 더불어 여러 증상이 동반된다.

(8) 복통

위 선암으로 인해 위에 천공, 즉 구멍이 날 경우에는 급성 복통이 발생하기도 한다. 뾰족한 것으로 콕콕 찌르는 듯한 복통 증상이 나타나며, 일반적인 증상과 많이 다르기 때문에 인지하기 쉽다. 평소와 다른 느낌의 강한 복통이 생긴다면 즉시 병원에 가도록 한다.

(9) 이유가 없는 체중 감소

식사량을 조절하거나 운동하지 않았음에도 특별한 이유 없이 체중이 감소한다면 좋아할 것이 아니라 몸에 이상이 생긴 것은 아닌지 체크해 보는 것이 좋다. 체중 감소는 모든 암의 보편적인 증상인데, 몸속에 암세포가 자라면서 인체기관으로 전달되어야 할 영양소를 암세포에 뺏겨 근육이 약해지고 체중이 감소하는 것이다.

위암 초기에는 특별한 증상이 없는 무증상도 있다. 그 이유는 몸 안쪽은 상대적으로 감각신경이 적기 때문에 염증이 있거나 장기가 늘어났을 때만 통증을 느끼기 때문이다.

위암은 위염과 증상이 매우 비슷해서 늦게 병원을 찾아 병이 많이 진행된 후 발견되는 경우도 많다. 따라서 평소 규칙적인 식습관과 균형 잡힌 식단으로 관리하고 주기적으로 체크하는 것이 중요하다.

2. 위암의 종류

위암은 위장 점막 세포에 발생한 암 중 선암 세포로 구성된 암을 말하는데, 점막에서 발생해서 혹의 형태로 커지며 위벽을 관통하고, 주위의 림프절로 옮겨가면서 성장한다.

한국인의 암 발병률 2위를 차지하는 위암은 남녀노소를 가리지 않고 나타나는데, 위암은 사망률이 높은 병 중 하나이지만, 초기에 발견해 치료할 경우 완치율이 90%에 달할 정도로 높은 편이다. 따라서 정기적으로 위내시경 검사를 해서 조기에 발견하는 것이 무엇보다 중요하다. 위암 초기의 경우 평소 소화불량과 같은 비슷한 증상을 보여 쉽게 놓치는 경우가 많기 때문이다.

(1) 위선암의 조직학적 분류

위선암은 위에 발생하는 대부분의 악성 종양을 말하며, 위암의 85%를 차지한다. 우리가 흔히 위암에 걸렸다고 하면 이해하는 위암이 선암이며, 위점막 상피에서 발생한다. 위선암은 1기에서 4기까지 분류하는데, 1기는 점막이나 점막 하층에 양이 국한되어 있는 상태다. 1기는 주위 림프절 한두 개에 전이가 있는 경우나 근육층까지 침범했더라도 림프절 전이가 없는 경우다. 수술로 완치가 가능하고, 복강경 수술이 가능한 단계다. 2기와 3기는 근육층이나 장막층에 확산되고 주위 림프절에 암세포가 전이된 상태다. 먼 곳까지는 암이 퍼지지 않은 상태라 수술 치료가 가능하지만, 재발 확률이 높고 수술 후에 보조적인 항암 치료가 필요하다. 4기는 암이 다른 장기로 전이되어 위절제 수술이 의미가 없는 단계다. 수술로 치료가 불가능한 단계라는 뜻이다. 만약 암 4기라고 판정받으면 항암 화학 요법 등의 치료를 병행하며, 모르핀 같은 통증 치료만 받고 남은 시간을 의미 있게 살다 가는 것도 생각하게 될 것이다.

위선암은 크게 조기 위암과 진행성 위암으로 나뉜다. 조기 위암은 점막층, 점막 하층에 국한된 경우로 림프절 전이 유무와 관련 없이 조기 위암으로 분류한다. 진행성 위암은 암이 근육층 이상으로 전파된 경우를 말하며 이 경우 보르만 분류를 널리 사용한다. 조기 위암의 형태는 3가지인데, 1형은 유기형, 2형은 표면형, 3형은 함몰 현상이다. 다음으로 진행성 위암은 보르만 분류로 나누는데 보르만 분류는 위점막의 융기와 궤양 같은 점막 고저의 변화와 침윤이라는 횡측 변화를 기준으로 구분하는 방법이다. 보르만 1형은 비궤양성 융기형, 보르만 2형은 궤양형, 보르만 3형은 궤양침윤형, 보르만 4형은 미만형이다.

(2) 원발성 위림프종의 조직학적 분류

위림프종은 위 점막하층의 림프조직에서 악성 종양이 발생하는 것을 말하며, 호지킨림프종과 비호지킨 림프종이 있는데 비호지킨 림프종이 95% 이상을 차지한다. 조직학적으로는 점막 연관 림프종과 저악성 림프종, 고악성 거대림프종으로 나눌 수 있는데, 여기서 점막 연관 림프종이 암 원인으로 알려져 있는 헬리코박터 파일로리균 감염과 밀접한 관련이 있다.

(3) 위장과 간질 종양의 조직학적 분류

위장관 간질 종양은 위장과 소장의 벽에서 생기는 비상피세포성 종양이다. 평활근 분화를 보이는 평활근 종양, 신경분화를 보이는 위장관 자율신경종양, 평활근과 신경분화를 동시에 보이는 종양, 그리고 특별한 분화를 보이지 않는 종양으로 나누어진다.

신경분화를 보이는 위장관 자율신경 종양은 모두 악성이며 평활근 분화를 보이는 평활근 종양은 양성, 경계성, 악성으로 분류할 수 있다. 평활근과 신경분화를 동시에 보이는 종양과 특별한 분화를 보이지 않는 종양은 악성이나 잠재적 악성으로 분류한다.

(4) 위 육종의 조직학적인 분류

비상피성 악성 종양으로 점막하 간질 조직에서 발생하며, 평활근 육종이 가장 흔하고 위 악성 종양 중 1~3%를 차지한다.

3. 위암의 수술적 치료

위암은 상부 위장 조영술 또는 위내시경과 조직 검사로 최종 진단한다. 위내시경을 통해 육안으로 종양의 모양과 크기를 보고 그 위치를 평가한다. 그리고 복부 초음파나 CT, MRI를 통해 주위 조직에 침범했는지, 림프절 전이가 됐는지 여부를 확인한다. 그리고 타 장기 전이 여부와 복강 내 파종 여부 등이 의심될 때 PET 검사를 시행한다.

내시경적 점막절제술은 2cm 이하의 점막층에 나타난 조기 위암을 절제하는 방법이다. 내시경적 점막하 박리술은 내시경적 점막 절제술보다 광범위한 절제를 해야 할 때 사용한다. 복강경쐐기절제술은 림프절 절제가 필요 없는 위점막하 종양에서 복강경을 이용해 위를 쐐기 모양으로 절제하는 수술이다.

위아전절제술은 위의 중간 이하 아랫부분에 암이 발생했을 때 위의 상부 일부를 남기고 아래 단면을 십이지장 공장과 문합하는 수술인데 위의 대부분을 절제해도 십이지장에서 소화를 시킬 수 있어서 사는 데는 지장이 없다고 한다.

위전절제술은 위의 근위부에 암이 있는 경우로 근위부를 절제하는 수술이며, 림프절 절제 범위가 제한적이므로 조기 위암인 경우에 한해 제한적으로 시행한다.

로봇 수술은 복강경 수술의 단점을 극복한 수술 방법으로 로봇을 이용해 3차원 영상을 보면서 하는 수술이다.

위암 치료는 2기 또는 3기의 진행암에서 수술 후 재발 방지를 위해 보조적으로 항암 화학 요법을 시행하고, 원격 전이 가능성이 있어 결제가 어려운 경우도 종양의 크기를 줄이기 위한 목적으로 이 방법을 사용한다.

항암 방사선 요법은 위암에는 거의 시행하지 않으며, 고정된 장기에 전이되어 암 진행을 느리게 만들고 통증을 완화하기 위해서 시행한다.

4. 경락 경혈 마사지

족양명위경락의 경맥(經脈)은 비(鼻)의 양방 영향(迎香)혈에서 시작해서 상행(上行) 비근부(鼻根部)에서 좌우의 경맥이 교회하고 비근 양쪽 방변(傍邊)으로 가서 족태양방광경의 정명(睛明)을 교회 후 목하부(目下部)를 거쳐 코의 바깥쪽을 따라 윗 이빨, 즉 상치중으로 진입한다. 거기서 다시 돌아서 구각을 끼고, 구순(口脣)을 환요(環繞)하며, 상향 코 밑에 있는 독맥의 인중혈을 교회하고, 나시 하향해 턱의 이순구(頤脣構) 중앙부 위에서 임맥의 승장혈과 교회한다. 그 후 퇴전(退轉)해 하악(下顎)의 후하방을 따라 본경의 대영혈(大迎穴)로 나오고 협차혈(頰車穴)을 돌아 상향 이전(耳前)으로 분포한다. 그리고 귀밑머리 가를 따라 올라가며 족소양담경의 현리혈(懸釐穴) 함염혈을 교회하고 앞이마에 이르러 독맥의 신정혈(神庭穴)에 교회한다. 그 일조분지는 대영혈(大迎穴)의 전변(轉變)을 따라 하향해 목의 후두융기 양방(兩傍)에 인영혈에 이른다. 그 후 목구멍, 즉 후농을 따라 쇄골상와 중에 있는 결분혈을 거쳐 하향내행해 횡격막을 통과해 임맥의 상완혈(上脘穴), 중완혈(中脘穴)을 심부에서 교회하고 위에 입속하고 비장을 낙요한다.

또 다른 일조 분지는 쇄골 상연의 함요부에서 유부내측연(乳部內側緣)으로 직행해 거기서 하향 배꼽, 즉 제(臍) 2치 거리 되는 양옆을 따라 서경부에 진입한다. 또 다른 일조의 지맥은 위의 하구에서 시작해 복강심층을 따라 하향 기충부(氣衝部)에 이른다. 이 기충부(氣衝部)에서 직하행해서 맥과 회합한다. 여기서 다시 하향해 대퇴 상부 전면인 비관혈에 이르러 대퇴전 반융기부에 있는 복토혈(伏兎穴)에 도달하고, 하향해 슬개골중으로 진입하며, 다시 하향해 경골외측을 따라 발등으로 주행, 둘째 발가락의 외측단에 있는 려태혈(厲兌穴)에서 끝난다.

상술한 지맥은 또 무릎 밑 3치 부위에서 일조의 방지맥이 분출해 경골외측연을 따라 하행, 발등에 이르고 제2, 제3중족골 사이를 뚫고 향해 가운데 발가락 외측봉단(外側縫端)에서 끝난다. 동시에 발등에서 일조 지맥이 분출해 하향 엄지발가락, 즉 무지 내측연변을 따라 그 말단으로 가서 은백혈(隱白穴)에서 족태음비경에 접경된다.

마사지를 받는 사람이 바로 누운 자세에서, 마사지를 하는 사람은 오른쪽에서 일어선 자세로 왼손바닥은 복부의 중완혈(中脘穴) 부위를 덮고, 오른손바닥으로는 종양명경근의 비관혈(髀關穴) 부위를 감싸주며 천천히 시소처럼 다리와 복부에 체중을 실어준다. 이때 넓적다리 쪽의 손바닥은 다리 끝을 향하게 하는 것이 좋다. 복부에는 과도한 압력이 가해지지 않도록 하고, 호흡에 맞춰 시행해야 한다. 중완혈과 그 아래의 하완혈(下脘穴), 배꼽인 신궐혈(神闕穴)과 관원혈(關元穴)을 천천히 풀어주면서 그에 맞춰 넓적다리 역시 복토혈(伏兎穴) 부위와 그 아래의 경근을 풀어주면서 내려간다. 무릎 부위까지 내려갔으면 다시 엄지를 세운 상태로 위쪽으로 되돌아가면서 풀어준다. 이때 다른 네 손가락의 끝은 넓적다리와 수직이 되도록 해야 하며, 엄지로만 눌러줘야 한다. 무릎의 아래 부위는 경락을 따라 두 손을 동시에 족양명경락 부위에 대고 엄지를 세워서 족삼리혈(足三里穴)과 상거허혈(上巨虛穴), 하거허혈(下巨虛穴) 부위를 걸음마식 잡아 누르기로 눌러주고 왼손으로 발목을 잡은 자세로 오른손 엄지로 발등의 해계혈(解谿穴)과 함곡혈(陷谷穴), 내정혈(內庭穴)을 눌러준다.

오른발을 끝낸 후에 천천히 마사지를 받는 사람의 왼쪽으로 움직여

왼발의 발등에서부터 무릎까지의 경락을 앞과 같은 방법으로 풀어준 후, 오른손바닥은 마사지를 받는 사람의 관원혈 부위에 대고, 왼손바닥은 무릎 위를 감싼 자세로 천천히 시소처럼 경근을 풀어준다.

위암 환자의 항암 후의 오심, 구토는 대부분 다른 항암 환자보다 심하다. 오심과 구토는 항암제의 종류, 용량, 투여 방법에 따라 차이는 있으나 환자의 약 70~80%에서 발생하는 것으로 알려져 있다. 오심과 구토를 조절하기 위한 항구토제를 복용하기는 하지만 오심, 구토를 완벽하게 조절해주는 약물은 지금까지 없다. 항암 요법으로 인한 오심, 구토를 줄이기 위해서 명상 요법, 가벼운 등 마사지, 바이오 피드백 등 기분을 전환시켜주는 방법을 응용하지만 별다른 차도가 없는 현실이 안타까울 뿐이다. 이에 필자가 암 환자의 오심, 구토를 진정시키는 방법은 경락 경혈 마사지다. 처음에 환자를 침대에 편안히 눕게 하고 무릎을 세워 검상 돌기와 배꼽 사이의 중간 지점에서 중완혈을 누르면 매우 압박감을 느끼는데, 바로 이어서 사관 마사지(좌우 합곡혈과 좌우 태충혈)를 시행하며, 좌우 족삼리혈을 가볍게 자극한 후 장부 마사지를 시행한다. 수술 상처가 있는 환자가 4개월이 지나지 않았으면 컬러 치유와 귀반사 요법을 활용한다.

결론을 말하자면 항암 환자의 오심, 구토는 토의 장기이자 인체의 중심 장기인 위장이 비장과 음양의 관계로 깊은 상념과 생각을 하게 되면서 항암 약물이 몸에 투입되는 순간 쇼크로 받아들이며 환자의 심리와 감정적인 마음의 부담감이 위장과 비장을 더욱 자극하는 것이다. 따라서 경락 경혈 마사지와 컬러 치유, 귀반사건강법을 활용해야 비로소 암 환자들이 죽이라도 삼킬 수 있게 된다.

5. 발반사건강법

감각 기관에 주어진 자극이 의식과는 관계없이 특정한 근육이나 선 등의 활동을 규칙적인 현상으로 일으키는 것을 반사라고 하며, 반사신경조직이 집중된 곳을 반사구라고 한다. 반사 원리란 인체의 전체적인 구조가 인체의 일부에 투영되어 축소되어 나타난다는 이론이며, 반사 투영 부위는 손가락, 귀, 얼굴, 코, 발에 연결되어 있다.

기초 반사구는 부신, 신장, 수뇨관, 방광, 요도며, 직접 반사구는 신체 기관 중 어느 특정 부위에 이상이 생기면 그에 직접적으로 상응하는 반사구다. 이상이 발생한 기관에 2차적인 영향을 미치는 반사구를 간접 반사구라고 하며, 직접 반사구와 같이 자극함으로써 기관의 호전을 도와준다.

60여 개의 반사구를 자극할 때는 먼저 28가지 동작의 정맥 마사지(스트레칭)를 시행하는데 왼쪽 발부터 자극한 다음에 소화기 관련 반사구를 자극하고, 우측 발에 정맥 마사지를 시행한 후 반사구를 마사지하는 것이다. 이러한 소화기 관련 반사구는 정확한 반사구의 위치를 찾고 방향을 정확히 시행해야 효과를 극대화시킬 수 있다.

위장은 소화기관 중에서 가장 팽대한 부분으로 음식물을 일시적으로 저장하고 위산, 엽산, 레닌 등의 화학작용과 위 근육의 기계 근육운동을 해 음식물을 죽의 형태로 바꿔 소장으로 보낸다. 소량의 염분, 당분, 수분 및 알코올 등을 흡수하는 작용을 하며 소화불량에 아주 유효한 반사구다. 스트레스에 아주 약한 장기며, 위액과 섞일 수 있도록 약 20초마다 한 번씩 수축한다. 반사구의 위치는 제1번 중족골 중앙부위, 복강신경총 반사구와 중첩되어 있고, 췌장, 십이지장과 상관 반사구로 작용한다. 엄지발가락 2번째 마디 부분의 볼록한 살 밑 갑상선 반사구 아래에 위치한다. 해당 질환은 위경련, 위궤양, 위염, 위산과다, 위하수, 위통, 구토다.*

| 십이지장

약 25㎝의 관으로 길이가 손가락 12마디를 옆으로 늘어놓은 정도이므로 십이지장이라고 한다.

담낭에서는 담즙, 췌장에서는 췌액이 분비된다. 소장이 시작되는 20~30cm의 기관으로 C자 모양으로 굽어 있는 십이지장은 고정되어 있어 운동성이 비약하고 영양분 흡수에 관여한다. 장액은 알칼리성으로 췌장에서 나온 췌액과 담낭에서 나온 담즙이 음식물을 소화시킨 후 소장으로 보낸다. 해부학적 구조는 소장의 상부로 길이는 약 25cm, 상부는 위의 유문과 연결되고, 하행부는 담관과 연결되며, 음식물을 소화시키기 쉬운 상태로 만들어 소장으로 보낸다. 반사구 위치는 위반사구에서 연결되어 췌장 반사구를 감싸고, 제2중족골의 기절부에 해당하는 지점이다. 반사구의 효과는 소화불량, 복부 팽만, 십이지장 궤양, 식욕부진 등이다.

---

* 발반사건강법에 대한 설명과 정맥마사지 관련 내용은 01. 갑상선암에서 언급한 것과 동일하므로 생략한다.

| 소장

소장은 6~7m 가량의 소화관으로 각 부분은 음식물을 흡수하고 십이지장, 공장, 회장 내면은 1mm 정도의 융모 돌기가 돋아 있어 소화흡수에 관여한다. 분당 8~11회의 분절운동으로 음식물을 분해하고, 소화 작용을 위해 많은 소화 효소가 분비된다. 위와 이어진 곳이 십이지장이며 중간 부위가 공장, 대장과 이어진 곳이 회장이다. 소장에 이상이 생기면 가스가 차서 장이 팽창하거나 설사 증세가 나타나며, 영양분을 흡수하지 못하면 위통, 탈모, 피로 증상이 나타난다.

반사구 위치는 중앙부 족궁의 내 측면, 주상골과 제1, 2, 3설상골에 이르는 지점이다. 해부학적 구조는 위의 유문으로 시작하고 회맹판으로 대장과 경계다. 길이는 6~7m, 직경 약 2.5cm의 십이지장, 중간의 공장, 대장과 이어지는 회장으로 구분된다. 자극 효과는 소화불량, 복통, 소화기 계통의 질환, 영양 장애 개선이다.

| 복강신경총

명치라고도 하는 이곳은 뇌와 신경 사이에서 교환되는 정보를 복부의 모든 기관에 보내는 역할을 하며 스트레스에 매우 민감한 부분이다. 반사구의 위치는 발가락 아래 볼록한 살의 밑부분이다. 관련 질환은 소화기 계통의 신경성 질병의 설사, 위경련, 딸꾹질, 가슴 답답증 등이다.

| 담낭

간에서 만든 담즙을 농축 · 저장해 소화 작용 시 십이지장으로 방출한다. 담즙은 섭취된 지방을 유화시켜 흡수를 가능하게 해주며 필수 지용성 비타민 흡수에 기여한다. 또한 장을 자극해서 연동운동을 활발하게 해 악취 제거와 변비 완화제 역할을 하며, 간에서 생성된 담즙의 농축과 저장 기능이 있고 저장된 담즙은 소장으로 보내져 소화기관으로서의 역할을 한다. 담즙이 여과되어 남은 해독 물질이 들어 있는 찌꺼기에 혼합되면 대변 색깔에 착색이 된다. 반사구의 위치는 우측 발바닥의 간장 반사구 아래 약간 안쪽 지점이다. 관련 질환으로는 황달, 담낭 염증, 소화불량이 있다.

| 간장

해부학적 구조는 복막에 싸여 우측 늑골 내 횡격막 아래에 고정되어 있으며, 무게가 약 1.5kg의 적갈색을 띠고 우엽과 좌엽으로 나뉜다. 1,000여 종 이상의 효소와 담즙을 생산한다. 간의 기능은 약 500가지 정도로 담즙을 생산하고, 흡수된 영양분을 문맥을 통해 받아들여 저장 또는 대사시키는 작용을 한다. 생명 유지에 필요한 물질

조성대사와 분해대사를 한다. 혈액이 운반할 물질을 조성해 필요한 것은 남겨서 사용하고, 그렇지 않은 것은 버리도록 하는 신진대사를 한다. 오른쪽 발바닥 제5중족골과 제4중족골 사이의 상단 부위에 위치한다. 관련 질환은 만성피로, 간 비대, 간염, 지방간, 간 기능 장애가 있다.

| 횡행결장(횡결장)

반사구 위치는 양 발바닥의 중상부 주상골, 제1, 2, 3설상골, 입방골에 이르는 횡단 지점이다. 대장의 대부분을 이루는 부위를 결장이라고 하는데 크게 횡, 상, 하행결장으로 구분하고 횡행결장은 결장 중 가장 길며 운동성이 좋다. 복통은 결장의 운동이 원활하게 이루어지지 않을 때 일어난다. 해부학적 구조는 우결장곡에서 시작해 왼쪽으로 가로질러 비장에 이르러서 다시 밑으로 구부러져 좌결장곡을 형성하고, 하행결장에 이어지는 길이는 약 50cm다. 결장 중 가장 길고, 복막에 싸여 있으며, 결장간막에 의해 후복벽에 연결되어 있다. 관련 질환은 설사, 변비, 복통, 소화기 계통의 질환, 장염이다.

| 하행결장(강결장)

해부학적 구조는 좌결장곡에서 시작해 복강 좌측을 내려가서 장골화 지점이며, S상결장에 이어지는 길이가 약 25cm 지점이다. 후복벽에 접해 있어서 장간막은 없다. 음식물이 소화되고 남은 찌꺼기를 결장의 파상운동에 의해 직장으로 보내고 다시 압축해서 몸 안에 필요한 수분과 무기질의 일부분을 흡수한다. 하행결장은 직장과 항문으로 연결된다.
반사구 위치는 왼쪽 발바닥 제5중족골 기절부 하단에서 시작 후 하행해 입방골 오른쪽 끝을 지나 종골의 오른쪽 모서리에서 끝나는 지점이다. 관련 질환은 복통, 변비, 설사, 소화기 계통의 질환이다.

| 직장(을상 결장)

하행결장이 끝나는 마지막 부분으로서 직장과 연결되며, 상행과 횡행, 하행의 결장이 끝나는 지점이기 때문에 비정상적인 숙변과 내용물이 오랫동안 정체되는 곳이다. 내용물이 S상결장까지 이르는 데 소요되는 시간은 대략 8~16시간 정도며, 72시간 이상 경과되면 인체에 나쁜 영향을 미친다. 영양분의 소화 흡수는 이루어지지 않지만 노폐물을 저장했다가 밖으로 내보내는 기능을 한다. 기능 저하로 배변을 못하면 체내에 유독물질이 남아 나쁜 영향을 미친다. 하행결장이 항문에 이르는 부위로 남성은 방광과 전립선 뒤에, 여성은 자궁과 질 뒤에 위치하고 직장의 기능이 정상적이지 못하면 변비가 생기고 이상하게 구부러져 늘어지며 치질이 생긴다.
반사구 위치는 왼쪽 발바닥의 소장 아래 새끼발가락에서 둘째발가락 아래로서 좌측 발바닥의 하단부 주상골과 입방골을 연결하는 지점이다.
생리적 구조는 대개 좌대요근 전방이며 몸의 중앙부를 향해 S자 모양으로 만곡해 직장으로 이행된다. 관련 질환은 직장 염증, 직장의 기능 마비, 직장 질환, 설사 변비, 장염 등이다.

| 항문

직장의 근육 운동으로 밀려 노폐물이 몸 밖으로 나가는 문이며, 남성의 경우 방광과 전립선에 근접해 있고, 여성은 자궁과 질에 가깝다. 항문은 신경 반사에 의해 이완되고 내항문괄약근, 외항문괄약근이 작용한다. 직장의 아랫부분으로 직장의 근육운동에 의해 밀려 나온 노폐물을 체외로 내보낸다. 항문부의 출혈은 치질을 유발하는데, 이는 소장과 대장의 연동운동이 활발하지 못해 직장이나 항문의 정맥관이 팽창해서 생기는 것이다. 반사구의 위치는 왼 발바닥의 방광 반사구 안쪽이고, 관련 질환은 변비, 치질 등이다.

| 맹장(충수)

충수는 임파조직이 존재하는 창자다. 바이러스나 질병이 침범하면 임파계가 활발하게 작용하면서 편도선과 상부, 하부 등 전 임파 조직이 붓거나 긴장하고, 충수의 임파도 붓는다. 맹장 수술이란 충수를 잘라내는 것으로 맹장을 잘라내는 것이 아니다.
충수는 임파 조직이 발달되어 소화에 도움을 준다. 반사구의 위치는 오른쪽의 새끼발가락 아래 발뒤꿈치 안쪽라인 앞 지점이다. 관련 질환은 맹장염, 헛배부름(복부팽만)이다.

| 회맹판

해부학적으로 회맹판의 위쪽은 회장과 맹장, 아래로는 대장과 소장 경계에 위치한다. 대장의 시작 부위로서 소화되고 남은 노폐물이 소장으로 역류하는 것을 막고 소장과 대장간의 통로를 보호한다. 점액을 분비시키며, 내용물을 소장에서 대장으로 이동시키는 과정을 주도한다. 회맹판에 이상 발생 시 대장으로 들어갔던 음식 찌꺼기가 역류해 가스가 장벽을 자극함으로써 하복부 팽만감을 느끼게 된다. 반사구 위치는 오른쪽 발바닥 맹장 반사구의 바로 위에 위치한다. 장의 운동 활성화, 변비 해소, 복부 팽만, 소화불량에 관련된 반사구다.

| 그림 24 | 위암의 발반사건강법

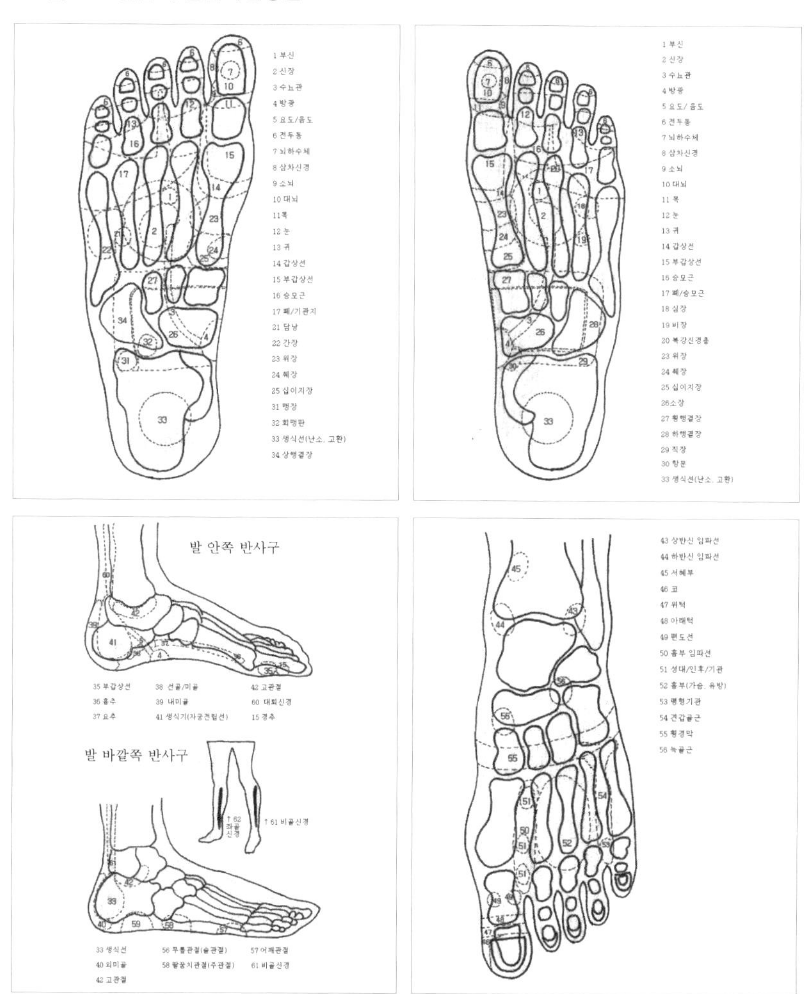

출처 : 소정룡, 《발반사건강법》 참고, 그림과 처방은 저자 제공

6. 색채 치유

색채 치유는 고(故) 박광수 교수에 의해 연구됐으며, 이를 통해 많은 병약자를 보살피셨다. 필자 또한 색채 치유와 관련된 다양한 박람회 참석 및 강의를 진행했고, 암 환자들에게 오심, 구토를 진정시키는 치료를 진행했는데, 빠른 시간에 효과를 보는 전무후무한 대체 보완요법이라고 할 수 있다. 오심, 구토가 심해서 허리를 펴지 못할 정도의 상태로 찾아오는 환자들이 처치 후 바로 음식을 섭취할 수 있을 정도로 탁월한 효과를 보기 때문이다.

색채 치유는 6장 6부를 12컬러에 배속시켜서 경락 이론과 수지침 이론, 인도의 아유르베다 의학의 차크라에 맞는 컬러 에너지의 균형을 맞춰주는 치유법이다. 12컬러 중에서 위장은 노란색과 공명하고, 까다로운 오심을 주관하는 비장은 황토색과 공명된다. 컬러 에너지의 교란을 테스트하는 방법은 오링테스트를 통해서 알 수 있다. 오심, 구토가 생기면 환자들은 대개 가슴이나 명치가 답답하고, 두통도 있으며, 부수적으로 불편함을 느끼는데, 가슴 차크라인 초록색이 공명되게 칠해주면 가슴이 시원하게 뚫린다. 장기 마사지를 진행하면서 임맥의 경혈 마사지를 꼭 병행해야 한다. 종종 마사지를 진행하는 와중에 바로 얼굴에 화색이 돌기도 하고 트림을 하거나 방귀를 뀌기도 하며, 위가 움직이느라 꼬르륵 소리를 내기도 한다. 이럴 때 환자들은 "더도 말고, 덜도 말고 지금처럼 편해진 상태로 있으면 좋겠어요"라고 말한다. 추가로 손바닥 방향으로 둘째와 넷째손가락의 정중앙 라인을 남색과 공명하는 심포 기맥에 칠해줘 마음의 안정을 얻게 한다.

| 그림 25 | 박광수의 위장 경락 색채도(컬러 272페이지 참고)

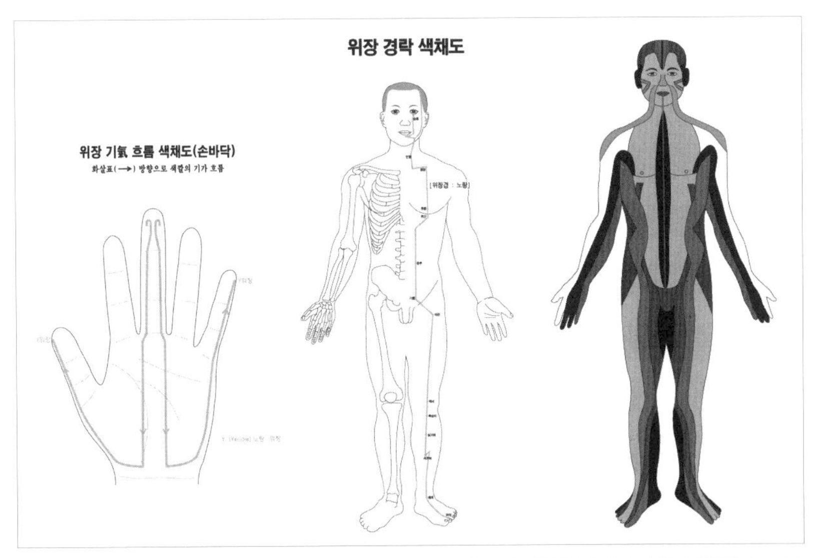

출처 : 박광수, 《SECRET, LIGHT & COLOR, 우주의 빛과 색으로 치유한다》(이하 동일)

| 그림 26 | 박광수의 비장 경락 색채도(컬러 273페이지 참고)

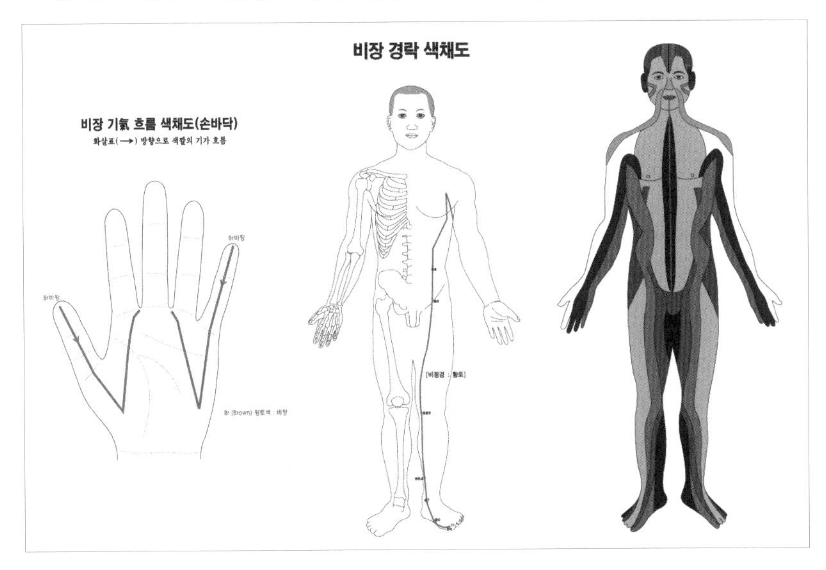

| 그림 27 | 박광수의 수지 색채도(컬러 273페이지 참고)

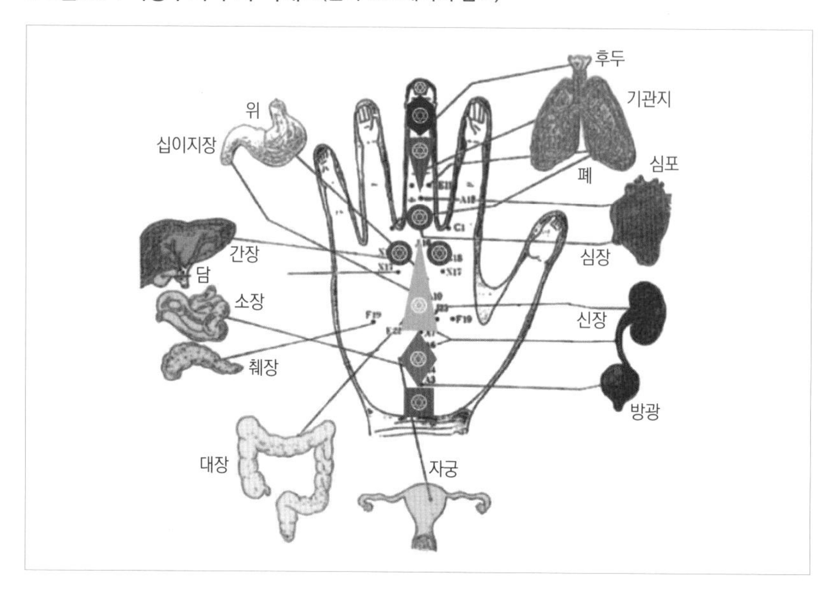

7. 귀반사건강법

소화기계의 질환들은 오행의 속성 중 중앙 토로서 인간의 생각과 사고를 담당하는 장부다 보니 민감하게 나타나는 증상들이 많다. 그중에 오심, 구토의 원인은 다양하지만 대부분 뇌의 문제와 소화기의 문제로 구분할 수 있으며, 정신적인 긴장이나 환경변화에 의한 급작스러운 감정 변화가 원인이 되기도 한다. 뇌의 문제로는 뇌출혈이나 뇌압 상승이 있는 경우 오심과 구토가 생기며, 소화기의 문제로는 위염이나 궤양, 변비 등이 있는 경우에도 생길 수 있다. 항암 환자들의 오심, 구토는 굉장히 심하며 임산부가 느끼는 오심과는 차원이 다르다고 한다. 그 외에

멀미나 약물 중독에 의해 생길 수도 있다. 따라서 복합적인 감정이나 심리적인 문제, 약물로 인한 자극 등 치밀어 오른 나쁜 위기(胃氣)를 끌어내려서 토하고 싶은 증상을 완화시키는 것이다.

반응구역과 반응점

- 기본반응구역 : 신문, 교감, 내분비, 피질하, 비장, 위
- 상응반응구역 : 분문, 간, 횡격막, 식도
- 상응반응점 : 복점, 정중점, 뒷머리점, 이중점, 소장, 대장, 신장, 간, 췌담, 삼초, 신상선점

| 그림 28 | 위암의 귀반사건강법

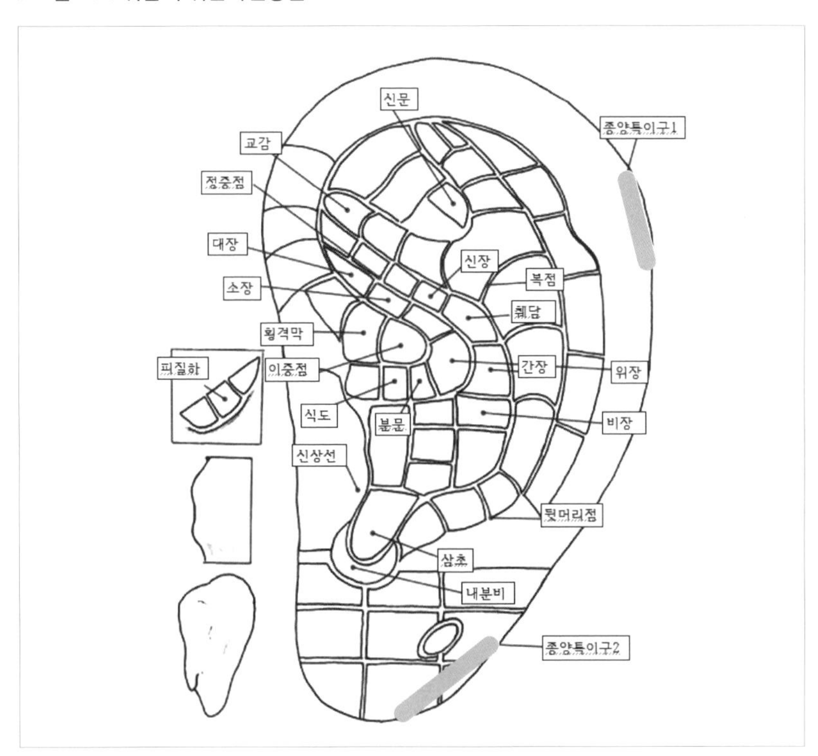

출처 : 소정룡, 《귀반사건강법》 참고, 그림과 처방은 저자 제공

07

췌장암

1. 췌장암의 발생

한국의 췌장암 발생률은 2020년 기준 연간 8,000명으로 한 해 새로 발생한 암 환자 24만 7,000명의 약 3.4%에 해당한다. 주요 암종과 비교하면 낮은 편이지만 5년 생존율이 10% 정도에 불과하다. 병기가 높아짐에 따라 생존율은 5% 미만이며, 발견하기도 어려운 암종이어서 초기에 증상이 없다는 것이 다른 암종과의 차이점이다. 운 좋게 초기에 발견했다고 하더라도 70~80%에서 재발이 일어나 췌장 주변의 다른 장기로 침범하거나 수술이 난해하다는 점이 시사하는 바가 크다.

많은 암은 유전이든 후천적인 자연 발생이든 상관없이 유전적인 돌연변이와 연관된다고 한다. 엠디 엔더슨 암센터의 인터뷰에 의하면 췌장암 진단을 받은 환자의 약 20~30%가 유전성 암일 가능성이 있다고 하며, 7% 정도는 테스트에서 BRCA와 같은 생식선 돌연변이가 발견됐고, 또 다른 5% 정도는 췌장의 가족력이 있다고 한다. 췌장암과 관련된 일반적인 돌연변이는 BRCA(BRCA1, BRCA2)다. 그러나 CDKN2A(멜라노마 및 췌장암과 관련된 유전성 암 증후군인 가족성 비정상 다발성 모반 증후군 : FAMMM과 관련 있음)와 STK11(췌장암 및 호르몬 분비 종양을 포함한 다양한 종양 발병위험을 증가시키는 암 증후군), TP53(Li-Fraumeni 증후군과 관련 있고 특히 췌장암, 육종 및 뇌종양 발병 위험을 증가시킴) 및 PRSS1(유전성 췌장염을 일으키는 유전적 변이의 하나로서 소아 췌장염의 주된 원인으로 밝혀짐)을 포함하는 다른 것도 있다. 췌장암은 돌연변이 상태에 관계없이 초기 단계에서 증상이 없는 경우가 많지만, 증상이 나타나면서 의도하지 않은 체중 감소나 황달, 복부나 등의 통증이 일어난다면 대개 암이 상당히 진행된 것으로 본다. 일반적으로 생식선 돌연변이가 있는 췌장암 환자는 DNA 복구에 필요한 유전자에 영향을 미쳐 특정 약물에 대한 민감성을 증가시킬 수 있다. 예를 들면 BRCA 돌연변이 환자에게 PARP 억제제를 사용하는 것이다. 옥살리플라틴과 같은 백금 기반 치료법과 같은 특정 화학 요법 제제에 대한 민감도가 높을 수 있어 일부 돌연변이에서 환자의 1차 치료법이 될 수도 있다. 췌장암의 새로운 연구 분야는 면역 요법으로서 치료에 내성이 있었지만, 췌장암의 분자구성에 대해 더 알게 되면 더 나은 면역 요법이 개발되는 데 도움이 된다고 한다. 예를 들어 종양에 불일치 복구라는 특정 유형의 돌연변이가 있는 췌장암 환자는 체크 포인트 억제제라는 면역 요법 약물에 반응한다는 사실을 알게 됐다. FDA는 2017년에

이 돌연변이가 있는 환자를 위해 체크 포인트 억제제인 펨브롤리주맙(상표명 : 키드루다)을 승인했고, 실제로 효과가 있음을 입증했다.[15)]

췌장은 위 뒤쪽에 있는 횡으로 펼쳐진 소화 내분비 기관이다. 머리가 넓고 몸통이 가늘며 꼬리가 좁고 뾰족한 물고기 모양으로 성인의 경우 길이는 약 6인치(15cm)지만 너비는 2인치(5cm) 미만이다. 췌장의 머리는 복부(배)의 오른쪽에 있으며, 위와 십이지장이 만나는 곳 뒤에 있고, 췌장의 꼬리는 비장 옆 복부의 왼쪽에 있다.

췌장의 주변 장기로는 간, 담낭, 총담관, 십이지장이 있으며, 팽대부와 관련된 췌관이 혈관으로 호르몬을 분비하는 내분비 세포와 췌장 효소를 분비하는 외분비 세포가 있다. 췌장의 외분비 세포가 통제 불능 상태로 자라기 시작할 때는 가장 흔한 유형의 췌장 선암이다. 대부분의 췌장은 외분비선과 덕트를 형성하는 외분비 세포로 구성되어 있고, 외분비선은 음식을 소화하는 데 도움이 되도록 장으로 방출되는 췌장 효소를 만든다. 특히 지방을 소화시키는 효소는 덕트라고 하는 작은 튜브로 방출되어 결국 췌관으로 비워지고 총담관(총수담관)과 합쳐져 Vater(팽대부)에서 소장의 첫 번째 부분인 십이지장으로 비워진다. 내분비 세포는 인슐린과 혈당 수치 조절에 도움이 되는 글루카곤과 같은 중요한 호르몬을 만들어 혈액으로 직접 방출하며, 췌장 신경 내분비 종양은 내분비 세포에서 시작된다.

췌장암 진단을 받으면 각기 다른 징후와 증상을 지니므로, 다양한 검사를 통해 진단받아 환자마다 다른 방식으로 치료되며, 예후도 각기 다르다.

외분비 췌장암의 약 95%는 선암인데, 이 암은 일반적으로 췌장 덕트에서 시작된다. 흔하지 않은 외분비 암에는 선편평 암종, 편평 세포 암종, 인장 고리 세포 암종, 미분화 암종 및 거대 세포가 있는 미분화 암종이 포함된다.

Ampullary 암(Vater의 팽대부의 암종)은 담관과 췌관이 합쳐져 소장으로 비워지는 팽대부에서 시작된다. 엄밀히 말하면 췌장암은 아니지만 암과 거의 동일하게 치료되기 때문에 여기에 포함된다. 위플 치료라고 하는 췌십이장 절제술이 시행된다. 팽대부 암으로 영향받는 부위를 제거해야 하며 주변 조직도 제거하는데 위장, 십이지장, 담낭, 림프절이 포함된다.

담관이 아직 작고 멀리 퍼지지 않은 상태에서 담관을 막는 경우가 많다. 이 막힘으로 인해 담즙이 체내에 축적되어 피부와 눈이 노랗게 변한다(황달). 이 때문에 일반적으로 대부분의 췌장암보다 일찍 발견되며, 더 나은 예후(전망)를 보인다.

췌장의 일부 성장은 단순히 양성(암이 아님)인 반면, 다른 성장은 치료하지 않고 방치하면 시간이 지남에 따라 전암으로 알려져서 암이 될 수 있다. 사람들이 여러 가지 이유로 과거보다 CT 스캔과 같은 영상 검사를 자주 받기 때문에 이러한 유형의 췌장 성장도 잘 발견된다.

장액성 낭성 신생물(SCN, 장액성 낭선종이라고도 함)은 체액으로 채워진 주머니(낭종)가 있는 종양이다. 악성으로 발전할 가능성은 거의 없고,

SCN은 거의 항상 양성이며, 크기가 커지거나 증상을 일으키지 않는 한 대부분 치료할 필요가 없다.

점액성 낭성 신생물(MCN, 점액성 낭선종이라고도 함)은 거의 50대 여성에서 발생한다. 점액이라는 젤리 같은 물질로 채워진 낭종이 있는, 느리게 성장하는 종양이며, 일반적으로 꼬리 부분에 생긴다. 암은 아니지만 일부는 치료하지 않으면 시간이 지남에 따라 암으로 진행될 수 있으므로 수술로 제거해야 한다.

관내 유두 점액성 신생물(IPMN)은 췌관에서 자라는 양성 종양이다. MCN과 마찬가지로 이 종양은 뮤신을 생성하며, 시간이 지남에 따라 치료하지 않으면 암이 되는 경우가 있다. 일부 IPMN은 시간이 지남에 따라 면밀하게 추적할 수 있지만, 일부는 주요 췌관에 있는 경우와 같이 특정 기능이 있는 경우 수술로 제거해야 할 수도 있다.

고형 가유두상 종양(SPN)은 거의 항상 20~30대 젊은 여성에서 발생하는 희귀하고 느리게 성장하는 종양이며, 천천히 자라는 경향이 있고 비특이적인 모호한 복통과 복부 종괴로 발견되기도 한다. 영상학적 검사에서는 고형 또는 낭종으로 나타날 수 있고 경계가 명확하며, 중심부에 석회화가 동반될 수 있고, 8~20%에서 간이나 복막 전이, 림프절 전이도 가능해서 신체의 다른 부위로 퍼질 수 있으므로 수술로 치료하는 것이 가장 좋다.[16]

2. 췌장암의 수술적 치료

초기에는 증상이 없다가 서서히 나타나는데 증상으로는 의도하지 않은 체중 감소, 소화불량 및 구토 증상, 당뇨병 호르몬의 이상, 허리 및 복부 통증, 황달 등이 있다. 이러한 증상 중에서 복통, 체중 감소, 황달은 췌장의 머리 쪽에 종양이 있을 때 담도를 막게 되어 피부색과 눈자위가 노랗게 되면 의심을 해봐야 한다. 일부러 다이어트를 하지 않아도 6개월 정도에 정상 체중에서 5kg 이상 빠지면 대부분 당뇨가 원인일 수도 있어서 비만, 흡연, 당뇨 등 여러 측면에서 당뇨와 췌장암이 관계가 있을 수 있다. 혈당은 반드시 조절해야 하고 국민의 1,000만 명 정도가 당뇨 위험인구라는 사실을 직시해 사전에 세심한 혈당 관리를 하는 것이 필요하겠다.

췌장암 수술 후 관리를 위해서는 수술 후 치료의 부작용을 최소화하면서 회복을 도와주고 삶의 질을 최상으로 유지하도록 하는데, 이는 영양 관리와 매우 밀접하고 중요하다. 췌장암 수술 후의 상태, 회복 정도 등에 따라 필요한 영양 관리가 환자마다 다를 수 있으므로 영양사와 상담이 필요할 수도 있다.

췌장에서 분비되는 인슐린은 우리 신체 조직이 당 대사를 원활하게 해 혈당을 낮추게 하는 기능이 있으므로 당뇨병과 밀접한 관계가 있다. 따라서 췌장에 병이 생기면 소화 효소 배출이 저하되어 섭취한 음식물 속에 있는 영양소의 소화 흡수가 원활하지 못해 영양 상태가 악화되고 체중이 감소하며, 경우에 따라서 내분비 기능 장애로 인한 혈당 조절

장애가 발생하게 된다. 소화 효소를 포함하고 있는 췌장액은 췌관을 통해 십이지장으로 분비하는 외분비 기능과 혈당 조절 호르몬인 인슐린을 비롯한 몇 가지 호르몬을 혈관 내로 분비하는 내분비 기능이 있다. 췌장액은 우리가 섭취한 영양소 중에 단백질, 지방, 탄수화물의 소화를 도와준다. 흡연이나 고지방식 등 췌장암을 일으키는 위험 요인을 멀리하고 금주해야 하며 평소 건강한 생활 습관을 유지하는 것이 좋다. 혈당이 있는 환자는 발 관리가 매우 중요하고, 특별히 좋은 음식만을 선별적으로 먹는 것보다는 균형 잡힌 영양 섭취와 규칙적인 식습관이 가장 중요하다.

췌장암 환자들은 수술 후 인슐린 분비가 현저하게 줄어들어 당뇨가 나타날 수 있다. 당뇨는 혈액 내 혈당 수치가 높은 상태라 신체 내에서 여러 가지 합병증을 일으킬 수 있으므로 정기적인 혈당 체크가 필수며, 심한 경우 인슐린 치료를 통해 혈당을 조절해야 하므로 담당 의료진을 통해 처방을 받고 영양사와의 상담을 통해 개인에게 알맞은 식이 요법을 해야 한다.

변으로 소화되지 않은 지방이 나오는 것을 지방 변이라고 하며 배변 후 기름기가 물에 뜨는 것을 볼 수 있다. 심한 냄새, 점토 같이 느슨해지고 색이 옅어지며, 무른 변 양상을 띠는 것이 특징이다. 기름진 음식을 다량 먹고 나서 일시적으로 나올 수는 있지만, 지속적으로 증상이 나타난다면 소화기 계통의 이상 신호일 수 있다. 지방 변이 생기는 것은 지방을 분해해서 소화시키고 신진대사를 하는 데 어려움을 겪게 되어 섭취한 지방 성분을 배설하는 것이다.

지방을 분해하기 위해서는 소장이 단독으로 분해할 수 없고 췌장과 간의 도움이 필요하며 담관을 통해서 소장으로 보내지게 된다. 소장이나 췌장, 간, 담관 등에 영향을 미칠 수 있는 질환들이 지방 변의 원인일 수 있다. 초기에는 변화가 크게 나타나지 않아서 모르지만, 자세히 관찰해야 보일 수 있으며, 다음과 같은 질환들이 유발될 때 나타난다고 한다.

담관 혹은 간질환이 있을 때, 담즙을 만드는 능력과 담즙을 전달하는 담관의 능력이 서로 방해가 될 때, 원발성 담도 담관염과 원발성 경화성 담관염, 간부전증, 간경화 등의 문제다. 소장에서 지방을 분해하거나 흡수하는 능력이 안 되는 것은 크론병, 셀리악병, 휘플병, 아밀로이드종, 단장증후군, 소장 세균 과잉 성장 등이 원인이다.

3. 발가락 10개가 갖는 힘의 활성화

췌장암은 좌측 엄지발의 불균형과 관련되어 있다.*

* 발가락 10개가 갖는 힘의 활성화에 대한 설명은 01. 갑상선암에서 설명했으니 참고하기 바란다.

4. 경락 경혈 마사지

비장은 좌측 늑골이 끝나는 곳에 있고, 명치 및 위의 뒤에 붙어 있다. 췌장은 아주 큰 소화액을 내주는 곳으로서 위의 뒤쪽 척추 뼈의 앞에 가로로 누워서 있는 형태며, 췌장의 머리는 십이지장에 둘러싸여 있다. 십이지장으로부터 췌액을 소장 속으로 보내 소화 흡수를 돕고, 란겔한스샘에서 호르몬인 인슐린을 만들어 직접 혈액 속이나 임파 속으로 넣어줘 혈액 속 당분의 양을 조절하는 일을 한다. 췌장의 꼬리 부분은 비장에 닿아 있다. 이로 인해 한의학적인 관점에서는 오장에서의 비장을 췌장과 함께 설명한다. 비장은 소화 운송을 주관하고 음식을 소화하며, 거기서 얻은 영양분을 전신 각처에 운반한다. 비장은 몸 안의 수분과 습기도 주관해 비기가 허해지면 설사와 소변이 잘 안 나오고 몸이 무겁거나 부종도 생긴다. 혈액을 주관해 혈액을 저장했다가 필요시에 방출해주고, 쓸모없는 적혈구를 파괴하며, 혈액 속에 균이 침투하면 면역체를 만들어주고, 임파구도 만들어 저장한다.

비장의 주요 기능 중 하나는 수곡의 정기를 전화해 전신각처에 운송하는 것이다. 《소문, 경백별론》에서는 수곡이 위(胃)에 들어가면 정기를 분리해 이를 상행시켜 비장으로 운송되며, 비기는 정기를 분산시켜 상행에서 폐에 흡수된다고 했다. 또 《소문, 궐론》에서 비장은 주로 위에 그 진액을 전달하는 것이라고 했다. 이들은 모두 비장이 수곡의 정기를 전화(轉化)해서 그 진액을 운송하는 기능을 갖추고 있다는 것을 설명한 것이다.

정기와 진액은 인체의 각부를 자양하는 데 필요한 물질이며, 비장은 이 물질의 주요한 공급자의 역할을 한다. 만약 비장의 운화능력이 상실되면 전신각처에 수곡의 정기를 순조롭게 운송할 수 없게 되며, 진액의 수포(날라다 뿌리는 것)에 영향을 미쳐 담음(痰飮)을 생기게 하는 중요한 원인으로 작용한다. 담음은 응체된 진액이 변화해 생긴 것으로써 폐(肺), 비(脾), 신(腎)의 장기와 관계가 있다. 그중에서도 비위생담지원(脾爲生痰之源, 비장은 담을 만드는 근원)인 까닭에 만성적인 담음병을 치료할 때에는 반드시 비(脾)를 살펴야 한다.

족태음비의 경맥(經脈)은 엄지발가락, 즉 족무지내측(足拇趾內側)의 말단 은백(隱白)에서 시작해 엄지발가락 안쪽으로 발등과 발바닥의 경계선인 족적백육제(足赤白肉際)를 따라 제일척관절돌기(第一跖關節突起)의 후면을 지나 상향 내과전변(內踝前邊)에 이르고, 위로 올라가 하퇴내측을 통과한 후, 경골후연(脛骨後緣)을 쫓아서 족소음신경 및 족궐음간경과 교차하고, 족궐음간경의 전면으로 천출하며, 슬관절 안쪽 위로 주행, 대퇴 안쪽의 전면을 뚫고 통과해 위로 올라가 복부에 이른다.

복부에서 임맥(任脈)의 중극(中極), 관원(關元), 하완(下脘), 혈(穴) 등과 교회한 후 비(脾)에 속하고, 위(胃)에 락(絡)한다. 그리고 다시 상향해 족소양담경의 일월혈(日月穴)에 교회하고, 족궐음간경의 기문혈(期門穴)에 상회(相會)한다.

횡격막을 통과해 식도 양옆으로 올라가며 수태음폐경의 중부혈(中府穴)을 경과하고 인후 양방을 따라 설근부(舌根部)에 도달해 설하(舌下), 즉

혀 밑으로 산포된다. 그 일조분지는 위부(胃部)에서 분출해 따로 횡격막을 통과하고, 맥기(脈氣)는 심장중으로 주입된다.

마사지를 받는 사람이 왼쪽 무릎을 굽히고 누운 자세로 마사지하는데, 왼손은 발목을 잡고 오른손은 발등을 잡은 자세로 엄지를 세워 태백혈(太白穴), 공손혈(公孫穴), 상구혈(商丘穴)을 마사지한다. 발목 위부터는 양손을 쭉 뻗어 네 손가락은 정강이 바깥쪽을 감싼 자세로 엄지를 세워서 걸음마식으로 무릎 아래까지 마사지한다. 삼음교혈(三陰交穴), 음릉천혈(陰陵泉穴) 순서로 정강이 안쪽에 홈이 움푹 들어간 곳에 엄지를 넣고 마사지를 한다.

넓적다리 부위는 손바닥의 뿌리 부분을 이용해 걸음마식으로 서혜부위까지 족태음 경근을 눌러준 후에 엄지를 세워서 넓적다리의 혈해혈(血海穴), 기문혈(箕門穴)을 풀어준다. 이런 식으로 정강이와 넓적다리를 2회 정도 풀어준 후에 굽혔던 왼쪽 다리를 펴주고, 다시 오른쪽 다리를 굽히게 해 동일한 방법으로 오른쪽 다리를 풀어준다.

지기혈(地機穴)은 상용혈(常用穴)이며 비위를 튼튼하게 하고, 얼굴을 윤택하게 하며, 월경을 조절한다. 위산과다에 특효혈이고 당뇨병의 반응처다.

5. 발반사건강법

당뇨는 고혈압의 특징인 대사장애로 인슐린의 수, 공급이 불균형을 초래하고 인슐린 결핍에 의해 지방, 단백질, 당질대사에 이상을 동반하는 혈압상승이 특징인 당질대사 장애다. 인슐린 의존성 당뇨병(소아당뇨)은 췌장의 베타세포의 기능부전으로 전체 인슐린이 부족하며 일생 동안 인슐린을 투여해야(당뇨 환자의 5~10%) 하며, 주로 12세 이전에 많다. 인슐린 비의존형 당뇨병(성인 당뇨)은 베타세포의 기능이 완전하지는 않으나 부분적인 역할을 하며 근육, 간, 지방조직 등 말초조직의 인슐린 저항이 있는 경우로서 식이요법과 혈당강하제로 치료한다. 호발 연령은 40~50대고, 3대 증상은 다음, 다식, 다뇨(다갈, 심한 탈수)며, 원인은 유전성, 비만증, 췌장장애(염증 또는 종양)다.

발반사구에서의 췌장 관리는 기초반사구, 부갑상선, 갑상선, 흉부임파선, 상·하반신임파선, 위장, 췌장, 심장, 간장 반응구역을 마사지한다.*

(1) 췌장

소화 영양흡수를 이루는 효소를 생산하고 분비해서 혈액 속의 당을 에너지로 전환한다. 랑게르한스섬에서 분비되는 글리코겐과 인슐린이 에너지를 조절한다. 혈당 농도 조절, 음식물 소화와 영양소로의 전환을 도와주고, 탄수화물을 당으로 분해시키는 역할을 하며, 인슐린 양이 적으면 당의 흡수가 약해지므로 고혈당 증세인 당뇨병이 발생하고, 양이 많으면 저혈당 증세가 온다.

해부학적 구조는 제1-2요추 높이 위 바로 밑에 위치하며, 길이는 약

---

* 발반사건강법에 대한 설명과 정맥마사지 관련 내용은 01. 갑상선암에서 언급한 것과 동일하므로 생략한다.

12~15cm, 폭은 3~5cm다. 무게는 약 70~85g이며, 내분비선과 외분비선 복막 후 장기로 십이지장에 둘러싸여 있다.

- 탄수화물 : 아밀라아제
- 단백질 : 트립신, 카이모트립신
- 지방 : 리파아제

반사구 위치는 양 발바닥 위반사구 바로 밑 제1중족골의 중앙에서 약간 아래에 있다.

소화기 계통의 기능 장애, 급·만성 췌장염, 당뇨병, 신진대사 장애에 효과적인 반사구다.

(2) 비장

비장은 혈액을 여과하고 저장했다가 방출하는 기능을 하며, 면역세포의 기능을 돕고, 세균이나 항원을 걸러준다. 적색 수질에서는 노쇠한 적혈구를 제거해 혈액 내 적혈구의 질을 조절해서 유지한다. 백색 수질에서는 항체를 합성해 면역 기능을 유지하며, 골수기능이 저하됐을 때 그 역할을 도와서 혈액세포를 생성해준다. 헤모글로빈을 저장, 방출하기 위한 적혈구를 분해시키며 소화기관으로서의 기능도 한다. 임파구를 생성해 외부의 유독물질로부터 신체를 보호하는 역할을 하고 수술로 제거되더라도 간, 골수, 임파결절이 대신 기능을 수행할 수 있는 특이한 기관이다. 반사구의 위치는 왼발의 심장 반사구에서 약간 오른쪽 아래에 위치하며, 관련 질환으로는 빈혈, 피부병, 식욕부진, 소화불량,

발열 등이 있다.*

| 그림 29 | 췌장암의 발반사건강법

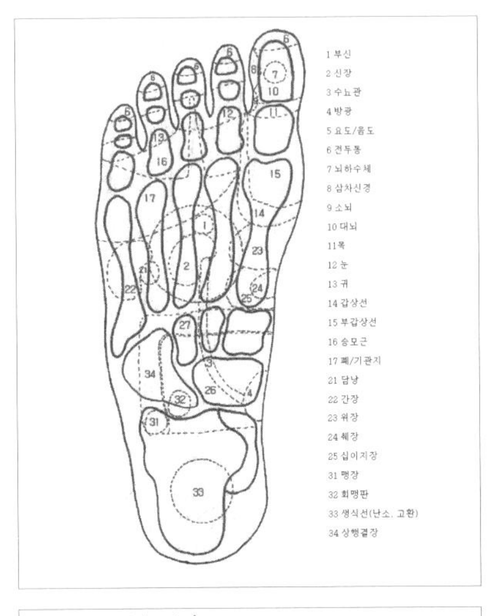

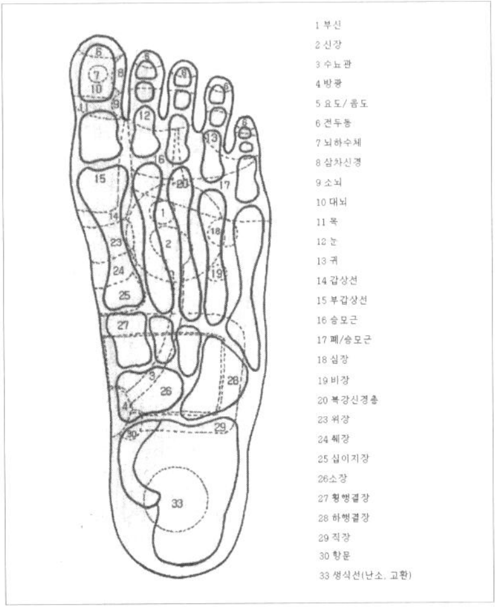

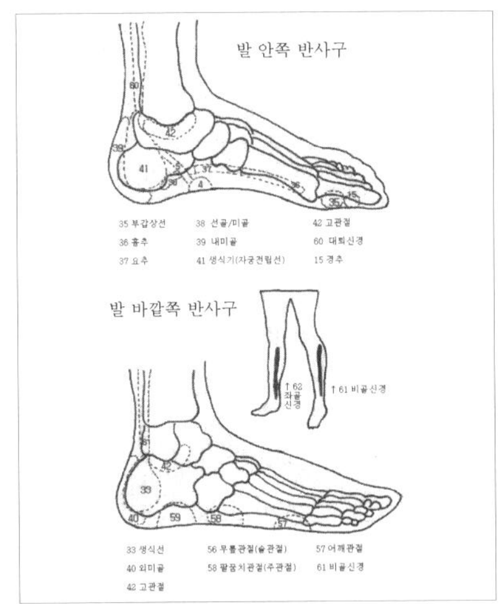

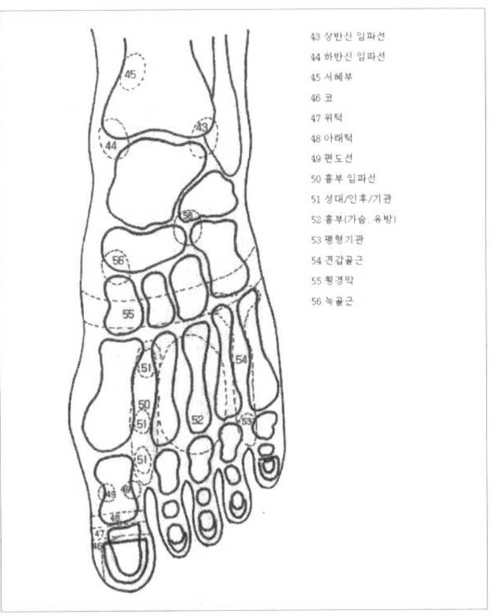

출처 : 소정룡, 《발반사건강법》 참고, 그림과 처방은 저자 제공

* 췌장과 관련된 복강신경총, 위장, 십이지장, 소장, 횡행결장(횡결장), 하행결장(강결장), 직장(을상 결장), 항문, 맹장(충수), 회맹판에 대한 설명은 06. 위암에서의 설명과 동일하므로 참고하기 바란다.

6. 색채 치유

당뇨와 췌장 질환은 비장과 위장의 컬러인 황토와 노란색으로 조화롭게 하고, 신장에서 당을 걸러내는 역할을 잘할 수 있도록 신장과 방광 기맥을 검정으로 강화시킨다. 수분대사 기능을 보강해주기 위해 심포, 삼초 기맥을 남색과 보라색으로 균형을 잡아준다. 스트레스로 인한 열 상승을 억제하기 위해서 가슴과 목 부위에 차크라 테이프를 부착하고 기운을 돋우기 위해서 빨간색 차크라 테이프를 붙여준다. 또한 인체의 중심과 균형을 잡기 위해서 임맥과 독맥에도 빨간색과 검은색을 칠해 체력의 균형을 잡아준다.

| 그림 30 | 췌장암의 색채 치유(컬러 274페이지 참고)

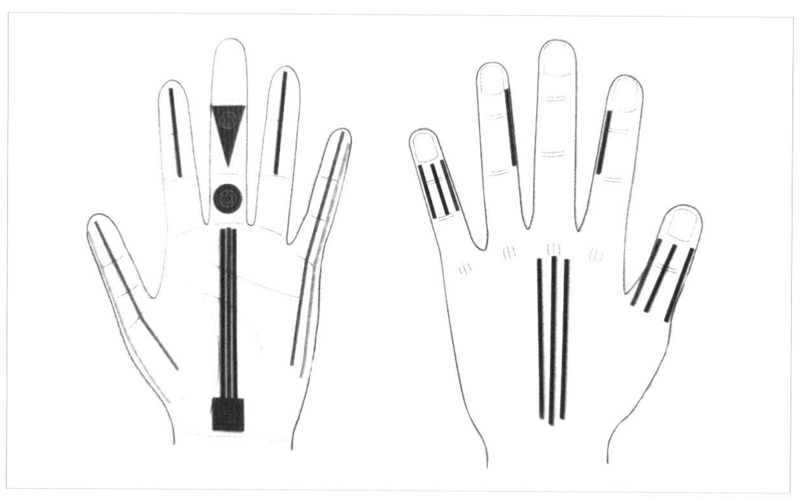

출처 : 박광수, 《SECRET, LIGHT & COLOR, 우주의 빛과 색으로 치유한다》

7. 귀반사건강법

췌장암 환자는 수술 전후에 관계없이 주변 장기에 영향을 미치게 되어 소화 기능이 많이 저하된 상태이므로 위장을 함께 관리한다. 췌장에서 인슐린을 잘 분비하지 못하거나 신체가 인슐린을 효율적으로 이용하지 못하는 경우, 특히 전통 의학에서 당뇨는 간화(肝火)가 위로 올라가서 생기는 경우와 신수(腎水)가 부족해 건조하고 뜨거운 기운이 많아질 때, 비장과 위에 열이 쌓였을 때, 심화가 상승했을 때, 마지막으로 음식을 조절하지 못할 때 일어난다고 했다.

반응이 나타나는 부분은 췌담(좌췌우담 : 같은 반사구이나 췌장을 관찰할 때는 좌측, 담낭을 관찰할 때는 우측을 관찰한다는 의미), 내분비, 신장이며, 만져서 나타나는 반응은 내분비와 신장을 눌렀을 때 통증을 느끼고 췌담을 눌렀을 때 심한 통증을 느낀다.

육안으로 관찰되는 것은 췌담과 내분비 신장에 반응이 나타나는데 신장은 부스러기와 함께 짙은 색으로 퇴색되는 경우가 많고, 췌담은 부스러기와 함께 구역이 부풀어 오르는 경우가 많다. 내분비에도 부스러기가 나타나며 구진이 잘 생긴다. 구진은 중간이 하얗고 주위는 붉어져 있다. 이럴 경우 췌장암 환자에게 기통석을 부착해서 소화력을 향상시키고 통증을 완화시킬 수 있다.

| 그림 31 | 췌장암의 귀반사건강법

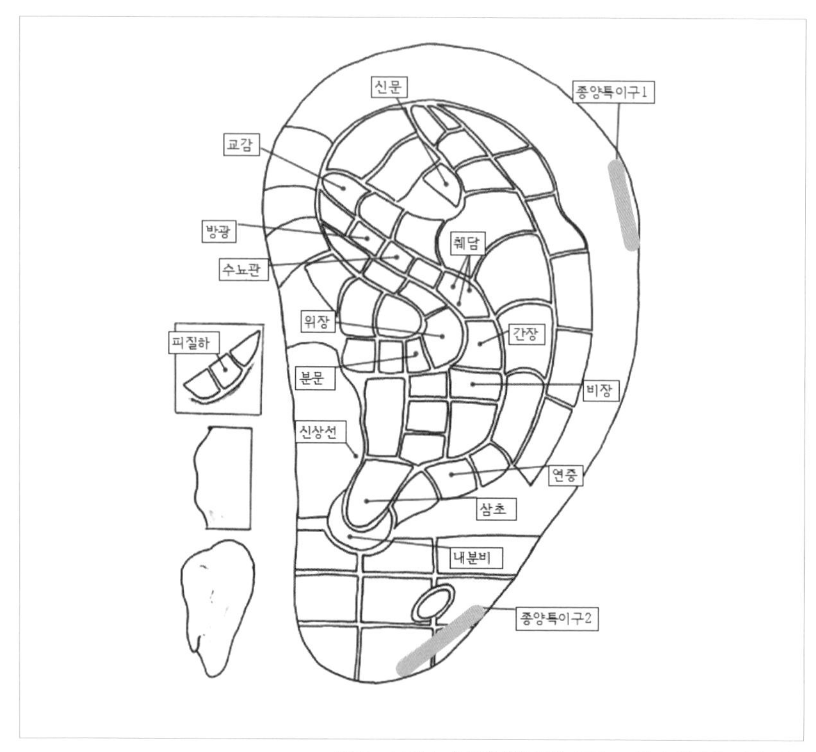

출처 : 소정룡, 《귀반사건강법》 참고, 그림과 처방은 저자 제공

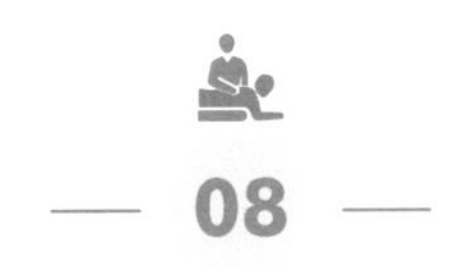

대장암

1. 대장암의 발생

대장암은 식사 습관에 큰 영향을 받는다. 모든 암이 그렇듯이 갑자기 발생하는 기전은 없으며, 대부분 선종성 용종 단계를 거치고 난 후 암으로 진행된다. 1기 대장암의 경우 조기에만 발견하면 완치율이 85%이지만 2기, 3기로 갈수록 현저히 감소된다. 세계보건기구에 따르면 대장암은 가장 위험하고 치명적인 형태의 암이며, 전 세계 인구 10~15%에 영향을 미친다고 한다. 대장암은 대장 세포가 통제 불능으로 증식해서 대장 내벽에 혹을 만들며, 결장이나 직장에서 시작된다. 흔히 용종이라고 불리는 선종에서 악화되어 시간이 지남에 따라 일부 용종이 암으로 발전할 수 있다. 다른 암처럼 대장암 역시 몸을 빠르게 공격해서 많은 문제를 일으킨다. 대장암은 대장 용종, 가족력 혹은 궤양성 대장염이 있다면 걸릴 위험이 더 크다. 하지만 제때 발견하고 적절한 치료를 받으면 대장암 환자의 수명은 늘어날 수 있다. 용종의 원인은 명확하게 밝혀진 것은 없으나 체질, 유전, 식습관 등이 복합적으로 작용한다는 연구 결과가 많다. 특히 살이 찌고 복부 비만인 사람은 선종성 용종이 발생할 확률이 1.5배 높아진다.

대장암 초기 증상은 대부분 무증상이며, 증상이 나타날 때는 이미 상당히 진행됐을 경우가 많다. 그러므로 검사를 통해 알아보는 것이 중요하고, 증상이 없다고 하더라도 50세 이상이라면 5년마다 정기적인 검사가 필요하다.

2. 대장암의 초기 증상

(1) 복통

소화불량이나 일반적인 위장 질환도 복통을 일으키므로 복통만을 암의 신호로 믿기는 어렵지만 다른 전조 증상이나 이유 없이 복통이 계속 재발한다면 검진을 받아봐야 한다. 갑작스러운 복통은 장내 환경에 변화가 생겼다는 신호일 수도 있다. 즉, 장내 세균 층의 변화나 장내 세포의 과도한 증식을 의미할 수도 있다.

(2) 배변 습관 변화

변비와 설사는 대장 세포의 비정상과 관련 있다. 끈적이는 점액변, 가늘어진 변, 복부 팽만, 잔변감, 변실금, 주기적인 묽은 변 등이 발생하면 반드시 내원하도록 한다. 나쁜 습관이나 흔한 질환들 때문에도 변비나 설사가 생기지만 대장암의 위험 요인일 수도 있기 때문이다.

(3) 혈변

혈변은 장 종양의 신호일 수도 있다. 클리블랜드 클리닉에 따르면 혈변은 대장암의 가장 중요한 신호라고 한다. 다른 소화 질환에서도 혈변이 나올 수 있는데, 위염, 궤양성 대장염, 크론병, 만성 변비가 있을 때도 혈변이 보인다.

(4) 오심과 구토

소화불량으로 나타나는 구토는 정상이며, 보통은 금방 나아진다. 하지만 구토가 계속 재발하거나 이유 없이 나타난다면 검사를 받아봐야 한다. 여러 가지 건강 문제 때문에 구토가 발생할 수도 있지만, 보통은 대장 세포가 비정상적으로 움직이는 대장암이 원인이다. 구토는 결과적으로 탈수, 피로, 위산 과다를 일으킨다.

(5) 빈혈

빈혈은 산소를 몸 전체 세포로 전달하는 적혈구의 감소로 인해 생기는 질병이다. 빈혈이 있는 사람들은 종종 심각한 피로와 쇠약함을 겪는다. 숙면하거나 건강한 식생활을 해도 피로에서 헤어나지 못한다. 빈혈은 유전적이나 영양학적 요인, 혹은 과도한 혈액 손실로 발생할 수도 있지만 대장암 역시 빈혈의 원인일 수 있다.

(6) 갑작스러운 체중 감소

체중 감소는 거의 모든 사람이 원하는 일이지만, 보통은 건강하게 식생활을 하고 주기적으로 운동하면 살을 뺄 수 있다. 아무 노력도 하지 않았는데 체중이 갑자기 빠진다면 대부분 병이 있다는 신호다. 대장암이 있다면 식욕이 감소하고 영양 결핍이 생길 수도 있다.

(7) 가스

장내의 과다한 가스는 대장암이 생기면서 박테리아 세균총이 변화하기 때문이다. 물론 몸에 다른 변화가 생겨도 장내 가스가 찬다. 특정 식품을 먹거나 일반적인 질병과 나쁜 습관도 장내 가스를 유발할 수 있다.

3. 대장암의 원인

대장암의 원인은 먼저 전체 대장암의 약 10~30%를 차지하는 유전성 요인이 있다. 다음으로는 우리가 스스로 조절하고 미리 원인을 피함으로써 예방할 수 있는 환경적인 요인이 있다.

유전적 요인으로 발생하는 대장암에는 가족성 용종증과 유전성 비용종증 대장암이 있다. 가족성 용종증의 경우, 20~30대에게 잘 나타나고, 95%의 환자는 45세 이전에 발병하며, 수백 개에서 수천 개의 선종이 대장에 발생해 설사, 복통, 직장 출혈 등의 증상이 나타난다. 유전성 비용종증 대장암의 경우 대장암을 포함해 각종 암에 걸릴 위험성이 많은 질환이다.

다음으로 환경적인 요인으로는 음식 섭취가 있다. 특히 과다한 동물성 지방 섭취 및 육류 소비(특히 붉은 고기) 등이 대장암의 발생을 촉진하는 인자로 작용한다. 또한 비만 환자의 경우 인슐린 저항성이 높아지고 IGF-1(Insulin-like growth factor 1, 인슐린 유사 성장인자)이 증가해 장 점막을 자극하므로 대장암 발생의 위험성이 높다.

4. 대장암의 주요 증상

초기 대장암 환자들은 다른 고형암과 마찬가지로 대부분 별다른 자각 증세를 느끼지 못하며. 진행암의 경우 70% 이상의 환자들이 증상을 느낀다.

우측 대장암의 경우, 대장의 단면적이 넓고, 소화물이 머무는 시간이 좌측보다 상대적으로 짧으므로 소화 장애, 혈변(특히 검은색 변), 복통을 느낀다. 우측 대장암이(상행결장) 진행되면 전신 무기력, 만성 실혈에 의한 빈혈 증상으로 어지러움, 빈맥, 숨이 차는 증상이 동반되기도 한다. 이 외에 체중이 감소하거나 우측 복벽에 암 덩어리가 만져지기도 한다.

좌측 대장암의(하행결장, S자결장) 경우 대장이 비교적 가늘고 소화물이 잘 정체되어 배변과 관련된 증상이 빈번하게 나타난다. 혈변(핏덩어리 또는 선혈이 섞인 변), 배변 습관의 변화, 잔변감, 변 굵기 감소, 점액 변, 복통 등의 증상이 나타난다. 이 외에도 체중이 감소할 수 있으며, 직장과 마주하고 있는 방광이 눌리면서 배뇨가 불편해지기도 한다.

5. 대장암의 진단

대장암 진단 시 분변 잠혈 반응 검사를 실시하는데, 대변에 포함되어 있는 극소량의 출혈을 확인해 대장암이 존재할 가능성을 알려주는 간단한 검사다. 하지만 정확하게 대장암을 확인하기 위해서는 반드시 추가적인 진찰과 검사가 필요하다.

전체 대장암의 약 2/3 이상이 직장과 S상 결장(직장 위에 있는 S자 모양의 결장)에서 발생하기 때문에 집게손가락을 직장 내에 깊숙이 집어넣으면 항문 입구로부터 8~10cm 상방에 위치하는 종괴를 만질 수 있다. 따라서 직장 수지 검사와 S상 결장경 검사를 먼저 실시한다. S상 결장경 검사는 직장 수지 검사로 만질 수 없는 상부의 직장 및 S상 결장까지도 관찰할 수 있기 때문에 전체 대장암의 40~60%가량을 발견할 수 있다. 이보다 더 근위부에 있는 대장암을 관찰하기 위해서는 대장 관장 사진(바륨 관장 사진)이나 대장 내시경 검사를 해야 한다. 대장 내시경 검사를 시행하면 암이 존재하는지 관찰할 수 있고 이와 동시에 조직 검사를 시행할 수 있다. 또 경우에 따라서는 용종을 절제하는 치료도 진행할 수 있다는 장점이 있다.

일단 암으로 진단된 경우, 암의 침습 정도(암이 대장벽을 어느 깊이까지 뚫고 들어갔는지)나 전이(암이 림프절이나 다른 장기로 퍼졌는지) 여부를 파악하기 위해 전산화 단층촬영(CT), 직장 초음파 검사를 실시해서 치료 계획을 세운다. 건강검진 시 혈액 중에 암 태아성 항원(CEA)이라고 하는 암 표식자를 측정하는 경우가 있다. 이는 암 발견을 위해서는 필요하지 않은 검사다. 그러나 대장암이 확인된 환자에게는 근치적 절제 수술 후 추적 관찰을 할 때 재발 가능성에 대한 지표로써 의미를 가진다. 또한 수술 전에 암의 진행 정도를 예측하는 데 어느 정도 도움이 된다.

대장암 치료 방법은 암의 진행 정도에 따라 달라지며, 암이 점막 내에 국한된 경우에는 내시경을 통해 충분히 절제할 수 있다. 최근에는 대장암이 점막하층까지 침범했더라도 내시경을 통해 절제할 수 있다. 그리고 잘라낸 면에 잔여 암 조직이 확인되지 않고 림프관이나 혈관에 침범한 증거가 없다면 추가 수술을 하지 않아도 된다. 정기적인 추적 검사를 받으면서 경과를 관찰한다. 이러한 내시경적 시술의 가장 큰 장점은 수술을 피함으로써 삶의 질을 높일 수 있다는 것이지만, 점막하층 이상을 침범하는 상당수의 대장암은 수술 치료를 고려해야 한다.

6. 대장암의 수술적 치료

대장암 수술은 치료 정도에 따라서 근치적 수술과 고식적 수술로 나뉜다. 대장암의 발생 부위에 따른 수술은 좌반 및 우반 결장 절제, 전방 절제, 복회음 절제 등으로 나뉜다. 수술 범위는 암의 진행 정도에 따라 결정하며, 이를 기준으로 표준 수술, 최소 수술, 확대 수술로 분류한다.

또한 수술 시 사용하는 기구와 재료에 따라서 전통적인 개복술, 내시경 및 복강경 절제술, 내시경 미세 절제술, 초음파, 냉동 침, 레이저, 방사 면역 지침 및 원격 조종 로봇 수술로 나눌 수 있다. 이러한 수술기구는 환자의 상태 및 특이성, 병의 진행 정도와 개별 수술자의 익숙한 습관에 따라서 결정한다. 고가의 첨단 기구를 사용한다고 해서 반드시 최고의 수술이 이루어지는 것은 아니므로, 경험과 지식을 갖춘 전문 외과의사가 정확하게 수술기구를 사용해야 한다.

대장암 수술에서 가장 중요한 점은 암을 철저히 제거하면서 생리적 기능을 가능한 유지하는 것이다. 근치적 수술은 가능한 한 미세한 암 병소까지 제거하는 것이며, 고식적 수술은 근치적 수술을 할 수 없는 경우에 환자의 증상을 줄이고 삶의 질을 높여주는 방법이다. 이러한 수술의 범위는 암의 위치, 암의 성장 특성, 현미경적 소견, 개인 특성을 고려해 결정한다.

근치 수술 방법 중에서 가장 보편적인 것은 표준 수술이며, 일반적으로 제2병기 및 제3병기에서 시행하고, 절제가 가능한 제4병기에서도 시행한다. 이 수술은 암 부위와 파급 위험이 있는 장간막, 혈관, 림프절을 동시에 일괄 제거하는 것이다. 특히 직장은 해부학적 구조와 위치가 까다롭고 골반, 비뇨, 생식기와 매우 근접해 있으며, 중요한 혈관이 분포하고 있으므로, 수술이 매우 어렵다. 이 경우 항문 기능의 보존 여부에 따라 항문 괄약근 보존 수술(저위전방 절제술)과 항문 괄약근 제거 수술(복회음 절제술)로 나뉜다. 최근 20년 동안에는 골반 자율신경을 가능한 만큼 보존하는 수술을 시행해서 수술 후 배뇨 및 성 기능 장애를 최소화하고 있다.

최소 수술은 비교적 초기 암(제1병기 및 일부 2병기)일 때 시행한다. 절제 범위가 표준 수술에 비해 적고, 장관과 인접 장기의 기능을 그대로 유지할 수 있다는 장점이 있다. 하지만 인접 전이암을 제거할 수 없고 재발의 위험이 높다. 따라서 진행 암일 때는 대부분 시행할 수 없다. 최근 내시경 초음파 및 자기공명영상(MRI)을 통해 병기를 정확하게 진단하고, 수술 전에 적절하고 안전하게 항암 방사선 치료를 시행하면서 최소 수술을 적용하는 경우가 늘어나고 있다.

확대 수술은 국소 재발의 위험성이 큰 주변 장기 파급 암과 재발 암일 때 시행한다. 골반 림프절 근치 절제, 골반 장기 적출술, 전이암 절제 수술 등이 확대 수술에 해당한다. 수술 범위가 크고 수술 시간이 길며, 수술 시 출혈이 발생하는 경우가 많다. 표준 수술, 최소 수술에 비해 수술 후 합병증이 동반되는 빈도가 빈번하다.

고식적 수술은 증상 완화 수술이다. 진행 암 때문에 소화관 기능 부전에 심각한 영양 결핍, 대사 장애, 대장의 특성상 파열이 동반되는 경우, 심각한 감염성 합병증, 통증, 출혈 제거 및 예방을 위해 시행한다.

여기에는 고식적 절제술과 장루를 만들어주는 장조루술, 병변 부위를 우회시켜 장관을 연결해주는 우회술 등이 있다.

과거에는 항암 화학 치료와 방사선 치료가 수술 후 잔여 암세포를 제거하기 위한 보조적인 치료 수단으로 인식됐다. 하지만 최근에는 새로운 약제와 치료 방식이 개발·적용되어 수술을 보다 근치적으로 시행할 수 있게 됐다. 일부 말기 암에서 증상을 경감시키기 위한 고식적인 목적으로도 사용되며, 수술과 함께 근치 수단으로 병용되기도 한다.

화학 요법은 근래 암세포의 생물학적 특성과 대사를 구성하는 물질에 대한 표적 치료제가 개발되면서 괄목할 만한 치료 효과를 얻고 있다. 이 방법은 대체로 제2병기의 위험군에서 선택적으로 사용한다. 제3병기, 제4병기에서는 각각 근치 수술 후에 재발 방지와 잔여 암의 사멸 및 성장 억제를 위한 목적으로 사용하며, 대략 10~45% 정도의 억제 효과가 있다. 항암 치료 시 암세포뿐만 아니라 정상조직에도 약물의 독성이 파급되므로 어느 정도의 합병증은 피할 수 없다. 이러한 합병증에는 소화기 장애 및 장염, 면역 억제, 피부 소양증 및 탈모, 신경계 독성, 신장 및 간독성이 있다. 이러한 합병증은 보조 치료제 및 완화 요법을 이용해서 다소 경감시킬 수 있으며, 전문의와의 상담을 통해 대부분 해결할 수 있다.

방사선 치료는 대부분 직장암에서 사용하며, 제3병기 이후에서 수술 전이나 후에 시행한다. 수술 전에 사용하는 경우 절제 범위를 줄이거나 하부 직장암일 때 항문 괄약근 보존술을 가능하게 한다. 방사선 치료를 시행하면서 동시에 항암제를 투여하면 치료 효과가 높아진다.

이 외에 증상을 완화하기 위한 목적으로 고식적 방사선 치료를 시행할 수 있다. 이는 괴사 및 염증성 합병증의 감소, 통증 및 출혈 조절, 장의 폐쇄 경감을 목적으로 한다. 방사선 치료의 경우에도 암 조직뿐만 아니라 정상 조직에 방사선이 일부 투여되기에 여러 가지 합병증이 나타날 수 있다. 이러한 합병증에는 창상이 잘 아물지 않는 증상, 피부 괴사, 골수 기능 억제, 직장염 및 출혈이 있다. 최근 방사선 조사에서도 기술적인 측면과 치료 방법이 향상됐다. 암 부위에 보다 많은 용량을 투여해서 치료 효과를 높일 수 있다. 정위 방사선, 사이버 나이프, 양자선 및 중입자선 치료를 시행한다.

대장암의 경과는 정상 대장 점막에서 초기 선종, 진행 선종의 단계를 거쳐 암으로 발전한다. 일반적으로 이 과정까지 가는 데 10~18년이 필요하고, 정상 대장 점막 세포가 용종(폴립)으로 변하는 데 7~10년, 용종이 암으로 진행하는 데 3~8년이 걸린다. 따라서 대장암은 관심을 가지고 정기적인 대장 내시경 검사를 받는다면 충분히 조기에 진단하거나 전암 단계에서 발견할 수 있다. 전암 단계에서 발견된 대장암은 대부분 내시경적 용종 제거술로 치료할 수 있다. 아울러 대장암의 원인이 되는 과다한 동물성 지방 섭취 및 육류 소비를 줄이고 섬유소 섭취를 늘리는 식습관 개선 등을 통해 대장암을 예방하려는 노력이 필요하다.

대장암을 예방하기 위한 생활 습관

① 육류, 계란, 우유 제품, 샐러드에 넣는 드레싱, 기름 등의 음식물을 제한해 지방질의 섭취를 줄인다.
② 과일, 채소 등과 같이 섬유질이 많은 음식을 많이 섭취한다.
③ 비만이 있는 환자는 체중을 조절한다.
④ 금연하고 절주한다.
⑤ 50세 이후에는 정기 검진을 받는다.[17)]

7. 대장암 수술의 종류와 범위

식생활의 서구화, 인구의 노령화 등으로 인해 대장, 직장암 환자가 매년 증가하는 추세다. 건강에 대한 관심이 높아지면서 정기 건강검진을 통해서 암이 발견되고, 진단 방법과 마취 및 수술 방법도 많이 발전됐으며, 자동 봉합기 등 수술기구와 새로운 항암제 개발 등으로 현재의 대장, 직장암에 대한 치료 결과는 많이 발전되어왔다.

대장, 직장암의 1차적 치료는 위암, 췌장암 등 다른 고형암에서와 마찬가지로 외과적 절제다. 대장, 직장암의 수술은 암이 발생한 대장 또는 직장과 장간막, 그리고 주위 림프절을 함께 절제한 후 나머지를 서로 문합하는 것인데, 암이 생긴 위치에 따라 수술 방법에 차이가 있다.

대장암의 수술 원칙은 종양을 포함한 인접 대장을 암이 남지 않도록 충분한 안전거리를 두고 절제하며, 암이 퍼지는 경로인 인근 림프절 및 혈관도 같이 절제하는 것이다. 따라서 종양의 위치에 따라 절제할 부위, 즉 수술 종류가 결정되며, 때때로 간이나 폐 등에 전이가 있는 경우 간, 폐의 전이 병변을 함께 수술하기도 한다.

최근에는 수술기법이나 도구가 발전하면서 많은 경우 복강경 및 로봇을 이용하는 수술이 이루어지고 있다. 이런 방법을 이용하면 동일한 수술을 해도 환자의 고통이 덜하고, 상처도 작으며, 빠르게 회복할 수 있기 때문이다. 우리나라의 대장암 수술법은 세계적으로도 아주 우수하다고 인정되는 상황으로 약 60~70% 정도의 대장암 수술이 복강경 수술로 시행된다.

환자의 병세에 따라 암의 치료 성적이 가장 우수한 방식 또는 암의 완전 제거가 가능한 방식으로 수술방식을 정하되, 가능하다면 환자의 편의성 및 회복을 도와주는 복강경, 단일공수술, 로봇 수술의 활용이 늘어나고 있다.

대장, 직장암의 경우 간에 가장 전이를 잘하며, 간에 전이됐을 때 적극적으로 간을 절제할 경우 위암, 췌장암 등과는 다르게 치료 효과가 높다. 약 25% 정도의 재발성 간암에 대한 수술 치료가 가능하다. 폐에 전이되는 경우에도 간에 전이된 경우와 마찬가지로 다른 암에 비해 수술로 치료가 가능하므로 가능한 수술 치료를 먼저 고려해야 한다.

폐색을 동반한 대장암, 직장암은 종양이 너무 커서 대장을 막을 경우 장의 세척이 불가능할 뿐만 아니라 막힌 장이 파열될 위험성도 있다. 보통의 대장, 직장 수술 시에는 수술 전 3일 정도 관장과 하제 등을 이용해 장세척을 하고, 항생제를 사용해서 깨끗한 상태로 수술하게 된다.

대변이 있는 상태로 수술하는 경우 수술 후 복강 내의 염증이 생길 수 있으며, 매우 치명적이다. 또한 장의 문합부가 감염되어 터져서 생기는 누공이 생길 수 있다. 이때는 좌측 대장 이하의 폐색일 경우 전통적으로 3차의 수술을 시행한다. 일차적으로 횡행결장루 또는 맹장루를 시행해서 폐색을 호전시키고, 수술 후 10~14일 후 암소를 절제하는 본 수술을 시행하며, 마지막으로 결장루를 폐쇄한다. 환자 상태에 따라서 3차례의 수술을 견디지 못할 경우 먼저 암소를 절제해 근위부 대장을 결장루로 사용하고, 원위부는 복강내에 두는 수술을 하고, 2차 수술로 결장루를 폐쇄한다.

(1) 복강경 수술

과거에는 전통적으로 표준적인 개복 수술을 주로 했으나 요즘은 빠른 회복, 통증의 감소, 작은 상처, 면역기능 저하 억제 등의 장점을 가진 복강경 수술을 활발하게 하고 있다. 개복 수술이나 복강경 수술이나 암에 대한 수술의 범위는 동일하므로 점차적으로 개복 수술을 대신해 갈 것으로 예측하고 있다. 단, 복강경 수술 시에는 수술비용의 증가가 있을 수 있으며, 복강경 수술 가능 여부는 의료진의 판단에 따르므로 수술 전 의료진과 충분히 상의해서 결정해야 한다.

(2) 경항문 내시경 미세 수술

조기에 발견된 직장암의 경우 항문을 통해 외과적 내시경을 삽입해 암 조직을 포함한 정상 조직을 충분히 포함해서 국소적으로 절제하는 경항문 내시경 미세 수술을 할 수 있다. 이 경우 항문을 살리게 되며, 항문의 기능 및 배변 기능이 개복 수술보다 훨씬 좋다. 다만 최종 조직 검사 결과 불충분한 것으로 판단되면 표준적인 직장절제술 또는 항암-방사선 치료를 고려하게 된다.

(3) 로봇 수술

수술용 로봇이 예전에 비해 많이 발달해서 대장암 수술에도 시도하고 있다. 현재는 주로 직장암 수술에만 사용하고 있으나 앞으로는 적용 범위가 더욱 넓어질 것이다.

(4) 우측 결장 절제술

맹장, 상행결장, 또는 횡행결장의 근위부에 병변이 있는 경우에는 소장의 일부와 맹장, 상행결장, 그리고 횡행 결장의 일부까지 포함해 절제한다. 절제 후에는 남은 소장과 횡행결장을 연결한다.

(5) 횡행결장 절제술

횡행결장의 중앙부에 병변이 있는 경우에는 횡행결장을 전부 절제한 후 상행결장과 하행결장을 연결한다.

(6) 좌측 결장 절제술

횡행결장의 말단부, 비만곡부위 또는 하행결장에 병변이 있는 경우에는 이 부위 전체를 절제하고 횡행결장과 S결장을 연결한다.

(7) 전방 절제술

S결장에 병변이 있는 경우 S결장을 절제하고 위아래를 연결한다.

(8) 저위 전방 절제술

S결장-직장 연결부위나 직장 상위부 혹은 중위부에 병변이 있는 경우, S결장과 직장의 일부를 절제하고 남은 S결장과 직장을 연결한다.

(9) 복회음절제술

직장 중위부 혹은 하위부에 병변이 있는 경우 항문을 포함한 직장 모두를 절제한 후 항문 부위를 막고 인공항문(장루)을 만든다.

8. 경락 경혈 마사지

수양명 대장경맥은 시지(示指)의 말단 요측(橈側)에서 시작해 시지(示指)의 요측상연(橈側上緣)을 따라 제1과 제2중수골 사이 합곡혈(合谷穴)이 있는 곳을 거쳐 상향해 손 속에 있는 장무지신근건(長拇指伸筋腱)과 단무지신근건(短拇指伸筋腱) 사이를 뚫고 전완 요측(前腕橈側) 상연(上椽)을 따라 팔꿈치 바깥쪽으로 들어가고, 거기서 또 상완의 바깥쪽 전면을 따라 견관절의 전상방(前上方)으로 올라가 등으로 되돌아가서 거골혈(巨骨穴)을 거쳐 소장경(少腸經)의 병풍혈(秉風穴)과 경추 제7번 극돌기 밑에 있는 독맥(督脈)의 대추혈(大椎穴)을 교회(交會)한 후 다시 앞으로 넘어와 쇄골상와 위경(胃經)의 결분혈(缺分穴) 부위로 와서 여기서 다시 아래로 내려가 체강(體腔) 속으로 들어가 폐장을 락요(絡繞)하고, 또 횡격막을 통과해 대장에 입속한다. 여기서 다시 아래로 내려가 슬하(膝下)에 있는 위경(胃經)의 경혈(經穴)인 상거허(上巨虛)에 가서 합한다. 또 하나의 분지는 쇄골상와 위경(胃經)의 결분혈(缺分穴) 부위에서 상향해 목에 이르고 얼굴 전체를 통과하고, 아래 잇몸으로 들어간 후 다시 돌아와서 구각(口角)을 끼고 위경(胃經)의 지창혈(地倉穴)을 교회(交會)한 후 코 밑으로 가서 인중구(人中溝) 중앙에 있는 인중혈(人中穴)에서 교차 상회(相會)하는데 좌측에서 온 경맥은 우측으로 가고 우측에서 온 경맥은 좌측으로 가며 각각 비공(鼻孔)을 끼고 올라가 눈 밑 위경(胃經)의 승읍혈(承泣穴)에서 족양명위경(足陽明胃經)과 접경(接境)된 후 눈으로 방산된다.

대장경(大腸經)과 폐경(肺經)은 표리관계다. 대장은 진액(津液)을 주관하고, 찌꺼기를 전도(傳導)한다. 경락에서 대장경과 폐경은 서로 표리관계여서 서로 돕는 작용을 한다.

폐경은 피부와 모발을, 대장경은 진액을 주관함으로써 피부병을 치료하는 작용을 한다. 진액이 정상적으로 운행되면 피부가 윤택해진다는 것은 불문가지다. 만약 진액이 부족하면 피부는 주름이 생기고 거칠어지며, 심하면 여러 가지 피부 손상을 유발한다. 예컨대 장기간 변비가 있는 사람은 피부도 거칠어지고 주름이 생겨 정상인보다 훨씬 늙어 보이는데, 이때는 변비를 치료하면 해소된다. 변비를 치료할 때는 주로 대장경의 경혈을 위해 치료한다. 체액대사가 이루어져 진액이 피부를 자양하면 피부는 저절로 고와진다.

마사지를 받는 사람이 바로 누운 자세에서 두 팔을 아래로 향하게 하고, 양손의 손바닥이 45° 로 비스듬히 하늘을 향하게 한 후 마사지를 하는 사람은 왼쪽 어깨 옆머리 쪽에 의자를 놓고 다리 쪽을 향해 앉는다. 무릎 위에 손을 얹게 한 후 양손으로 왼팔을 움켜잡고 걸음마식으로 하는데, 네 손가락은 윗 팔에 대고 엄지의 안쪽 부위로만 'ㄱ'자 모양으로 수양명경근을 감싸준다. 이때 반드시 양손을 굽히지 말고 쭉 펴야 효과가 있다. 윗팔 부위는 경근 부위인 우둘투둘한 줄기를 엄지로 눌러줘야 하며 반드시 경근이 뼈에 닿도록 눌러줘서 '찡'하는 느낌이 들어야 제대로 경근 마사지를 한 것이다. 비노혈(臂臑穴), 수오리(手伍里穴)의 경근을 자극해준다.

팔꿈치 아랫부분은 주로 경락을 자극해야 하는데, 네 손가락은 팔꿈치를 잡고 엄지를 세워서 팔꿈치 측면의 움푹 패인 부분을 눌러준다. 곡지혈(曲池穴), 수삼리혈(手三里穴), 편력혈(偏歷穴)을 눌러준다.

손등의 양계혈(陽谿穴)과 합곡혈(合谷穴)은 엄지를 이용해 부드럽게 눌러준다. 왼쪽 팔이 끝났으면 오른쪽 팔을 위와 동일한 방법으로 마사지해준다.

9. 발반사건강법

발 관리가 암 환자에게 필요한 이유는 인간의 직립보행, 지구의 중력, 딱 맞는 가죽신, 아스팔트길이나 시멘트길, 과영양으로 인한 노폐물, 축적 음식물, 섭취 시 중금속 오염, 자동차의 이용에 따른 운동, 부족 등으로 인한 체형 변화 때문이다. 발가락 10개가 땅을 디딜 때 쓰는 힘에 전신의 균형이 달려 있다.

발반사건강법에서 대장암을 관리하기 위해서는 소화기 전체를 관리해줘야 한다. 수술 후 항암이나 방사선 치료를 하는 중이라면 더욱더 그렇다. 매일 오심, 구토에 시달려야 하기에 물도 삼킬 수 없을 정도로 힘들어진다. 그리고 대장암은 우측의 맹장과 회맹판 또는 상행결장, 횡행결장, 좌측의 하행결장, S상결장, 직장에 이르기까지 반사구의 위치가 모두 다르고 방향도 달라서 순서와 방향에 맞게 자극해주는 것이 매우 중요하다.

정맥 마사지는 예방하고 개선하고자 할 때 정맥의 흐름에 따라서 일정하게 손으로 문지르고, 자극을 줄 수 있는 효과적인 수기 요법이다.

혈액순환 과정에서 혈액이 발끝까지 원활히 순환과정을 거친 후에 심장으로 잘 되돌아가서 온몸의 순환과정을 효과적으로 도와주며, 효과를 나타낼 수 있는 방법 중 하나가 정맥 마사지다. 정맥 마사지는 정맥의 흐름을 유도해서 피부나 근육조직을 손으로 문지르거나 주무르는 것이며, 손으로 할 수 있는 마찰, 유찰 등으로 신체의 외부 조직에 치료적 · 이완적 · 위생적 목적으로 쓰인다.

정맥 마사지 동작은 효과적으로 신경계 및 호흡계의 국소적 혹은 전반적 혈액순환에 도움을 줄 수 있다고 한다.

자세히 설명한다면 먼저 좌측 발부터 스트레칭 정맥 마사지를 시행하고 기초 반사구인 부신, 신장, 수뇨관, 방광, 요도 반사구를 자극한 후에 소화기계 마사지를 진행한다. 위장, 췌장, 십이지장 반사 구역은 갑상선 하단 라인에서 발뒤꿈치 쪽으로 마사지해주며, 신장 반사구를 중심으로 500원 동전 크기만큼 복강 신경총 반사구를 지그재그로 조금 강하게 자극해준다. 십이지장 하단선에서 시작해 엄지에서 새끼발가락을 향해서 제4지와 만나게 되는 곳까지 자극해주는데 좌측 발의 횡행결장이다. 그다음 발뒤꿈치 안쪽 라인까지 하행결장을 발뒤꿈치 방향으로 마사지해준다. 이 끝에서 다시 S상 결장을 새끼발가락 쪽에서 엄지발가락 쪽으로 발뒤꿈치 안쪽 라인 끝까지 밀어주며 마사지한다. 이 끝 쪽에 직장과 항문의 반사구역이 있다. 손가락 제2지를 구부려서 직장 항문은 점법으로 자극해준다. 우측발의 소화기계 순서는 먼저 스트레칭 정맥 마사지를 진행한 후에 위장, 췌장, 십이지장은 우측 발처럼 발뒤꿈치 방향으로 마사지하며 상행결장은 발뒤꿈치 안쪽 라인에서 제4지를 향해서 십이지장을 수평으로 그은 선까지 발가락 쪽으로 올리면서 자극해준다. 그다음 새끼발가락 쪽에서 엄지발가락 쪽을 향해 밀어주면서 우측 발의 횡행결장을 마사지한다. 이때 만성 변비로 오래됐거나 복부에 암세포가 많이 전이된 환자의 경우 대개는 대장 전체에 이물질이 만져진다. 반복적인 항암과 방사선으로 인한 소화기계의 오심, 구토, 변비, 설사에 매우 효과적이고 즉각적인 반응이 나타나는 치유 방법이 바로 반사 요법인 구역 치료다. 이러한 윌리엄 피츠 제럴드의 구역 치료가 한국의 의학계에도 자리 잡히고 응용되기를 바란다.*

| 그림 32 | 대장암의 발반사건강법

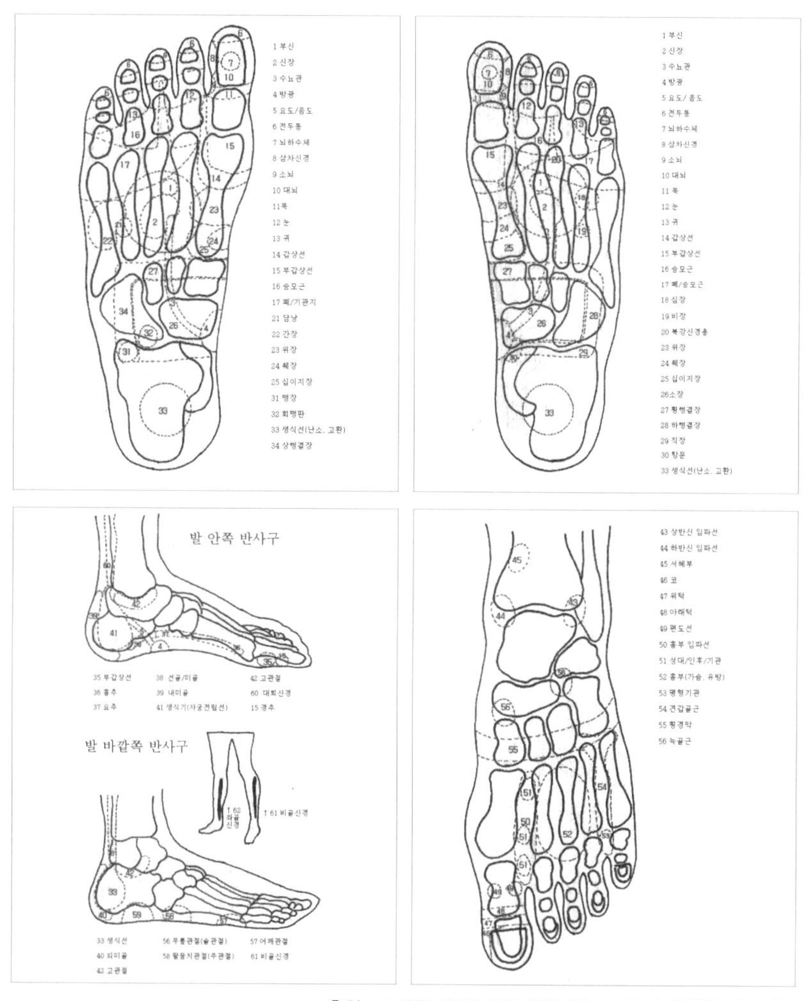

출처 : 소정룡, 《발반사건강법》 참고, 그림과 처방은 저자 제공

* 발반사건강법에 대한 설명과 정맥마사지 관련 내용은 01. 갑상선암에서 언급한 것과 동일하므로 생략한다.

10. 색채 치유

대장의 컬러 속성은 은색(쥐색)이다. 대장 자체의 병증은 복부 팽만감, 복통, 변비, 설사, 치질, 탈항, 대장 출혈, 소화불량, 위장병, 간경변 등이 있다. 대장은 체내에서 받아들인 음식물을 소화·흡수하고, 음식물이 변해 생긴 찌꺼기를 몸 밖으로 배설시키면서 그 과정에서 생긴 탁한 메탄가스를 몸 밖으로 내보내는 작용을 한다. 대장의 기능이 나빠지면 대장에서 내보내야 할 독소까지 간에서 해독해야 하기 때문에 간과 심장까지 나빠진다.

대장경 유주선상의 병증(둘째손가락 상양혈에서 대장 경피를 따라 코 옆 영향혈까지)은 발열, 구갈, 갈증, 목의 통증, 코피, 치통, 눈의 충혈, 견비통, 어깨 통증과 대장 경맥을 따라 통증이 오고, 둘째손가락에 떨림이 있다면 중풍의 전조 증상이며, 팔꿈치 관절의 통증, 집게손가락의 굴신이 곤란해진다.

금속의 일종인 은수저는 유해 물질을 해독하고, 식수를 정수해주며, 거울의 원료인 전기 전자산업에 응용해서 전기와 열을 가장 잘 전도해준다. 은색 나노실버(은을 더 작게 만든 은 용액)는 살균 소독에 사용된다.

은색은 체내에서 받아들인 음식물을 소화·흡수해 몸 밖으로 배설하는 역할을 하는 대장 기맥과 공명한다. 인체에 은색 에너지가 부족해 대장 기맥이 부조화되면 대장 경락을 따라 열이 나고, 입이 마르고 갈증이 나며, 목 아픔, 코피, 치통, 어깨 통증도 생긴다.

대장 자체와 관련해 복통, 변비, 설사, 치질, 탈항, 대장 출혈, 경추디

스크, 소화불량, 위장병, 간장병 등이 생길 수 있다. 대장과 음양 관계인 폐경의 병증에는 기침, 가래, 기관지염, 기관지천식, 인후염, 편도선염, 폐렴, 폐결핵, 발열, 오한, 호흡 곤란, 각혈, 인후 건조, 각종 피부병이 오게 된다.

동양인은 주로 채식을 하고 서양인은 육식 위주로 하는데, 대장의 길이는 몸 길이의 12배 정도다. 건강한 사람은 황금색의 변을 250g 정도 배설하고, 위장의 출혈이 있을 경우 검은색 변을 보며, 선홍색의 혈변은 항문 부근의 출혈을 의심할 수 있다. '장청즉뇌청-포박자갈홍(腸淸卽腦淸-抱朴子葛洪)' 장이 깨끗해야 뇌도 깨끗하고 맑아진다는 뜻이다.

| 그림 33 | 박광수의 대장 경락 색채도

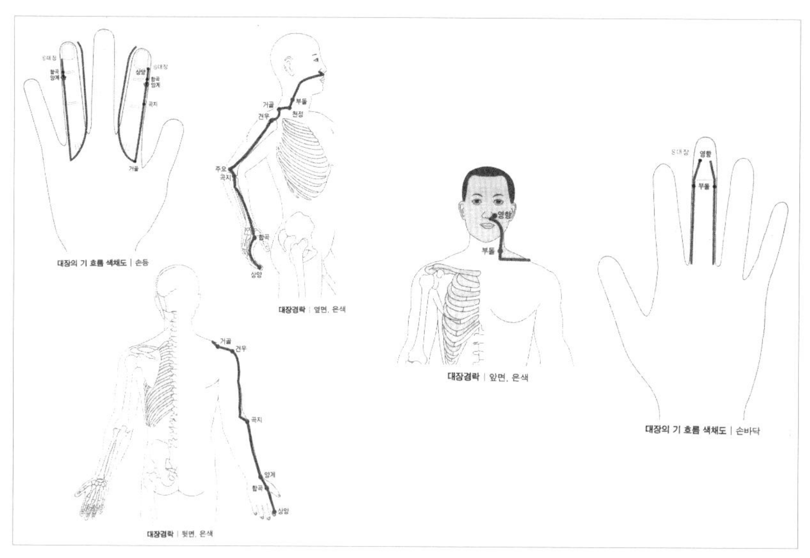

출처 : 박광수, 《SECRET, LIGHT & COLOR, 우주의 빛과 색으로 치유한다》(이하 동일)

| 그림 34 | 대장암의 색채 치유(컬러 274페이지 참고)

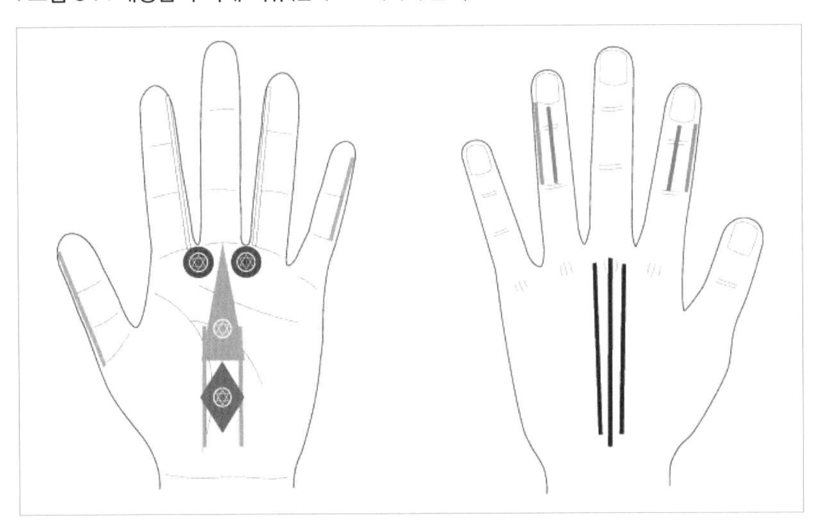

아랫배에 가스가 차고, 대변이 시원하지 않으며, 허리가 아픈 대장 증상에는 폐기맥과 대장 기맥을 흰색과 은색으로 칠하고, 소장과 위장 역시 대장과 연결된 장기이므로 기능을 돕기 위해 위장기맥과 소장기맥에 노란색과 분홍색을 칠한다.

손바닥에는 해독작용을 하는 간 부위에 초록색 차크라 테이프를, 위장과 소장 상응 부위에 각각 노란색과 주황색 차크라 테이프를 붙인다. 대장이 나쁘면 허리가 아픈 경우도 있으므로 독맥과 방광기맥을 검은색과 쥐색으로 칠한다.

| 그림 35 | 박광수의 대장 경락 색채도(컬러 275페이지 참고)

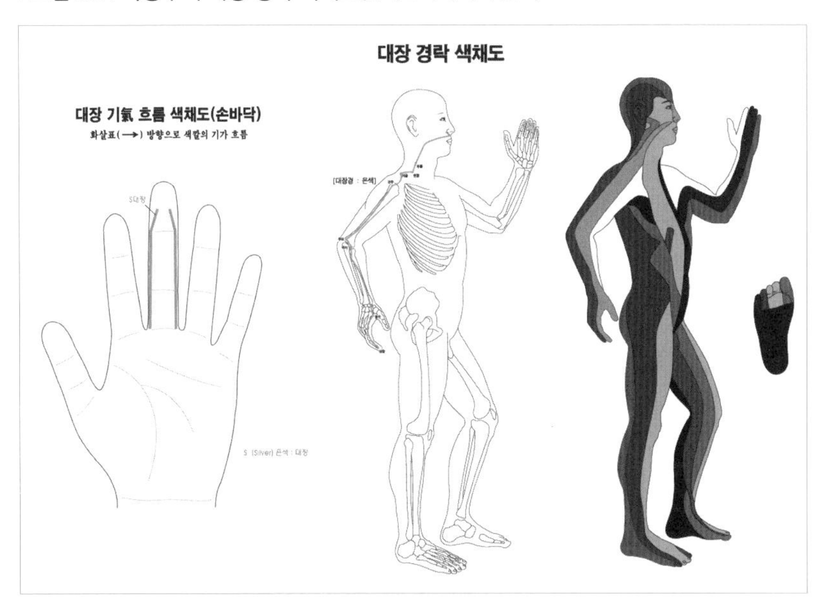

11. 귀반사건강법

대장 질환의 양성반응은 불규칙적인 식습관과 자극적인 음식을 자주 먹는 경우, 식중독이나 바이러스 감염, 과다한 음주, 장에 발생한 염증 등에 의해 붉은 변을 보거나 복통과 피로감, 활력 저하를 동반한다. 과도한 설사는 체내 전해질의 불균형을 일으켜 일상생활에 지장을 준다.

귀반사의 관찰은 대장과 소장, 결장과 직장에 나타나며, 직장 반응구역을 누르면 통증을 느낀다. 눈으로 볼 때 나타나는 반응에서 급성 장염은 대장과 소장, 직장 구역에 피지 분비가 증가해 광택이 나며, 다른 대장 질환과 구분된다. 특히 급성 장염은 열이 나기도 하며 설사를 하므로 직장과 대장에 광택이 생긴다. 또 대장과 직장 구역이 두드러지게 붉어져 있으며, 간혹 소장까지 붉어 보일 때도 있다. 피지는 광택은 있지만 끈적거리지 않는다는 점에서 만성 장염과 구분이 가능하다. 대장과 소장, 직장 구역에 부스러기는 보이지 않는다.

| 그림 36 | 대장암의 귀반사건강법

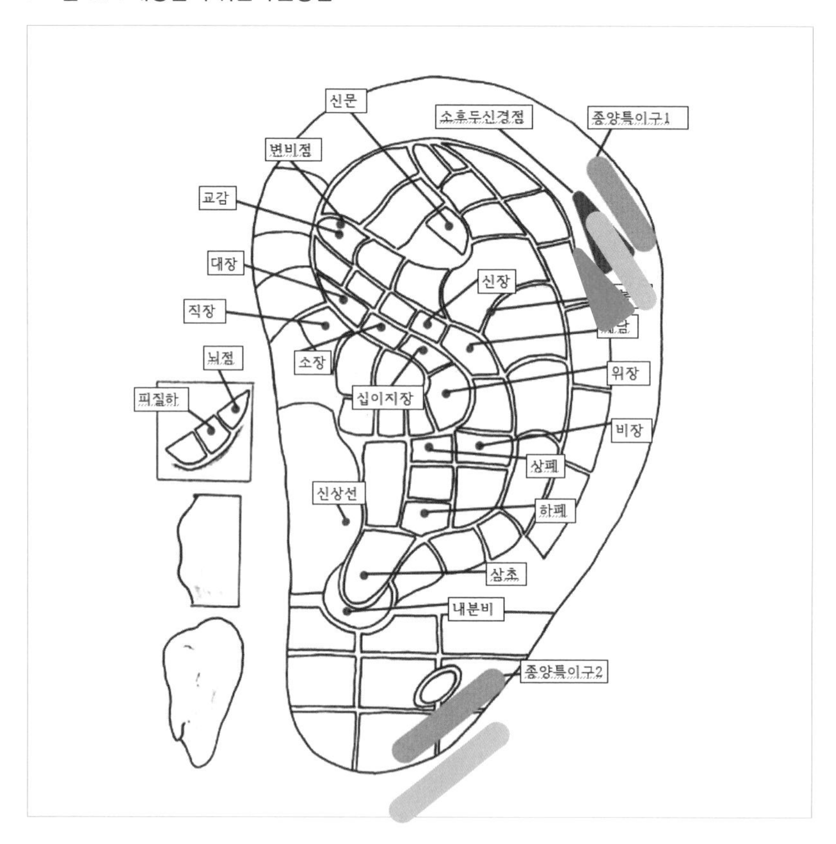

출처 : 소정룡, 《귀반사건강법》 참고, 그림과 처방은 저자 제공

09

자궁경부암과 난소암

자궁경부암

1. 자궁경부암의 발생

여성의 내부 생식기로는 질, 자궁, 난관, 난소 등이 있다. 자궁 크기는 임신하지 않은 경우에는 계란 크기(상하 약 7cm, 좌우 약 4cm) 정도 되며, 아기를 임신하면 자궁 문이 10cm 열리면서 태아가 질 밖으로 분만되는데, 여기서 자궁 입구를 자궁경부라고 한다. 이곳에 발생한 암을 '자궁경부암'이라고 한다. 자궁의 앞에 방광이 자리하며, 뒤쪽으로는 직장이 있다.

자궁경부암은 자궁 입구인 자궁경부에 생기는 여성 생식기 암으로서 하루아침에 발생하지 않는다. 암이 되기 이전에 전암 단계를 상당히 오랜 기간 유지한다. 자궁경부 표면의 정상 세포에서 시작해서 미세한 현미경학적 변화가 생기는 자궁경부 상피 내 이형성증(정상조직과 암조직 중간)을 거쳐 상피 내에만 암세포가 있는 자궁경부 상피내암(자궁경부암 0기)으로 진행하고, 시간이 경과되면서 침윤성 자궁경부암으로 진행된다.

2. 자궁경부암 치료 방법

자궁경부암 치료 방법으로는 수술, 방사선, 항암 화학 요법이 있고 이들 치료법은 암 진행 정도, 즉 '병기'에 의해 선택되는데 암 크기, 연령, 전신 상태, 향후 출산 희망 여부 등을 고려해서 결정한다. 전암성 병변인 경우 원추절제술만으로 완치가 가능하므로 치료 이후 임신이 가능할 수도 있으나 침윤성 자궁경부암인 경우라면 대부분 광범위 자궁적출술 또는 항암 화학 요법과 방사선 치료를 받게 된다. 환자의 상태에 따라 2가지 치료법을 같이 시행하기도 한다.

3. 자궁경부암 수술 및 치료 종류

(1) 원추절제술(conization)

자궁경부암이 기저 상피층 3mm 미만으로 침범해 있는 경우에 자궁경부 침범 부위만을 원추모양으로 도려내는 수술이다.

(2) 자궁절제술(Total Abdominal Hysterectomy)

자궁 전부, 난소 및 질 일부분까지 절제하고, 경우에 따라 한쪽 또는 양쪽 난소를 남겨두기도 한다.

(3) 변형광 범위 자궁절제술(Modified Radical Abdominal Hysterectomy)

자궁 전부, 난소, 질의 1/3뿐 아니라 기인대 및 자궁 천골인대 절반, 림프절 절제를 포함해서 진행하는 수술이다.

(4) 복강경하 질식광범위 자궁절제술(Laparoscopic Assisted Radical Vaginal Hysterectomy)

복부에 0.5~1.5cm 크기의 작은 구멍을 내서 그 안으로 비디오 카메라, 각종 기구들을 넣고 시행하는 수술이며, 개복 수술보다 빠른 회복과 통증 감소, 흉터 감소 등의 장점이 있다.

(5) 광범위 자궁경부절제술(Radical Trachelectomy)

질 일부, 자궁경부 주변 조직을 포함해 광범위하게 절제하면서 자궁체부를 보존할 수 있어 임신을 원하는 젊은 여성에게 진행할 수 있다.

(6) 방사선

높은 에너지 방사선을 이용해서 암세포를 파괴하고, 성장을 중지시키는 치료 방법이다. 자궁경부암 치료에 있어 외부 골반에 쪼이기도 하고, 질강 내에 방사선이 나오는 물질을 넣어 내부에서 쪼이기도 하는데, 2가지 방법을 같이 할 수도 있다.

외부 방사선 치료는 1주일에 5일씩 총 28회, 매일 약 5분간 시행한다. 내부 방사선 치료가 필요한 경우 주 3회씩 총 6회의 치료가 추가로 시행될 수 있다.

(7) 치료 부작용

치료 시작 이후 2~3주가 됐을 때 설사 및 속옷에 혈액이 비칠 수 있는데, 이는 방사선이 장내에 경미한 염증을 일으키기 때문에 생기는 것이다.

4. 항암 화학 요법

수술, 방사선 치료와 다르게 암을 치료하기 위해 항암제를 사용하는 치료로서 전신적 요법으로 진행된다. 이것은 단독 사용보다는 수술, 방사선 치료와 같이 시행한다.

자궁경부암 수술 후유증 중 가장 흔한 4가지 증상은 림프부종, 갱년기 증상, 배변 장애, 장폐색 등이며, 환자에 따라 나타나는 증상의 양상과 정도에는 차이가 있다.

림프부종은 림프순환의 문제로 발생하는데, 자궁경부암 수술 후유증은 주로 다리와 하체 위주로 나타난다. 림프순환 문제와 부종 발현은 개인에 따라 회복 양상에 차이가 있기에 수술 후 적극적인 관리를 통해 일상 속 불편함을 개선하는 것이 중요하다. 자궁이나 난소를 절제한 경우 여성호르몬의 불균형이 일어나면서 난소 기능이 정지되어 폐경이 찾아올 수 있으며, 그에 따라 우울과 짜증, 안면 홍조 등 갱년기 증후군과 비슷한 여러 가지 증상들이 나타날 수 있다.

자궁을 적출할 때 난소와 난관을 함께 제거하면서 골반 내 신경이 손상되면 소변과 대변 배출에 이상이 생길 수 있다. 또한 방광과 연결된 신경이 손상되는 경우 잔뇨감이나 뇨폐 증상을 느낄 수 있다. 장폐색은 장이 유착되면서 대변이 지나가지 못하는 상태를 뜻하는데, 격렬한 복통과 구토가 빈번하게 나타날 수 있고, 심한 경우 생명에 지장을 줄 수 있으므로 각별한 주의가 필요하다.

수술 전후에는 빠른 회복 및 후유증 완화를 위해 적극적인 관리를 진행해야 한다. 앞에서 언급했던 것처럼 후유증은 환자에 따라 나타나는 정도와 양상에 차이가 있으나, 육체적인 고통과 더불어 심리적인 고통까지 수반하게 만들어 삶의 질을 현저히 떨어뜨릴 수 있기에 암 환자에게 수술 후 관리는 선택이 아닌 필수라고 볼 수 있다.

암 치료에 있어 수술만큼이나 중요한 항암 치료는 흔히 손발 저림이나 시림 등과 같은 후유증을 초래한다. 이러한 환자의 경우 심장 박동에 맞춰서 하지 혈액을 심장으로 올려주며, 막혀 있는 혈관을 개방시켜 혈액순환에 직접적인 효과를 발휘하고, 후유증 개선뿐만 아니라 암 환자의 피로감을 개선하고 활력을 증가시키는 효과를 기대할 수 있다. 미국 메이요클리닉 체외 역방동 치료(EECP) 센터장인 그레고리 바니스(Gregory W. Barness) 박사와 미국 피츠버그대 심혈관 센터장인 오즐렘 소란(Ozlem Soran) 박사는 체외 역박동 치료가 혈관 기능의 향상을 도와주므로 비안전형 협심증, 울혈성 심부전, 급성 심근경색 환자 등을 대상으로 치료할 수 있다고 했다.

EECP 혈액순환 요법과 병행할 때 치료 성적 향상에 도움을 주는 면역 치료 방법은 고주파 온열 암 치료다. 이는 암 조직에 고주파 전류를 공급해 온도를 상승시켜 열에 취약한 암세포를 선택적으로 파괴하는데, 암 조직에 직접적인 손상을 가하는 한편, 정상조직에는 영향을 주지 않는다는 장점이 있다. 또한 면역 주사 요법 중 하나인 싸이모신 알파1 치료는 암 치료 과정에서 흔히 발생하는 오심, 구토, 식욕부진 등의 부작용을 최소화하는 데 도움을 준다. 이는 우리 몸 안의 면역을 담당하는 흉선이라는 기관에 자연적으로 존재하는 면역 조절 물질을 이용한 것으로, 자연살해세포인 NK 세포를 활성화시켜 암세포를 파괴하는 기전을 가졌다. 이는 면역 조절 물질과 면역세포 활성화를 통해 암세포를 공격하며, 항암 치료 과정에서 급격하게 떨어진 환자의 면역 기능을 보강해서 빠른 회복을 돕는다.

5. 수술 후의 재활 통합종양마사지

골반강 안의 장부 활성화는 보행할 때 힘이 작용되는 방향과 크기에 따라서 둔부 근육의 조화에서 불균형을 초래한다. 난소암 환자의 마사지 프로토콜은 전형적인 근·골격계의 문제도 보지만, 연조직 섬유화로 인해 다리를 아래로 뻗을 때 나타나는 통증은 이상근의 유착이나 비활성화로 인해 탄력을 점점 잃게 되며, 통증으로 경련을 일으킨다. 이상근은 꼬리뼈와 고관절 사이로 지나가는 좌골신경을 압박해 통증과 다리 저림을 발생시켜 디스크로 혼동시킨다. 대퇴부 뒤쪽과 하지 비복근에 이르기까지 비정상적인 신경학적인 증상, 국소적인 통증이 나타난다. 계단을 올라가거나 쪼그리고 앉을 수 없게 된다. 둔부 근육의 비활성화는 발목관절의 비활성화와 발가락이 땅에 디뎌지는 힘의 균형에 결정된다. 골반강 안의 장부 활성화에 영향을 미친다.

자궁경부암의 통합종양마사지는 경락 경혈 마사지, 발반사건강법, 색채 치유, 귀반사건강법에 있어서 기본은 난소암과 동일하다. 다만 암 환자의 병기나 임상 치료를 받는 중에 나타나는 제 증상들에 따라서 가감하면 호전될 수 있다.

난소암

1. 난소암의 발생

난소암은 한국 여성의 생식기에 발생하는 암 중 자궁경부암 다음으로 발생 빈도가 높다. 본래 폐경기 이후의 여성들에게 주로 발병했지만 최근 4년 사이 20~30대의 젊은 환자가 32%나 증가할 정도로 연령층이 낮아지고 있다. 난소암은 여성암 사망률 1위로 예후가 좋지 않은 편인데, 그 이유는 암이 발병한 후 복강 내 전이가 일어나는 3기가 될 때까지 증상이 전혀 없는 경우가 많기 때문이다. 실제로 난소암 환자의 2/3는 난소암 3기 이상에서 처음 난소암 진단을 받는다. 3기, 4기의 5년 생존율은 약 30%로 낮은 편이다.

난소는 골반강 내에 노출되어 있어 암이 난소 피막을 뚫고 나오면 곧 골반강과 복강 내로 번지는 성향이 있어 난소암 3기에서 진단받는 경우가 많다. 난소암 3기와 말기 증상으로는 막연한 복부 불편감, 소화불량, 가벼운 식욕 감소, 복부 또는 허리 통증, 불규칙한 생리와 폐경 후 출혈, 복수에 의한 복부팽창, 하복부에서 만져지는 덩어리, 잦은 소변이나 변비, 체중 감소 등이 있다.

난소암이 초기에 발견되는 경우는 초음파 검사나 진찰 도중에 우연히 발견되는 경우가 많다. 1기에 발견해서 치료할 경우 5년 생존율이 85~90%에 달하는 만큼 최소 1년에 1회 정도 산부인과에 방문해서 골반 진찰, 골반 초음파 검사 및 CA125 검사(암세포를 암시하는 난소암과 관련된 단백질로서 종양표지자 검사를 뜻함) 등 규칙적으로 정기검진을 하면 조기 진단과 완치에 많은 도움이 된다. 또한 치료 후 관리를 위해 항암 음식을 지속적으로 섭취하면 증상 완화와 관리에도 도움이 된다.

2. 난소암의 원인

난소암은 대표적인 여성 암으로서 국가 암 등록 자료에 따르면 매년 2,000~2,500명 정도의 새로운 난소암 환자가 발생하고 있다. 보통 폐경 후 발생 빈도가 높은 것으로 알려져 있지만, 최근 30~40대 젊은 여성의 발생률이 꾸준히 증가하고 있어 난소암에 대한 각별한 주의가 필요하다. 특히 초기 증상이 뚜렷하지 않아 진단이 늦어지는 이유로, 생존율은 낮고 사망률이 높아 조기 발견 및 적극적인 관리가 매우 중요한 암이다.

난소는 자궁의 양옆에 위치한 생식샘으로 살구씨 모양을 하고 있으며, 여성호르몬을 만들고, 난자들과 생식세포를 저장하는 역할을 담당한다. 난소암은 말 그대로 난소에 발생한 암을 의미하며 암의 조직에 따라 크게 상피세포암, 배세포종양, 성삭 기질 종양으로 구분한다. 난소 표면의 상피세포에서 발생하는 난소 상피세포암이 전체 난소암의 90% 이상을 차지한다. 난소암은 골반 깊이 자리 잡고 있어 초기에 자각증상이 없고, 증상이 있더라도 경미해서 어느 정도 병기가 진행된 상태에서 난소암을 진단받게 된다. 흔히 볼 수 있는 증상으로는 전신 부기, 골반 및 복부 통증, 포만감, 절박뇨, 빈뇨 등이 주로 나타나며, 그 외에도 비정상적인 출혈, 구토, 식욕감퇴, 더부룩함 등 초기 위장질환과 비슷한 증상으로 오인해서 지나치기 쉽다.

난소암의 정확한 원인은 없으나 난소암에서 흔히 발생하는 난소 상피세포암의 경우 가족력을 들 수 있다. 가족 중에 난소암 환자가 있는 경우 난소암 발생 위험이 무려 10배 이상 높아지는 것으로 알려져 있어 가족력이 있다면 반드시 정기적인 검진이 필요하다. 또한 유방암과 난소암은 밀접하게 연관되어 있어 유방암일 경우 난소암이 생길 가능성이 높고, 난소암의 경우에도 유방암 발생 위험이 높다. 배란 횟수가 적을수록 난소암 발생 위험이 낮아지며, 출산 횟수가 1회이면 출산을 하지 않은 여성의 비해 약 10%가량 발병 위험이 감소한다. 따라서 출산 횟수가 많을수록 난소암의 발병률이 낮아지게 된다. 그 외에도 발암물질에 의한 환경적 요인이나 고지방식의 서구화된 식습관도 난소암의 위험을 증가시키는 것으로 보고 있다.[18)]

3. 난소암의 수술적 치료

난소암 치료에서 가장 중요한 것은 수술이다. 수술로 최대한 종양 제거 후 초기 난소암을 제외하고 종양의 크기, 암세포의 종류, 환자의 상태에 따라 항암 화학 요법을 병행한다. 항암제는 전신에 작용해 암세포를 억제하지만 정상적인 세포에도 영향을 주기 때문에 구역, 구토, 식욕 저하, 백혈구와 혈소판 수 감소, 빈혈, 탈모, 말초신경병증 등의 부작용이 발생할 수 있다.

난소암은 치료 후 부작용, 후유증에 대한 적극적인 관리가 중요한 암이다. 따라서 수술 후 부작용 및 전이 재발 방지를 위해 면역 치료를 병행함으로써 삶의 질 향상은 물론, 추가적인 항암효과를 기대할 수 있다.

4. 수술 후의 재활 통합종양마사지

골반강 안에서 장부를 싸고 있는 장간막의 활성화와 발가락, 발목, 고관절의 유동성을 목표로 마사지해야 한다. 보행의 문제가 오랜 시간에 걸쳐 쌓일 때 고관절의 가동 범위가 정상보다 좁아져 보행에 불편을 느끼며, 결국 통증을 느끼게 된다. 골반강 안에서의 장부의 활성화가 중요한 것은 인체 전반에 걸친 체형이 균형을 잃을 때 장기가 눌리고 압박을 받게 되므로 발가락 10개가 온몸을 받치는 힘에 미치는 영향이 매우 중요하기 때문이다.

5. 경락 경혈 마사지

족소음신경(足少陰腎經)의 경맥은 족소지(足小趾)의 하면에서 시작하며,

비스듬히 발바닥 중앙의 용천혈(涌泉穴)을 거쳐 발의 주상골조융하면(舟狀骨粗隆下面)에 있는 연곡혈(然谷穴)로 나오고, 안쪽 복숭아뼈의 후면을 따라서 발뒤꿈치에 분포한다. 따라서 상향해 족태음비경과 삼음교(三陰交)혈에서 교회하고, 비장근(腓腸筋)을 거쳐 더 위로 올라가 슬와의 내측을 경유 다시 위로 대퇴 내측 후방을 연해 올라가 미골(尾骨)의 끝부분에 있는 독맥의 장강혈(長强穴)을 교회한다. 그리고 척추의 안쪽을 관통해 신(腎)에 속하고, 방광을 락(絡)한 후 아울러 임맥의 관원(關元), 중극(中極)을 교회한다. 그 일조 분지는 신(腎)에서 직상해 간(肝)과 횡격막을 거쳐 폐로 들어간 다음, 후(候), 인두(咽頭)를 따라 혀에 분포한다. 또 다른 일조 분지는 폐에서 분출해, 심(心)과 서로 연락되며 흉부에 산포된다.

정(精)이란 몸의 근본이다. 두 사람의 신(神)이 서로 부딪쳐 하나가 되어 형(形)을 만든다. 항상 몸이 생기기 전 먼저 생겨나는 것을 정(精)이라고 했다. 이렇게 물려받은 것을 선천의 정이라고 한다. 또 하나는 오곡의 진액이 섞여 기름이 되는데 이것이 뼈의 구멍으로 스며들어 골수와 뇌, 오장육부를 채운 뒤 생식기로 흘러간다. 이것이 생명 활동에 쓰이는 후천의 정이다. 매일 먹는 음식 중의 정수가 정(精)이 되기 때문에 정이라는 글자는 쌀 미(米)와 푸를 청(靑)이 합쳐져서 만들어졌다. 건강한 사람이 정을 간직하기는 3되를 간직한다. 사람이 한번 교접에서 반 홉의 정을 잃게 된다. 잃기만 하고 채워주지 않으면 정이 고갈되고 몸이 지치게 된다. 정이 소모되면 기(氣)가 쇠하며, 기가 쇠하면 병이 오고, 병이 오면 위태로워진다. 신(腎)이 정(精)을 장(臟)한다는 말은 2가지 의미를 포괄한다. 하나는 오장육부의 정을 장(臟)하는 기능이고, 다른 하나는 생식방면의 정을 장하는 기능이다.

오장육부의 정은 생명활동에 필요한 기본적인 영양물질로써 수곡(收穀)에서 유래된다.

신(腎)은 이것을 저장했다가 오장육부 수요에 따라 수시로 공급하고 있는 것이다. 《소문, 상고 천진론》에는 "신(腎)은 수(水)를 관장하며 오장육부의 정을 받아 이를 저장한다"라고 했다. 생식 분야의 정은 남녀교접 후 음액으로서, 인류가 번식할 수 있는 가장 기본적인 물질이다. 사람의 몸이 성숙하면 자연적으로 정기(精氣)가 충만되어 생식작용을 영위할 수 있게 되는 것이다.

바로 이런 정은 선천적인 신기(腎氣)가 후천적인 오장의 정기와 결합함으로써 전화(轉化) 및 생성되는 것으로 신에 저장된다. 정의 생성, 저장, 공급은 모두 신(腎)이 주관하는 것으로 임상에서 흔히 볼 수 있는 유정(遺精), 조설정(早泄精), 또는 정액 부족, 불임, 음위 등의 병은 모두 신(腎)에 그 원인이 있다. 치료는 먼저 신(腎)의 치료부터 착수해야 한다.

마사지를 받는 사람이 왼쪽 무릎을 굽히고 누운 자세로 있으면 마사지하는 사람은 발바닥부터 마사지하는데, 왼손은 발목을 잡고 오른손은 발등을 잡은 자세로 엄지를 세워 발바닥의 용천혈(湧泉穴)과 그 부근을 천천히 마사지한 후에 연곡혈(然谷穴), 조해혈(照海穴)을 마사지한다.

발목 위부터는 양손을 쭉 뻗어 네 손가락은 정강이 바깥쪽을 감싼 자세로 엄지를 세워서 걸음마식으로 무릎 아래까지 마사지한다. 태계혈(太谿穴), 부류혈(復溜穴), 축빈혈(築賓穴), 음곡혈(陰谷穴) 순서로 정강이 안쪽에 홈이 옴폭 들어간 곳에 엄지를 넣고 마사지를 한다.

넓적다리의 가장 안쪽 부위를 손바닥의 뿌리 부분을 이용해 걸음마 식으로 서혜 부위까지 족소음 경근을 풀어준 후에 엄지를 세워서 홈이 옴폭 들어간 곳에 엄지를 넣고 마사지한다. 이런 식으로 정강이와 넓적다리를 2회 정도 풀어준 후에 굽혔던 왼쪽 다리를 펴주고 다시 오른쪽 다리를 굽히게 해 동일한 방법으로 오른쪽 다리를 풀어준다.

6. 발반사건강법

생식기계 질환의 발반사 마사지는 골반이 연결되는 척추 전반에 걸친 균형이 중요하며, 요추와 골반강 안에 있는 장기의 활성화가 매우 중요하다.

먼저 요추는 5개의 추골로 구성되어 있고, 체중의 대부분을 지탱하는 역할을 하며, 거의 모든 운동을 담당하고 있기에 다른 추골에 비해 크고 무겁다. 전진, 후퇴, 좌우 이동 및 앞뒤로 구부리고 펴는 것 등의 힘은 모두 요추에서 나온다. 요통의 원인은 피로(육체적, 정신적)와 운동장애인데, 허리를 삐끗해 생긴 좌섬요통은 거의 물건을 들다가 일어나며, 내장의 질환으로도 올 수 있다. 반사구의 위치는 흉추 반사구의 아래 부위로서 복사뼈 바로 아래까지다. 관련 질환으로는 허리통증, 요추 돌출, 요추 질환 등이다. 따라서 척추를 지지대로서 함께 장기를 보호하는 골반강 안에 있는 장기들의 활성화는 매우 중요한 역할을 하는데, 이 원리는 발가락 10개가 땅을 내딛을 때의 힘과 균형이 매우 중요하다.

좌우측 발 마사지는 먼저 스트레칭 정맥 마사지와 기본 반응구역인 부신, 신장, 수뇨관, 방광, 요도를 마사지한 후 생식기와 생식선을 마사지한다. 남녀 모두 위치가 같은데 자궁, 전립선, 난소, 고환 반응구역은 [그림 37]에 나타나 있다.

(1) 생식선(난소, 고환, 골반)

여성의 난자는 한 쌍으로서 골반 깊숙한 곳에서 생성되고, 에스트로겐과 프로게스테론이 분비된다. 난소는 난자의 생산과 성숙 및 배란을 유도하고 생식주기에 영향을 미치는 여성호르몬을 분비한다. 고환은 음낭 내에 들어 있는 납작한 타원형의 기관으로 정액과 정자를 생산한다. 한 쌍으로 된 고환 길이는 4~5cm, 무게는 12~15g 정도로서 정자를 보호하는 테스토스테론 정액과 정자를 생산하고 근육 발달에 관여한다.

반사구 위치는 양 발바닥의 뒤꿈치 종골의 중앙으로 성 기능, 월경불순, 생리통, 불임증, 갱년기 종합 장애 증상, 정력 감퇴, 불면증 개선 등의 효과가 있다.

(2) 생식기(자궁, 전립선)

전립선은 정자를 보호하고 영양분을 공급해 운동을 촉진시킴으로써 난자와 수정하도록 돕는다. 전립선은 방광 밑에 붙어 있고 그 중앙으로는 요도가 관통한다. 약알칼리성 액체를 분비해서 정자의 운동을 촉진하고 사정에 앞서 요도를 부드럽게 해 산성인 오줌의 유해 작용에서 정자를 보호하는 역할을 한다.

자궁은 태아 수용, 영양분 제공, 출산 시 자궁벽을 강하게 수축해 태아를 밀어내는 등의 중요한 역할을 담당하므로 변화가 많이 일어나는 곳으로 방광과 직장이 팽창하면 자궁을 압박한다. 또한 모체 안에서 발육하기 좋도록 수정란을 보호하고 영양분을 제공한다.

반사구의 위치는 양발의 안쪽 측면, 뒤꿈치 복사뼈 아래의 오목한 부위 후방에 위치한다. 반사구의 자극 효과로는 자궁 종양, 월경통, 월경불순, 자궁의 처짐, 자궁질환, 전립선 비대, 전립선 염증, 혈뇨, 요도 통증, 소변 곤란에 활용되면 좋다.*

| 선골/미골

골반의 후벽을 형성하는 뼈로서 태어날 때는 5개이지만 성인이 되면 하나로 융합된다. 골반은 선골에 의해 강화되며, 선골은 모든 뼈를 받치고 서 있는 주춧돌 같은 역할을 하는 부분으로 선골 반사구를 자극하면 잘못된 자세로 인해 체형이 틀어져서 생기는 각종 유발 증상을 막을 수 있다.
좌골 신경통에 배우 효과적인 반사구다. 반사구의 위치는 요추 반사구의 아래 부분이며, 관련 질환은 골다공증, 좌골신경통, 척수염, 미골손상 등이 있다.

| 내미골(안쪽 꼬리뼈)

자궁암, 난소암, 전립선암, 직장암, 방광암 수술 후에 통증을 수반하는 사례가 있다. 태어날 때는 3~4개다가 성장하면서 하나로 된다. 미골은 앉거나 넘어질 때 손상되기 쉬운 부위며, 방광, 수뇨관, 직장과도 신경이 연결되어 있다. 반사구의 위치는 발뒤꿈치 안쪽 위에서 아래까지며, 관련 질환은 좌골 신경통, 미골의 손상 후유증 등이다.

---

* 발반사건강법에 대한 설명과 정맥마사지 관련 내용은 01. 갑상선암에서 언급한 것과 동일하므로 생략한다.

| 외미골(바깥쪽 꼬리뼈)

꼬리뼈 바깥쪽 부위로 3~4개의 미추가 융합해 1개의 미골을 형성한다. 제1추만이 추골의 일반적인 모습으로 선골 하단과 관절로 연결되어 있으며, 나머지는 거의 퇴화된다. 미골통증은 갑자기 허리를 부딪혔을 때나 의자에 앉는 자세가 나쁠 경우에 생기기 쉽고, 두통이나 좌골 신경통을 일으키기도 한다. 반사구의 위치는 발뒤꿈치 바깥쪽 위에서 아래까지다. 관련 질환은 좌골 신경통, 미골 손상 후유증 등이다.

| 고관절(엉덩이뼈 관절)

골반과 대퇴골을 이어주는 관절로서 사람의 직립 체위에 있어서 좌우의 하지를 연결해 신체를 지탱하는 관절이다. 이 관절에 이상이 생기면 어깨의 병을 유발시키는 경우가 많으므로 주의를 요하는 곳이다. 고관절이 굳어지면 무릎과 발목 등에 통증을 느끼기도 하며 고관절의 내 외전 및 각도 이상은 보행과 발의 변형 또는 기형의 원인이 된다. 생리적 구조는 대퇴골과 골반이 만나는 곳으로서 대퇴골두가 장골에 끼워져 있는 형태인데 고관절에 다리로 흐르는 굵은 혈관, 신경, 임파관이 통과한다. 관절의 통증은 노화 현상 외에 염증과 외상이 원인이 되어 간접적으로 변형성 관절증이 되는 경우가 있다. 골반과 대퇴골을 이어주는 관절로 팔과 어깨를 연결하는 견관절과 같은 기능을 한다. 꽉 끼는 신발을 오래 신어도 보행 시 부자연스러운 자세로 인해 고관절 통증이 온다.

반사구 위치는 양쪽 발의 안쪽 복사뼈 밑부분과 바깥쪽 복사뼈의 밑부분 지점이다. 관련 효과로는 대퇴 기능과 고관절 기능을 도와준다. 고관절 통증, 좌골 신경통, 요통, 다리의 피로 회복에도 좋다.

| 상반신 임파선

겨드랑이 밑에 모여 있는 임파선의 총칭으로 림프구의 생성과 면역계를 유지시키는 작용을 지배하며, 전신의 임파망을 통해 개체를 방어하고 보호한다. 임파액은 혈액 순환과는 다른 계통을 통해 전신을 흐르면서 항체 생성과 면역에 관계한다.

반사구 위치는 양쪽 발의 바깥쪽 복사뼈 아래 비골, 경골의 말단부위다. 해부학적 구조로는 항체 생성에 중요한 역할을 하고 급·만성 감염증일 때 수가 증가한다. 림프절, 흉선, 비장 등 림프계에서 만들어지는데 임파선 중에서 겨드랑이와 어깨의 경계에 흐르는 임파선을 말한다. 임파액은 노폐물을 운반하고 세균의 침입을 막는 역할을 한다. 임파관에 산재되어 있는 임파절에서 임파액에 있는 유독물질을 걸러낸다. 면역력의 열쇠는 혈액에 있으며, 강하게 유지하려면 백혈구 중 T임파구를 특히 강하게 해야 한다. 화를 내면 T임파구가 약해지고, 편안함을 느끼거나 웃을 때는 T임파구가 강해진다. 반사구는 입방골의 접합부 관절 부분으로 각종 염증, 감기 증상, 몸살, 저항력 저하에 좋다.

| 하반신 임파선

허리 주위에 모여 있는 임파선을 총칭하며, 세균이나 바이러스의 증식과 활동을 방어·보호한다. 면역을 일으키는 체계는 항원의 중요한 요소 중 하나다. 하반의 결합조직, 복강과 흉강 내 소화관에도 있고 맹장의 충수 편도선, 비장도 임파 계통에 속한다. 혈장 속에 임파액이 들어 있으나 혈장의 저농도는 임파액이 부족해 감마 글로부린이 부족한 것을 의미한다. 따라서 세균이 침투해도 저항할 임파가 부족해 체온의 변화가 없어서 병든 것 같지 않으나 실은 병이 이미 난 것이다. 해부학적 구조는 납작하고 구형, 타원형 또는 신장형이며, 주위의 다른 조직과 경계가 뚜렷하고 크기는 매우 다양하다. 반사구 위치는 양쪽 발의 복사뼈 안쪽 오목한 지점이다. 관련 효과로는 각종 염증, 하반신 임파선이 붓는 증상, 부스럼증 개선, 항암 능력 증대다.

| 서혜부(사타구니)

대퇴부의 기부를 말하며, 임파선과 하복부 및 허리, 다리에 이어지는 부분이다. 동맥, 정맥, 신경이 모여서 발에 분포된 반사 신경을 몸 전체에 보내는 역할을 한다. 임파선과 하복부 및 허리에서 다리로 이어지는 동맥, 정맥, 신경이 모여 통하는 곳으로서 하지는 발에 분포된 반사 신경을 몸 전체에 보내는 역할을 하므로 건강과 바로 직결되는 부위다. 해부학적 구조는 복부와 대퇴부를 경계하는 부위로서 좌, 우 양측에 신경, 동맥, 정맥, 정관, 고환거근, 자궁원삭인대 등이 지나가는 부위다. 남성에게는 탈장이 잘 생기기도 한다. 반사구 위치는 양 발목 부근 거골과 연결된 경골의 관절 부위에서 약간 오목한 부위다. 관련 효과로 다리 저림, 생식기계통 기능 강화, 생리통, 생리불순, 하지냉증, 면역력 강화에 좋다.

| 그림 37 | 자궁경부암과 난소암의 발반사건강법

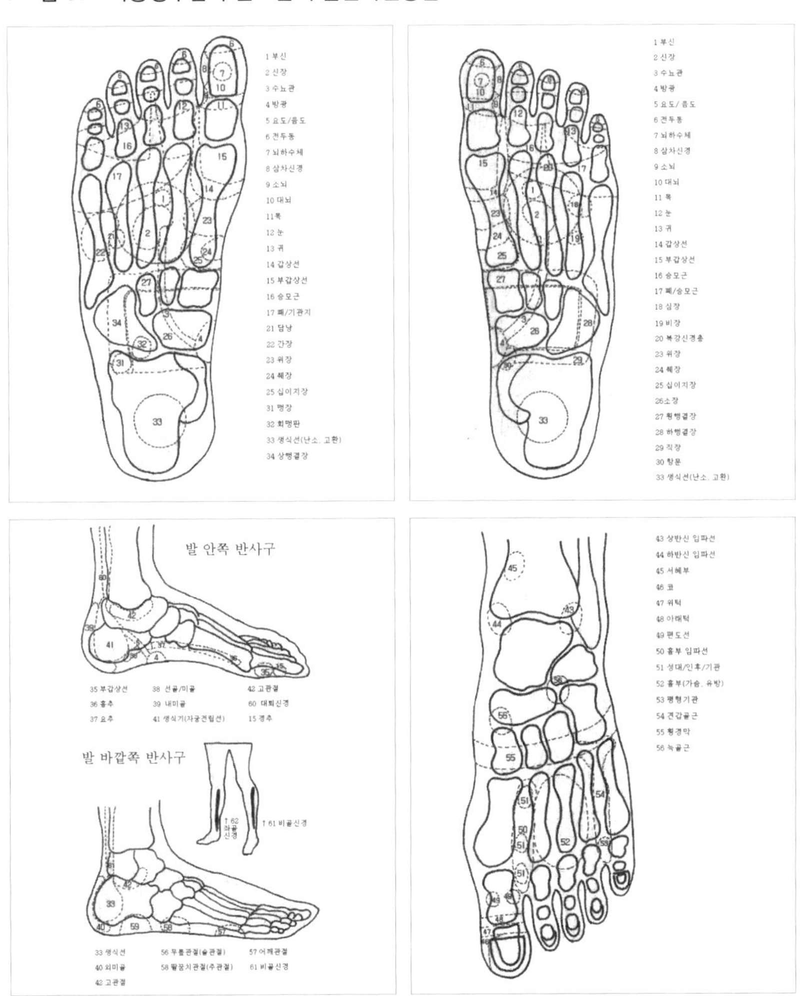

출처 : 소정룡, 《발반사건강법》 참고, 그림과 처방은 저자 제공

7. 색채 치유

인체는 몸이 안 좋을 때 스스로 색깔을 바꾼다. 건강할 때와 병들었을 때의 얼굴색이 다른 것은 바로 인체의 정보체계에서 필요한 색깔을 요청한 결과로 볼 수 있다. 즉, 얼굴색의 변화는 내 몸의 세포가 필요한 색을 얼굴을 통해 받아들이고자 하는 자연스러운 욕구다. 예를 들어 비위가 병들면 얼굴이 노래지고, 신장이 병들면 얼굴이 검어진다. 심장병이 있는 사람은 얼굴이 붉어지고, 폐에 병이 있는 사람은 얼굴이 희게 변한다. 체했을 때 얼굴이 노랗게 되는 것 역시 빛으로부터 노란색의 에너지를 더 받기 위해 얼굴색을 변화시키는 것이다. 인체는 병이 들면 필요한 색에 따라 변화하는 카멜레온이다. 대부분의 한의사들은 얼굴의 색깔 변화를 통해 병을 알아냈지만, 그 색깔이 바로 그 사람의 병을 치료하고 있다고는 생각하지 못했다. 이런 사실로 볼 때 색을 이용하는 색채 치유란 병이 난 곳의 피부에 고유한 정상적인 빛이나 색을 투사하거나 칠함으로써 통증을 없애는 치료를 말한다.[19]

빨간색은 12경락에서 심장의 컬러에 속하지만 인도의 정통의학인 아유르베다에서는 생식기 차크라 컬러다. 빨간색의 에너지가 건강한 사람은 정력적이고 활동적이며, 신체는 항상 건강하다. 면역체계 기능 역시 최상의 상태며, 대체로 마른 체격이고, 근육질의 몸매를 갖고 있다. 말과 행동이 빠르고 외향적이며, 용감하고 자립적 의지를 가진 사람으로서 포용력이 있어서 다른 사람들을 감싸주는 능력이 있으며, 뛰어난 리더십을 발휘한다. 땅에 굳건히 발을 내딛어 사회에 확실하게 적응할 수 있고, 야심적으로 일하기 때문에 목표하는 일을 성취해 성공하는 사람이다.

반대로 빨간색의 조화가 깨지면 돈에 대한 욕구와 집착이 강해져 돈과 물질이 손에 들어와도 안심하지 못하며, 호색적이고 폭력적인 행동을 한다. 다른 사람의 말이나 행동에 민감하고, 자신의 마음에 들지 않을 경우 공격적이거나 호전적이다. 상대방이 자신보다 못하다고 여겨지면 거만하고 무모하며 사나워지기도 한다. 소유욕이 많아 착취하는 경향이 있고, 보수적이어서 안주하며 권력을 추구한다. 생각 없이 열광하고 행동하며, 만족할 때까지 집착하고, 지나치게 감정적이어서 자신을 조절할 수 있는 힘을 잃어버려 정열이 분노로 바뀔 가능성이 높다. 그 결과 이기적이거나 고집불통이 되어 화를 자초하기 쉽다. 빨간색에 너무 노출되면 완고해지고 고집이 세져 남을 용서할 줄 모르고 화를 잘 내며 무자비해지는 경우도 있다.

아유르베다 의학에서는 이를 똬리를 틀고 있는 코브라로 묘사했으며, 우리는 하나라는 인간의 영성을 깨우는 것을 상징하고, 원초적인 생명 에너지의 흐름을 관장하며, 신체에 힘과 활력을 준다. 순환계와 생식계의 작용과 사지의 기능에 연결되어 고환과 난소, 발과 다리의 활동과 연관되며, 신체 전반적인 면역체계를 관장하는 차크라다. 척추를 다스리고, 창자의 기능 중에서 직장과 항문에 관여하며, 정서적, 정신적 영적 건강의 기초가 되는 이곳의 쿤달리니를 적절히 자극하면 두려움을 해소시킬 수 있다.

| 그림 38 | 자궁경부암, 난소암의 색채 치유(컬러 275페이지 참고)

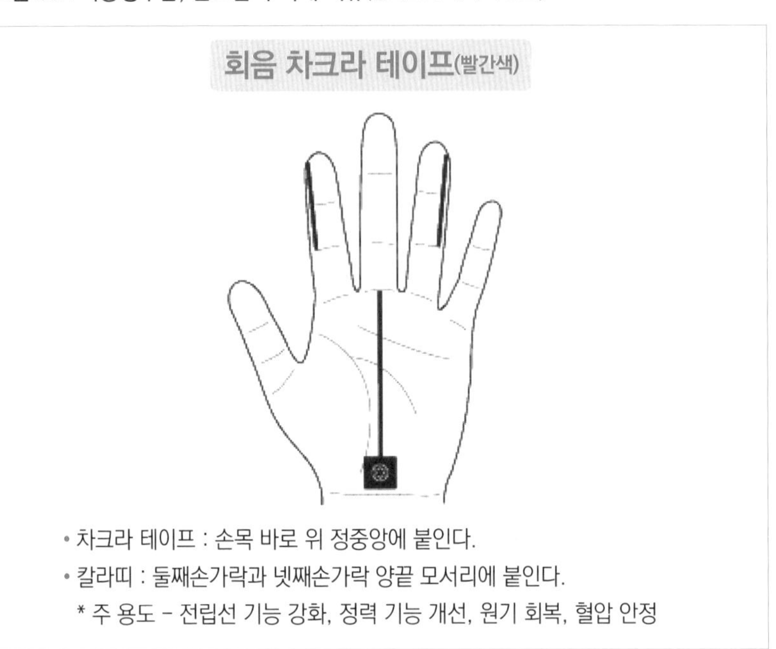

출처 : 박광수, 《SECRET, LIGHT & COLOR, 우주의 빛과 색으로 치유한다》

물라다라 차크라의 빨간색이 과잉일 때는 빨간색의 보색인 초록색을 이용해서 빨간색의 부정적인 면을 차분히 가라앉힌다. 빨간색의 보색인 청록색을 입히면 순하고, 신선하며, 마음이 넓은 푸른 초원 같은 느낌을 줘 성격을 개선시킬 수 있다. 고혈압, 중풍, 심장병, 혈액순환 장애 등 질병의 예방도 가능하다. 빨간색 에너지가 부족한 경우는 신체적으로 만성피로와 에너지 상실을 경험했다거나 우울할 때인데, 이럴 때 하체에 빨간색 에너지를 주면 기운을 얻는다. 따라서 생식기 질환이 있거나 폐경기가 온 여성은 빨간색 속옷을 입는 것이 좋다.

8. 귀반사건강법

골반강 안에서 세균 또는 바이러스 감염에 의해 여성의 생식기에 염증이 생기는 질환으로 난소와 난관까지 균이 침범하면 분비물 냄새와 생리 양이 증가하고 하복부에 통증을 일으킨다. 골반강 점을 중심으로 삼각와까지 점 모양 또는 모양 없이 붉어져 있고, 융기됐다. 간혹 구진이나 암홍색의 주름이 보이기도 한다. 또한 부스러기와 광택이 있으면 내분비에는 흰색 반점이 생겨 있다. 생식기 반응 구역을 누르면 통증이 심하고 내분비, 꼬리뼈 및 선골을 눌러도 통증을 느낀다. 난소에서 분비되는 프로스타 그란딘이 지나치게 분비되면 자궁근육이 과도하게 수축되어 하복부 통증과 설사나 구토, 피로 등의 증상을 보이게 된다. 생리 이상은 나이에 들어감에 따라 많이 나타나며, 특히 폐경에 가까울수록 흔히 나타난다. 하복부의 통증과 요통 등이 발생하는 것은 스트레스나 과로, 신체 허약이 원인인 경우가 많고 자궁에 기질적인 병이 있어도 나타난다.

폐경에는 자궁 구역에 점 모양의 백색 반응이 있고, 부스러기가 생기며, 광택이 없다. 생리불순으로 자궁 구역이 붉어져 있고, 부스러기가 생기며, 혈관이 확장되어 보이기도 한다. 기능 실조성 자궁출혈의 경우 자궁 구역이 부풀어 올라 있으며, 신장에 흰색 반점이 보이고, 내분비에 암홍색의 반점이 보인다. 생리 시 통증이 있는 경우 내분비와 비장 구역에 압통이 있고 폐경된 경우 자궁과 내분비에 압통이 있다.

- 기본반응구역 : 신문, 교감, 내분비, 피질하, 자궁꼬리뼈 및 선골, 삼초
- 상응반응구역 : 비장, 간, 신장, 난소, 심장, 허리뼈
- 상응반응점 : 난소점, 연중점, 이첨점 골반강점, 복점, 뒷머리점, 내생식기점, 연중점, 신상선점

| 그림 39 | 자궁경부암과 난소암의 귀반사건강법

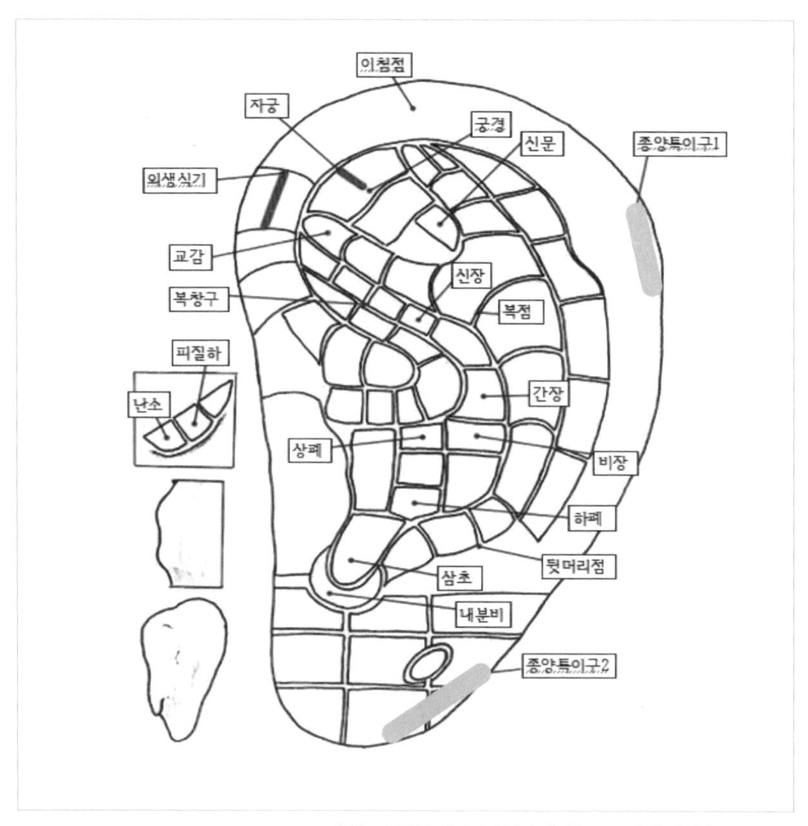

출처 : 소정룡, 《귀반사건강법》 참고, 그림과 처방은 저자 제공

10

전립선암

1. 전립선암의 발생

전립선암의 주요 위험요인은 나이, 인종, 남성호르몬, 가족력, 비만, 직업 등으로 인한 유해물질에의 장기 노출 등인데, 이 가운데 나이와 인종은 바꿀 수 없지만, 나머지 요인들을 적절히 관리하면 전립선암 발생 가능성을 줄일 수 있다. 전립선암은 분화도가 가장 좋은 1등급부터 가장 낮은 5등급까지 나뉘며, 이 분류 방식은 도널드 글리슨(Donald Gleason)이라는 병리학자가 제시한 것으로 대부분 전립선 세포에서 발생하는 선암이다. 전립선암은 종양세포의 성장 속도가 느리며, 다른 부위로 옮겨 가지 않는 양성 종양과 세포 성장이 빠르고 주위 조직과 다른 신체 부위로 퍼져 나가 생명까지 위협하는 악성 종양으로 나뉜다.

전립선비대증 등이 양성 종양이며, 전립선암은 악성 종양이다. 세포는 정상적인 통제에서 벗어나 계속 증식하면서 주변의 다른 조직으로 암세포가 인접한 조직에 파고들어 침윤되기도 하고, 혈관이나 림프관을 통해 멀리 떨어진 조직으로 전이되기도 한다. 정상 세포처럼 살면서 기능을 다하면 사멸되어야 하지만 죽지 않고 계속 돌연변이로 증식해 종괴를 형성하게 되는데, 이러한 덩어리를 종양이라고 한다. 여러 가지 원인으로 인해 만들어진 덩어리들은 인체의 취약한 곳을 공격하기도 하고 양질의 영양분을 소진하면서 더욱 확장시켜 면역력을 더 떨어지게 한다.

세포핵의 이상 소견이나 종양 조직의 분화 정도, 세포학적 이형성(異形成, dysplasia)의 정도가 주요 변수인데, 이런 요소들은 암의 임상적 예후와 밀접하게 연관된다. '이형성'이란 세포가 종양성으로 증식하는 것을 말하며, 종양 조직의 구조와 특성이 정상 조직과는 다르다. 도널드 글리슨이라는 병리학자가 제시한 방법을 통해 약(弱) 확대 현미경에서 봤을 때 나타나는 선(腺(gland), 샘)의 형태를 분화도가 제일 좋은 1등급부터 가장 나쁜 5등급까지 나눈다. 이는 종양 조직의 분화도(정상 조직과 비교한 세포의 분화 정도)를 분류하는 여러 방법 중 예후를 잘 내다보게 해준다.

① 1등급은 밀집해 뭉쳐진, 하나의, 분리된, 둥근, 단일 형태의 선(腺, 샘)들이며 종양의 경계가 잘 구분된다.

② 2등급은 하나의, 분리된, 둥근, 비교적 단일 형태의 선(腺)들로 한

개의 선 크기에 이르는 기질층에 분리되고 종양의 경계가 비교적 구분된다.

③ 3등급은 하나의, 분리된, 여러 가지 크기의 불규칙적인 선(腺)들로 체 모양 또는 유두 모양의 종양이며, 경계가 불분명하다.

④ 4등급은 침습적인 코드의 융합된 선(腺)들을 지닌 종양으로 유두상, 체 모양 또는 고형의 작은 선들로 구성됐으며, 세포는 작고, 검거나 투명하다.

⑤ 5등급은 면포 모양의 종양 배경에 선(腺)이 거의 없으며, 기질층을 침습하는 종양 세포가 코드형 또는 판형으로 구성된다.

2. 전립선의 구조와 전립선암의 발생 기전

조직학적으로 전립선은 샘 조직과 이를 둘러싼 섬유근 조직으로 이루어진 부성선(副性線) 기관이다. 정상적인 전립선의 선체(腺體), 즉 샘 조직들은 요도를 중심으로 동심원 형태로 배열되어 있으며, 여기에서 나온 15~30개의 도관이 가운데의 전립선 요도에 연결되어 있다.

전립선(前立腺, prostate)은 '전립샘'이라고도 하는데 방광 바로 밑에 있는 밤톨만한 크기의 남성 생식기관으로, 정액의 일부를 만들어내고 저장하는 역할을 한다. 길이 4cm, 폭 2cm, 깊이 2cm 정도에 무게는 성인 평균 15~20g이다. 위로는 방광경부, 즉 방광에서 요도로 이행하는 부위와 인접해 앞쪽의 치골 전립선 인대에 고정되고, 아래로는 비뇨 생식 격막에 의해 고정되어 있으며, 뒤쪽은 튼튼한 근막에 의해 직장과 분리된다.

전립선 림프관은 내장골(內腸骨) 림프절, 외장골, 림프절, 천추(薦椎, 엉치척추뼈), 림프절, 방광 림프절 등으로 림프액을 보낸다. 한편 전립선의 정맥총(靜脈叢 : 가는 정맥들이 굵은 정맥으로 이어지는 부위에 형성된 망상 입체 구조의 혈관 다발)은 음경의 심배부 정맥이라는 것과 합류해 내장골 정맥으로 혈액을 배출한다. 전립선 정맥총은 척추 주위의 정맥총과 교류가 많으며, 이 때문에 전립선암의 척추 전이가 많이 발생하는 것으로 알려졌다.

1912년 로슬리(Lowsley)는 전립선을 5개의 엽(葉, lobe), 즉 전엽·중엽·후엽과 2개의 측엽으로 구분했으나, 엽구조 개념은 1968년 맥닐(McNeal)이 제시한 구역(zone) 개념에 의해 대체됐다. 맥닐은 전립선의 샘 조직을 요도에 대한 위치, 병리학적 병변, 발생학적 근거 등에 따라 중심대(帶), 말초대, 이행대, 전섬유근성 기질(前纖維筋性基質), 그리고 전립선 괄약근대의 5구역으로 분류했다. 이러한 분류는 전립선의 해부학적 구조와 일치할 뿐 아니라 주요 질환의 발생 양태와도 부합하기 때문에 임상적으로 유용한 구분법으로 인정되고 있다.

전립선에 생기는 암의 95%는 관선방 분비상피(管腺房分泌上皮)에서 발생하는 선암이고, 5%는 이행상피암(移行上皮癌)이다. 또 선암의 85%가량은 앞에서 본 맥닐의 구역 분류에서 말초대(末梢帶)라고 한 부분에 발생한다. 전립선에 생긴 전암성(前癌性) 변화를 '전립선 상피 내 신생물'이라고 하는데, 이는 전립선암 환자의 약 3분의 1에서 발견된다. 그중

분화도가 나쁜 고 악성도의 신생물은 침윤성 전립선암, 즉 인접 조직으로 번지는 성질을 지닌 암의 80%에서 발견되는 만큼, 먼저 생긴 병변이 더 중대한 병으로 이어졌다고 판단되는 경우에 전립선암의 전구(前驅) 병변이다.[20)]

2022년에 발표된 중앙암등록본부 자료에 의하면 2020년에 우리나라에서는 247,952건의 암이 새로이 발생했는데, 그중 전립선암(C61)은 16,815건, 전체 암 발생의 6.8%로 6위를 차지했고 남성에게 발생하는 암 중에서는 3위를 차지했다. 인구 10만 명당 조(粗)발생률(해당 관찰 기간 중 대상 인구 집단에서 새롭게 발생한 환자 수, 조사망률도 산출 기준이 동일)은 32.7건이다. 연령대별로 보면 70대가 43.0%로 가장 많았고, 60대 31.5%, 80대 이상 17.1%의 순이다.[21)]

전립선암은 가족력, 유전력과도 연관된다. 다른 암들과 마찬가지로 전립선암도 세포의 암적 변화를 억제하는 유전자의 기능이 떨어지고 암적 변화를 유도하는 유전자가 활성화되면 암세포가 활성화된다. 동물성 지방이 많은 육류를 과다하게 먹는 것에 의해서도 촉진될 수 있으며, 남성호르몬의 영향도 받는다. 전립선암은 고령에서 많이 발생하고, 유전적 소인, 남성호르몬의 영향, 서구적인 식이 습관(특히 고열량 지방 섭취 증가) 등과 관련 있다. 그 외에 전립선의 감염성 질환, 성관계 횟수, 사회경제적 상태 등도 영향을 미치는 요인으로 알려져 있다. 임상적 증상을 일으키지 않는 잠재성과 조기 암이 많고, 어떤 환자에게서는 공격적으로 빠른 진행을 보이는 데 비해 늦은 성장 속도가 특징이다. 일본과 한국의 전립선암은 서양 전립선암과는 다르게 글리슨 점수가 높고, 크기에 비해 공격적으로 빠르게 진행하는 암이 많은 인종학적 특성을 가지고 있다.

최근에는 전립선암에 대한 사회적 관심의 증가와 빠른 전립선암 환자 증가 추세, 인구의 고령화, 암 검진의 보편화, 혈중(혈청) 전립선 특이항원(PSA, prostate-specific antigen) 측정 검사 도입과 경직장(經直腸) 초음파 검사와 향상된 전립선 MRI 검사 및 생검 등 진단 기술의 발전에 따라 조기 진단되는 경우가 증가하고 있다.

미국 국립암연구소(National Cancer Institute)에서 실시한 7년간의 전립선암 예방 연구 결과에 따르면, 남성호르몬 억제제를 복용한 남성에게서 24.8%의 전립선암 유병률(有病率, 어떤 시점에 일정한 지역이나 집단의 인구 중 특정 질환의 환자가 차지하는 비율) 감소 효과가 나타났다고 한다. 그러나 18개 코호트 연구를 종합한 메타분석에서는 혈중 남성호르몬 농도와 전립선암 발생 간에는 별다른 관련이 없는 것으로 나타났다. 코호트 연구(cohort study)는 요인대조 연구라고도 하며, 특정 요인에 노출된 집단과 그렇지 않은 집단을 추적해 연구 대상 질병의 발생률을 비교함으로써 해당 요인과 질병 발생의 관계를 조사하는 것이다.

3. 전립선암 진단 방법

전립선암 증상 중 배뇨 문제들은 전립선비대증에서도 다양하게 나타나는 만큼 혈중 전립선 특이항원(PSA) 검사, 직장 수지 검사, 전립선 MRI, 경직장 초음파 검사와 생검 등이 조기 진단에 도움이 된다. 종양의 조직학적 분화도 확인, 방광내시경, 각종 영상진단법, 골반강(骨盤腔) 내 림프절(이하 '골반 림프절') 절제술 등을 시행한 후 모든 소견을 종합해 판정한다. 영상진단법으로는 골(뼈) 전이 여부를 알아보는 골 스캔, PSMA/Ga-PET CT, 주위 조직 침습 여부와 골반 림프절로의 전이 여부를 알기 위한 복부 전산화단층촬영(CT), 자기공명영상 검사(MRI) 등이 이용된다.

직장 수지 검사는 항문을 통해 직장 속으로 수지(手指), 즉 손가락을 넣어 전립선 후면을 만져보며 전립선의 크기와 딱딱한 정도, 주변 조직과의 관계를 짚어내는 검사로서 의사가 간단하면서도 안전하게 시행하는 방법이다. PSA 검사가 일반화된 요즘에도 전립선 내에 국한된 암을 발견하는 수단으로 매우 유용해서 50세 이상 남성은 매년 직장 수지 검사를 받도록 권고하고 있다.

PSA는 전립선의 상피세포에서 생성되고, 정액의 액화(液化)에 관여하는 단백질 분해효소며, 전립선암의 진단에 매우 중요한 종양표지자이므로 전립선암이 있으면 수치가 올라간다. 이때 혈중 PSA 수치는 암이 없어도 나이가 들수록 증가하고, 같은 나이라도 인종에 따라 다르다. 전립선암의 유병률(有病率)이 낮은 동양인의 경우, 전립선 크기가 작고 PSA의 정상 수치가 서양인보다 낮기 때문에 서구의 기준을 그대로 적용하면 암을 놓칠 위험이 있다.

직장 수지 검사로 확인되지 않는 병변을 발견하고, 그와 관련해 전립선의 용적을 계산하기 위해 경직장(經直腸), 즉 직장을 통해서 하는 초음파 검사(transrectal ultrasound, TRUS)를 시행하며, 정낭(精囊, 정관의 끝에 위치하며 정액을 생산하는 주머니)이나 전립선 피막(皮膜)의 침범 여부를 파악해 국소적 병기를 결정하는 데도 이용된다. 하지만 경직장 초음파 검사에서 암이 의심되는 경우 중 실제 암으로 확인되는 비율이 낮다는 단점이 있어서 이를 보완하기 위해 최근에는 혈류 증가를 관찰할 수 있는 색도플러(color Doppler) 초음파 검사를 보조적으로 이용하고 있다.

혈중 PSA 검사에서 전립선암이 의심됐으나 경직장 초음파 검사에서는 특별한 병변이 보이지 않았을 경우에는 전립선 6~12곳의 조직 생검을 한다. 진단하기 위한 조직 검사는 주로 경직장 초음파의 유도 아래 침생검(針生檢, needle biopsy)을 하며, 항문을 통해 직장에 초음파 기구를 넣어 전립선을 관찰하면서 전립선을 여러 구획으로 나누어서 각각의 구획에서 조직을 채취한 후 병리 검사를 하는 방법이다.

혈중 PSA 수치가 1ml당 10ng(나노그램)미만이면서 뼈에 동통(疼痛), 즉 쑤시고 아픈 증상이 없는 환자들은 전이가 발견될 가능성이 낮기 때문에 골 스캔을 시행하지 않아도 된다.

영상 검사를 통한 진단 방법의 하나로 골(骨) 스캔(bone scan, 뼈 스캔)

이 있다. 전립선암은 말기에 뼈로 전이되는 경우가 많은데, 이를 확인할 때 방사성 동위원소를 이용한 골 스캔을 시행한다. 방사선학적으로 활성화된 소량의 물질을 정맥 내로 주입하고, 모든 뼈에 그 물질이 침착될 때까지 한 시간 이상 기다린 뒤 핵의학 카메라로 약 30분간 환자의 뼈를 검사하는 방법이다. 골 스캔은 전립선암의 골 전이 확인에 가장 좋은 검사법이나, 모든 환자에게 시행하지는 않는다.

암덩이까지 포함한 전립선의 크기를 측정하고 암이 주위 조직에 얼마나 침습했는지, 골반 림프절로 전이됐는지 등을 확인할 때 복부 전산화단층촬영(CT)이나 자기공명 영상(MRI) 등의 영상 검사를 한다.

골반 림프절 절제 후 조직 검사는 개복하지 않고 복강경을 이용하기도 하지만, 임상적 병기가 높지 않고 혈중 PSA 수치가 1ml당 10ng(나노그램) 미만, 글리슨 점수가 7 미만인 경우에는 골반 림프절 전이 가능성이 매우 낮으므로 병기 결정을 위한 림프절 절제술을 생략할 수 있다. 근치적 전립선 적출술(절제술) 직전에 시행하며, 임상적으로 국소 전립선암의 약 5~12%에서 골반 림프절 전이가 발견되는 만큼 전이 여부를 미리 아는 것은 치료 방침을 결정하는 데 중요하다.[22]

4. 수술과 호르몬 치료

전립선암 수술은 로봇 수술로 삶의 질을 향상시키게 됐다. 처음에는 개복 수술을 시행했으나 이후 복강경이 도입됐고, 2005년부터는 로봇을 사용하는 수술법이 도입됨에 따라 현재는 50% 이상을 로봇 수술로 치료하고 있다. 로봇 수술의 뒤를 이어 개복 수술, 회음부를 여는 방법, 복강경 수술 등의 빈도로 수술이 이루어지고 있다. 수술에서 방광과 요도를 연결할 때 90도 가까이 직각으로 연결해줘야 하므로 난도가 높은 수술이다. 전립선은 가장 아랫부분의 골반 안쪽에 자리하고 있어 사람이 손으로 수술하게 되면 관절의 움직임에 제한이 따를 수 있다. 하지만 로봇 팔은 자유자재로 꺾이기 때문에 골반 깊숙이 자리한 전립선암 수술에 용이하다. 게다가 복강경은 카메라가 1차원 평면으로 보이는데 비해 로봇은 3차원까지 구현할 수 있어 보다 깊이감을 분명하게 알 수 있다는 장점도 있다.

로봇 수술은 개복 수술에 비해 흉터가 작을 뿐 아니라 수술에 따른 스트레스 또한 적어 환자의 회복 속도가 빠르다. 출혈과 통증이 많지 않다는 것도 장점이다. 다른 암처럼 제거하기만 하면 되는 것이 아니라 방광과 요도를 연결해주면서 신경이나 필요한 구조물을 세밀하게 남겨둬야 하는 등 수술이 까다로운 편이다. 이때 로봇 수술은 10~15배 정도 확대해서 보여주기 때문에 개복 수술보다 시술자의 시야 확보가 쉬워서 잘 보이지 않는 발기신경과 같은 가느다란 신경을 보존하는 데도 유리하다. 하지만 수술 경비가 많이 든다는 점은 단점이다. 전립선암은 일반적인 암과는 달리 90%가 뼈로 전이된다. 이렇게 뼈에까지 전이되면 참을 수 없을 정도의 심한 고통을 유발하며 환자를 괴롭힌다. 전문가들은 전립선 특이항원(PSA)이 뼈에 있는 칼슘과 잘 붙는 특성과 관련이 있다고 추정하고 있다. 이런 특성 때문에 간혹 디스크 수술을 받으러 왔다가 전립선암을 발견하는 경우도 있다.

전립선암의 외과적 호르몬 치료는 대부분 전립선암의 1차 요법이다. 전립선이나 고환을 제거하면 호르몬 생산이 중단되는데, 많은 경우 이것이 필요한 모든 치료다. 경구 약물 치료는 전립선암이 진단되거나 중재 없이 관찰 기간 후에 시작할 수 있다. 항안드로겐 치료는 테스토스테론 수용체를 차단해 테스토스테론이 전립선암 세포에 부착할 수 없도록 한다.

경구 약물인 비칼루 타미드(카소덱스)는 더 진행된(3기 또는 4기) 전립선암의 1차 치료제의 일부며, LHRH 작용제/GnRH 차단제는 황체 형성 호르몬(테스토스테론 생산을 자극하는 호르몬)의 생산을 중단해서 테스토스테론 생산을 저하시킨다.

고환 기능 차단제는 약물이나 수술을 통해 신체가 테스토스테론을 생성하지 않도록 고환을 작동하지 않게 만든다. 화학적 거세로는 고환 절제술(고환의 수술적 제거)을 통해서 진행성 또는 재발성 전립선암에 대한 치료를 한다.

전립선암에 대한 호르몬 치료는 안드로겐을 차단하려고 한다. 유방암 치료법과 유사하게 전립선암 치료법은 테스토스테론 수용체를 차단하거나 테스토스테론 생산을 중단하도록 설계됐다. 호르몬 치료는 전립선암의 후기 단계에 가장 자주 사용된다. 미국 암 학회(American Cancer Society)는 "연구에 따르면 '전립선암 초기에 호르몬 요법을 받은 남성'이 암이 진행되거나 증상이 나타날 때까지 치료를 받지 않는 남성보다 더 오래 산다"라고 밝혔다.[23)]

전립선암 환자의 경우 비뇨기과 전문의가 참여해서 호르몬 치료가 생식 기관에 미치는 영향을 모니터링한다. 많은 호르몬 치료가 기능에 영향을 줄 수 있다. 비뇨기과 전문의는 환자의 변화를 모니터링하고 전반적인 기능과 관련된 부작용 관리를 돕는다.

전립선암에 대한 호르몬 치료는 체내에서 이용 가능한 테스토스테론의 양을 감소시켜 다양한 부작용을 초래하는데, 성 기능 장애, 흉부 압통, 안면 홍조, 피로, 요실금, 뼈가 약하거나 뼈가 소실되는 경우, 피로, 근육통 및 관절통, 당뇨, 심장 질환, 뇌졸중 또는 기타 심혈관 질환을 초래한다.

남성호르몬의 영향을 많이 받는 전립선암은 뼈에 전이된 경우에도 항암제 대신 남성호르몬을 제거해주면 좋은 효과를 볼 수 있다. 호르몬 분비를 억제시키는 약물을 맞으면 뇌에 작용해서 남성호르몬의 분비를 억제시키는데, 최근에는 약물이 좋아져서 한 번 맞으면 약효가 한 달 동안 유지된다. 효과가 3~6개월 동안 지속되는 약제도 있어 주사에 대한 부담이 적다. 하지만 성욕이 생기지 않고, 성 기능이 저하되는 등의 부작용이 있다. 최근에는 이런 부작용을 해소하기 위해 남성호르몬은 분비되게 하되, 암세포에 가지 않도록 하는 약이 개발되기도 했지만, 2년 이상 지나면 약물에 대한 내성이 생겨 호르몬과 관련 없는 악성 암으로 발전된다. 이를 '호르몬 불응성 전립선암'이라고 부르는데, 불행하게도 호르몬뿐 아니라 약물에도 반응이 없다. 물론 일부 효과가 있기도 하지만 2~3년간의 수명을 연장해줄 뿐이다.

종양 지표인 전립선 특이항원(PSA) 검사를 통해서 암의 재발을 비교적 빨리 확인할 수 있으며, 보통 6개월~1년 전부터 전립선 특이항원 수치인 PSA가 상승하기 때문에 미리 2차로 방사선 치료나 호르몬 억제 치료를 하게 된다. 다른 암은 CT나 MRI를 찍어봐야 재발, 전이 상태를 알 수 있지만 전립선암은 쉽게 재발 상태를 알 수 있기에 'PSA 재발', 또는 '생화학적 재발'이라고 한다.

생존 기간의 수치는 다른 4기 암의 생존율과 비교하면 아주 높은 편이다. 특히 전립선암은 미국 등의 선진 국가에서 발생이 많기에 현재 진행성 전립선암이나 전이암에 대해서 약제들의 연구가 상당히 많이 진행되고 있다. 과거에는 2년 정도에 불과했지만 현재는 5년 생존율이 적게는 30%, 암세포가 퍼지지 않았다면 40~50% 정도다.[24)]

전립선 조직에 암세포가 생겨서 증식하면 요도를 압박해 소변이 잘 나오지 않고, 다 보고 난 후에도 소변이 남아 있는 듯한 잔뇨감이 들며, 오줌 줄기도 가늘어진다. 소변이 급박하게 마렵거나 심지어는 참지 못하고 지리는 등의 증상이 나타나며, 낮이나 밤이나 소변을 자주 보게 되고, 어떤 경우에는 소변이 전혀 나오지 않는 급성 요폐(尿閉)를 일으키기도 한다. 육안으로 확인되는 혈뇨가 나오기도 하고, 간혹 정액에 피가 섞여 나오기도 한다. 전립선의 종양이 커지면서 방광 배출로 폐색에 따른 증상이 더 심해진다.

전립선암이 더욱 진행되면 요관 폐쇄에 의한 수신증(水腎症, '물콩팥증'이라고도 하며 요로나 방광으로 나가지 못한 오줌이 신장에 들어차 신우와 신배가 늘어나 있는 상태)과 신부전(腎不全) 증상, 골 전이에 의한 뼈의 통증, 척추 전이로 인한 요통이나 좌골신경통 등이 나타나게 된다. 이러한 증상들은 물리적이거나 기능적인 방광경부(방광에서 요도로 넘어가는 부분) 폐쇄에 따른 것이다. 대부분의 전립선암은 전립선의 다섯 구역 중 요도 주위의 이행대(移行帶)가 아닌 말초대(末梢帶)에 생기므로 병변이 작은 초기 암에서는 방광경부가 폐쇄될 가능성이 매우 낮다.

암이 전립선 요도나 방광의 삼각부(trigon)라는 곳으로 국소 침윤했을 경우, 혹은 암에 동반된 전립선비대증에 의해 혈뇨가 나올 수 있다. 정액에 피가 섞여 나오는 혈정액증은 전립선암에서 흔한 것은 아니지만 노년층에서 이런 증상이 보인다면 암일 가능성이 높다. 피가 섞여 나오는 오줌은 전립선암에 비특이적이며, 흔하지 않아서 환자의 15% 미만에서 생긴다.

국소 침윤이 심화됐을 때의 증상은 전립선암 국소 침윤의 후반기에 나타나고, 광범위한 전이의 가능성을 시사하는 것으로 암의 직장(直腸) 침범과 음경지속발기증(priapism, 성적 자극이 없는데도 음경이 통증을 수반하며 지속적으로 발기해 있는 증상)이 있다. 직장 침범 시에 흔한 증상은 변비, 복통, 직장 출혈, 간헐적인 설사 등이다. 신기능의 부전이나 요독증과 관련된 증상이 나타날 수 있고, 무뇨(無尿), 핍뇨 같은 '소변 감소증'이 올 수 있으며, 부종과 액체 저류 현상이 생긴다.

전립선암이 생긴 것을 모르다가 전이로 인한 증상을 통해 암을 발견하는 경우가 있으며, 일부 환자는 조기에 원격전이가 나타나기도 한다. 가장 흔한 증상 중 하나가 허리나 엉덩이 부위의 불편함인데, 전립선암 전이 환자에게 간헐적이고 매우 심한 통증이다. 골 스캔 검사들을 보면 전립선암은 척추뼈, 늑골, 골반뼈, 대퇴골, 어깨뼈 등에 잘 전이되며, 대퇴골, 상완골(위팔뼈), 척추뼈 등에 병리학적 골절이 생기는데, 병리적 골절이란 외상이 아니라 뼈의 병리적 변화로 인해 뼈가 약해져서 골절되는 것을 말한다. 어떤 경우에는 원격전이 소견 없이 전립선 주변 부위를 광범위하게 침범하기도 한다. 골반 림프절과 골반뼈, 척추뼈 등이 흔히 전이되는 곳이다.

전립선암에서 남성호르몬 억제 요법을 시행하면 발기부전, 성욕 감퇴, 근육량 감소와 근력의 약화, 그리고 감정의 잦은 기복 등이 올 수 있고, 환자의 삶의 질과 자긍심, 타인과의 관계 형성에 영향을 미칠 수 있다.

골다공증과 그로 인한 골절은 남성호르몬 억제 요법을 시행한 후 수년 후에 임상적 중요성이 나타나는데, 남성호르몬 억제 요법 이전의 성선 기능 저하, 흡연, 마른 체형 등이 위험 요인이 될 수 있다.

빈혈은 치료를 시작한 후 5~6개월경에 심해지며, 대개 혈색소(헤모글로빈)의 10% 이상이 감소되다가 빈혈에 의한 호흡 곤란, 피로가 올 수 있다.

안면 홍조는 폐경기 여성들이 경험하는 것과 비슷해서 얼굴과 목, 가슴 위쪽 등에 갑작스럽게 뜨거운 느낌이 들며, 몇 초에서 한 시간까지 지속된다. 건강에는 별다른 해를 주지 않지만, 상당히 불쾌할 수 있다. 이처럼 갑작스럽게 폭발적으로 열이 발생하는 이유는 에스트로겐 부족으로 인해 피부 밑의 혈관이 확장하기 때문이며, 이로 인해 땀이 나면 몸이 정상으로 돌아가는 데 도움을 준다. 예측이 불가능한 안면 홍조의 발생은 사람마다 발생 여부가 다르다.

체중이 증가하고, 피부 탄력이 없어지며, 머리카락이 늘어지는 등 신체상의 작은 변화들 역시 흔한 부작용이다. 하지만 음성의 톤이 여성적으로 변한다든지, 대머리 남성의 모발이 다시 많아진다든지 하는 일은 생기지 않는다. 최근에는 호르몬 치료를 받은 환자들에서 치매 발생률이 높다는 보고가 있다. 호르몬 치료의 기간에 따라 인지기능 장애가 증가한다는 보고도 있다. 하지만 아직까지 무작위 전향적 연구가 없어 호르몬 치료의 직접적인 인지기능 영향에 관한 인과관계가 확실하게 증명된 바는 없다. 지금까지의 연구 결과에서는 호르몬 치료를 받은 환자들에게서 치료기간에 비례해 알츠하이머성 치매는 증가한다고 보고되고 있다.

5. 방사선 치료

3차원 입체조형 방사선 치료(3D-CRT)는 정상 조직이 방사선을 과도

하게 쬐지 않도록 방사선치료기(주로 선형가속기)의 회전축을 종양에 위치시키고 여러 방향에서 조사(照射)하며, 모든 방향에서 방사선을 받지만 정상 조직은 일부 방향에만 노출되므로 부작용을 줄일 수 있다. 3차원 입체조형 방사선 치료는 CT 영상을 기반으로 종양과 그 주위 조직을 3차원 입체 영상으로 재구성한 후 다엽 콜리메이터(multi-leaf collimator, 多葉視準器)라는 부가 장치를 이용해 개구부(開口部, 방사선이 나오는 곳)의 모양을 방향별 종양 형태에 맞춰 변화시키며 방사선을 쏘는 방법이다. 이렇게 하면 통상적 방사선 치료보다 정상 조직을 더 잘 보호하고 종양에는 더 많은 방사선을 조사할 수 있는데 거의 많은 종양에 사용되고 있다.

영상유도 방사선 치료는 특별한 경우를 제외하고 주 5회씩 7~8주에 걸쳐 70~80Gy(gray, 물체가 흡수한 방사선의 양을 나타내는 단위로, 1그레이는 1kg의 물질에 1줄(J=joule)의 방사선 에너지가 흡수되는 것)를 조사한다.

전립선암의 경우 치료 중 1~2cm 정도 움직일 수 있으므로 치료 전에 초음파나 전산화단층촬영(CT)으로 위치를 확인한 후 보정함으로써 정확도를 높일 수 있다. 이를 위해 개발된 방법이 영상유도 방사선 치료(image-guided radiation therapy, IGRT)며, 대개는 선형가속기에 CT 영상장치를 부착하거나 토모 치료(tomotherapy)장치를 사용한다. 토모치료기는 고에너지 엑스선을 이용한 세기 조절 방사선 치료기와 전산화 단층촬영기를 결합한 것이다.

양성자선과 X선의 깊이선량 곡선(depth-dose curve)은 여러 입자 중 가장 가벼운 수소의 핵(양성자)을 가속해 암 치료에 사용하는 것인데, 양성자 치료(proton beam therapy, proton therapy)라고 한다. 다른 입자선에 비해 2차 방사선 오염이 적어 가장 깨끗한 선량 분포를 나타내는 장점이 있다. 전립선암 유병률이 높은 미국에서는 양성자 치료가 가장 많이 쓰이며, 국내에서도 2007년부터 임상에 적용하고 있다.

전립선암 치료는 수술과 방사선 치료(토모 치료 등), 항암제, 중입자 치료, 양성자 치료가 대표적이다. 중입자 치료와 양성자 치료는 통칭으로 '입자선 치료'로 불리며, 이는 방사선 치료의 한 종류다.

중입자 치료와 양성자 치료의 장점은 암 수술처럼 전신마취를 하지 않아도 되며, 수술 상처도 없기에 신체에 미치는 영향도 최소화할 수 있다는 것이다. 그리고 발기장애나 배뇨장애 등의 부작용도 수술과 비교해 매우 낮은 점 또한 뛰어난 장점이라고 할 수 있다. 중기 또는 진행기 전립선암에서는 수술보다도 치료 성적이 뛰어나다.

전립선암에 대한 일본에서의 중입자 치료와 양성자 치료는 10년 이상의 오랜 임상을 거쳐서 그 치료 효과와 안전성이 입증되어 2018년부터 정식으로 의료보험이 적용됐다.

방사선 치료(토모 치료 등)와 비교했을 때는 전립선 주변 장기에 조사하는 방사선의 양을 줄일 수 있기 때문에 부작용이 매우 적다. 그리고 직장과 방광에 조사하는 방사선 선량을 대폭 줄일 수 있기 때문에 직장 출혈이나 혈뇨 등의 부작용이 적다. 단점은 수술과 비교했을 때 부작용을 일으킬 가능성이 있다는 것이다.

일반적으로 중입자 치료가 양성자 치료에 비해서 그 강도가 약 3배 정도 강하다고 하며, 양성자 치료보다 좀 더 세밀하게 조사(照射)할 수 있다. 하지만 전립선암의 경우 두 치료법의 치료 횟수는 동일하게 12회인데, 이에 따른 치료 예후의 차이는 거의 없다고 한다.

중입자 치료를 받기 위해 일본으로, 독일로 찾아다녔던 한국인들의 경우 2023년에 세브란스병원에서 주 4회씩 3주 동안 치료받을 수 있게 됐는데, 양성자 치료를 30회씩 받아야 했던 것에 비하면 비용과 시간이 훨씬 절약된다. 양성자 치료는 탄소 입자의 무게가 12배(수소 입자) 이상 무거워서 파괴력이 2~3배 강하다. 준비 작업 때문에 10~20분 정도 시간이 걸리지만 중입자를 직접 쐬는 시간은 1분 30초 정도로 아주 짧고 다른 장기에도 영향이 적다.

방사선의 일종인 중입자와 양성자는 방사선 특유의 강력한 전리작용(電離作用)이 암세포의 DNA를 파괴하는 원리로 암 치료에 사용된다. 방사선이 체내를 통과할 때 그 주위 조직을 구성하고 있는 원자에 에너지를 부여하는데, 이 에너지에 의해서 원자 내의 전자가 외부로 튀어나올 때의 움직임을 전리작용이라고 한다. 전리작용은 2가지 특징이 있는데, 암세포의 유전자 내에 있는 원자에 전리작용이 시작되면 암의 DNA가 파괴되는 직접작용이 있으며, 전리작용이 체내의 수분에 작용하면 프리라디컬(Free Radical : 활성산소로서 자유기 또는 유리기라고 불린다)이 발생하고, 이 물질 또한 암세포의 DNA를 파괴하는 역할을 하는 간접작용이 있다.[25)]

3차원 입체조형 방사선 치료는 종양의 형태에 따라 개구부의 형태만 맞추지만, 세기 조절 방사선 치료(intensity-modulated radiation therapy,

IMRT)는 그에 더해 각 부위에 들어갈 선량까지 조절한다. 3차원 입체 조형이나 세기 변조 방식에 비해 양성자 치료 시에 좌우 양측의 단순한 치료 계획에도 불구하고, 직장과 방광에 가는 선량이 훨씬 적다는 것을 알 수 있다.

근접 방사선 치료는 방사성 동위원소를 종양 부위에 직접 삽입하거나 접촉시켜서 치료하는 방법을 말한다. 이 중 직접 삽입하는 것이 조직 내 근접 치료며, 장점은 정상 조직의 방사선 노출을 피하면서 종양에 많은 방사선을 조사할 수 있다. 전립선암에서 저선량 동위원소를 영구적으로 전립선에 삽입하는 방법(seed implantation, 자입치료)은 저위험군에서 수술이나 외부 방사선 대신 단독으로 사용하고, 한시적으로 도관을 넣은 후 고선량 동위원소(이리듐-192)를 통과시켜 치료하는 방법은 중등도 이상의 위험군에서 외부 방사선 치료와 병행하는 경우가 많다.[26)]

6. 경락 경혈 마사지

전립선암 환자들에게 경락 경혈 마사지는 다양하게 접근해야 된다. 비뇨생식기계로만 관찰하면 안 되고 간장, 신장, 비장 경락을 마사지해야 한다. 경락의 이론을 바탕으로 무엇이 우선순위인지에 따라 발가락 10개의 힘의 균형과 함께 변화된 체형을 조절하기 위해 환자의 전체를 봐야 한다.

족궐음간경(足厥陰肝經)의 경맥은 엄지발가락 외측 지갑각(趾甲角)의 뒤쪽으로 시작해 상향해서 발등을 따라 내과 전방 1촌(寸) 되는 부위에 이른다. 다시 위로 올라가 족태음비경의 삼음교혈(三陰交穴)을 교회하고, 내과 상방의 8촌(寸)되는 부위에서 다시 족태음비경과 교차하며 비경의 후면으로 행한다. 그리고 슬 내연을 거쳐 대퇴 내측을 따라 복부로 진입, 족태음비경의 충문혈(衝門穴) 및 부사혈(府舍穴)을 교회하고 다시 하행해 음모 부위에 분포한다. 생식기를 돌고 난 후 위로 올라가 소복(小腹)으로 와서 임맥의 곡골혈, 중극혈, 관원혈(關元穴) 등을 교회하고, 위(胃)를 올라가 간(肝)에 통속하고 담(膽)에 연락된다. 다시 여기서 상향해 횡격막을 통과해서 맥기(脈氣)가 협늑부에 분포된다.

그 후 기관(氣管) 및 후두의 후면을 따라 더 위로 인두부로 진입하고, 상악(上顎)을 지나 눈까지 올라와 눈의 주위 조직에 연접(連接)된다. 다시 상향해 전액부(全額部)에 분포되고, 독맥과 두정부에서 회합한다. 일조분지는 눈에서 하향해 면협(面頬)을 거쳐 입술에 도달한 후 입술을 환요한다. 또 다른 일조 분지는 간(肝)에서 분출해 횡격막을 통과해서 폐에 분포한다.

족소음신경(足少陰腎經)의 경맥은 족소지(足小趾)의 하면에서 시작하며, 비스듬히 발바닥 중앙의 용천혈(涌泉穴)을 거쳐 발의 주상골조융하면(舟狀骨粗隆下面)에 있는 연곡혈(然谷穴)로 나오고, 안쪽 복숭아뼈의 후면을 따라서 발뒤꿈치에 분포한다. 따라서 상향해 족태음비경과 삼음교(三陰交)혈에서 교회하고, 비장근(腓腸筋)을 거쳐, 더 위로 올라가 슬와의 내측을 경유, 다시 위로 대퇴 내측 후방을 연해 올라가 미골(尾骨)의 끝부분에 있는 독맥의 장강혈(長强穴)을 교회한다. 그리고 척추의 안쪽을 관통해 신(腎)에 속하고, 방광을 락(絡)한 후 아울러 임맥의 관원(關元), 중극(中極)을 교회한다. 그 일조 분지는 신(腎)에서 직상해 간(肝)과 횡격막을 거쳐 폐로 들어간 다음 후(候), 인두(咽頭)를 따라 혀에 분포한다. 또 다른 일조 분지는 폐에서 분출해, 심(心)과 서로 연락되며 흉부에 산포된다.

족태음비경의 경맥(經脈)은 엄지발가락, 즉 족무지 내측의 말단 은백(隱白)에서 시작해 엄지발가락 안쪽으로 발등과 발바닥의 경계선인 족적백육제(足赤白肉際)를 따라 제1척관절 돌기(第一跖關節突起)의 후면을 지나 상향 내과 전변(內踝前邊)에 이르고, 위로 올라가 하퇴내측을 통과한 후 경골후연(脛骨後緣)을 쫓아서 족소음신경 및 족궐음간경과 교차하고 족궐음간경의 전면으로 천출하며 슬관절 안쪽 위로 주행, 대퇴 안쪽의 전면을 뚫고 통과해 위로 올라가 복부에 이른다.

복부에서 임맥(任脈)의 중극(中極), 관원(關元), 하완혈(下脘穴) 등과 교회한 후 비(脾)에 속하고, 위(胃)에 락(絡)한다. 그리고 다시 상향해 족소양담경의 일월혈(日月穴)에 교회하고, 족궐음간경의 기문혈(期門穴)에 상회(相會)한다.

횡격막을 통과해 식도 양옆으로 올라가며 수태음폐경의 중부혈(中府穴)을 경과하고, 인후 양방을 따라 설근부(舌根部)에 도달해 설하(舌下), 즉 혀 밑으로 산포된다. 그 일조 분지는 위부(胃部)에서 분출해 따로 횡격막을 통과해 맥기(脈氣)는 심장중으로 주입된다.

7. 발반사건강법

발반사의 구역 치료에서는 먼저 42~43℃의 따뜻한 물에 15분 정도 족욕 후(당뇨가 있어서 발이 발적되어 있거나 발에 열감이 나거나 상처가 있다면 족욕을

| 그림 40 | 전립선암의 발반사건강법

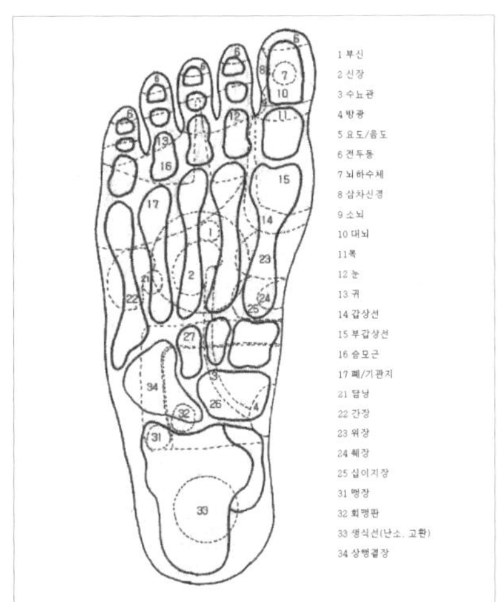

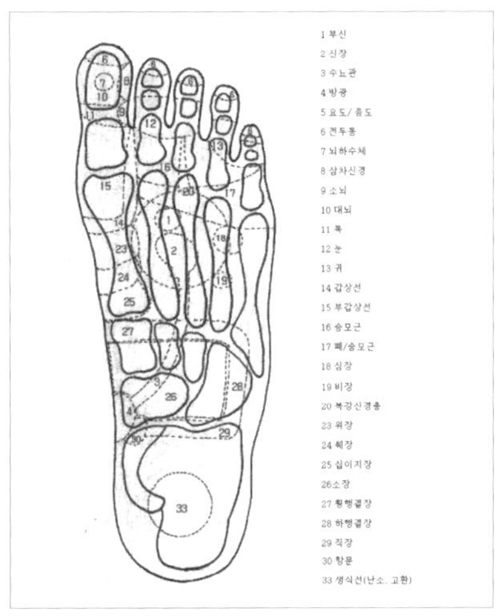

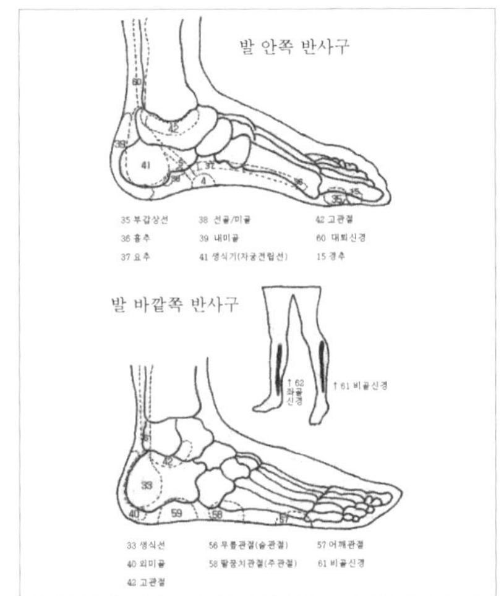

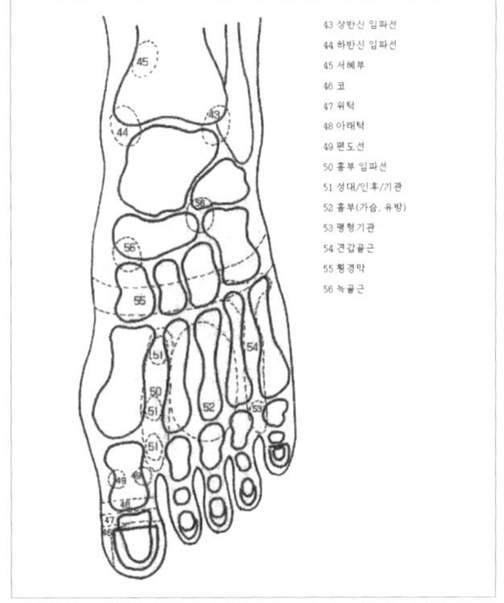

출처 : 소정룡, 《발반사건강법》 참고, 그림과 처방은 저자 제공

생략함) 좌측 발부터 5~10분 정도 충분히 스트레칭 정맥 마사지를 시행한 후 비뇨기계인 부신, 신장, 수뇨관, 방광, 요도, 전립선 반응 구역을 너무 아프지 않게 자극한다. 환자에 따라서 비뇨기계와 전립선의 반응 구역이 압통점을 느낄 수도 있는데, 몇 번 반복해서 마사지를 진행하다 보면 차츰 불편했던 통증은 완화된다. 특히 전립선 반응 구역은 찾기가 어렵기 때문에 숙련된 손 기술을 필요로 한다. 발뒤꿈치 내측 라인에서 바닥과 닿는 지면에서 약 1cm 위로 약간 함몰된 부위를 만지면 결절같이 융기된 것이 만져지는데, 이곳이 남자의 전립선이며 여자는 생식기인 자궁이다.*

8. 색채 치유

인도 아유르베다의 정통의학에서 생식기를 주관하는 차크라는 물라다라 차크라라고 하며, 미저골 부위(생식기와 항문 사이)에 위치한다. 남자는 고환과 항문 중간 회음혈 위치 안쪽에 자리 잡고 있으며, 여자는 자궁과 질이 만나는 부분의 앞에 있다. 자신의 근원 문제, 가족 문제 그리고 그것에 따른 건강 문제와 깊이 관련된다. 원초적인 생명 에너지가 들어 있어 고환과 난소, 발과 다리, 허리, 뼈와 척추, 직장과 항문을 다스린다. 따라서 하나라는 인간의 영성을 깨우는 것을 상징하고 원초적

---

* 발반사건강법에 대한 설명과 정맥마사지 관련 내용은 01. 갑상선암에서 언급한 것과 동일하므로 생략한다.

인 생명 에너지의 흐름을 관장하며, 신체에 힘과 활력을 준다. 정서적, 정신적, 영적 건강의 기초가 되는 이곳의 쿤달리니를 적절히 자극하면 두려움도 해소시킬 수 있다. 그래서 자각의 시작, 질병으로부터의 자유, 개화, 생명력, 정력, 스테미너, 안정성, 순결을 얻게 해준다.

수지침 이론의 회음 부위와 상응하는 곳에 2cm의 빨간색 정사각형 테잎을 부착해 생식기 질환, 정력, 전립선에 강한 영향을 준다. 빨간색의 정사각형 모양은 인체에서 원초적인 힘을 상징하며, 인체를 안정시킨다. 원기가 부족해 하체에 힘이 없는 사람, 중환자, 생식기 질환 수술 환자의 경우 빨간색을 칠하면 좋다. 빨간 색칠 하나로 잘 풀릴 것 같지 않은 가족 문제를 풀 수도 있다.

| 그림 41 | 전립선암의 색채 치유(컬러 276페이지 참고)

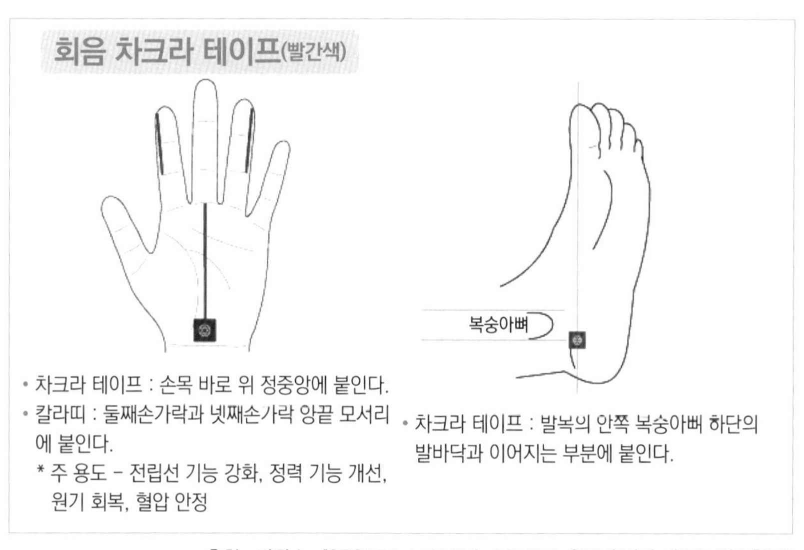

출처 : 박광수, 《SECRET, LIGHT & COLOR, 우주의 빛과 색으로 치유한다》

9. 귀반사건강법

전통의학적으로 양위증의 원인으로 가장 많은 것은 명문화(命門火)의 쇠약으로 볼 수 있다. 지나친 성관계나 청소년기의 과다한 수음으로 인해 명문화(命門火)가 손상되면 정기(精氣)가 허해져 명문화가 사그러든다. 스트레스 등 정신적 원인이 대부분이며, 간혹 당뇨병이나 고혈압, 심장 질환에 의해 2차적으로 발생하는 경우가 있다. 발기가 안 되거나 지속 시간이 짧아지는 증상이 있다. 또 다른 원인으로는 심장과 비장의 기혈이 허(虛)해져서도 나타난다. 또한 하초에 습열에 쌓일 때도 양위증이 일어날 수 있다. 심(心)과 신(腎)은 인체에서 각각 상초(上焦)와 하초(下焦)에 위치하면서 화(火)와 수(水)로서 작용하고 있다. 수승화강(水升火降)이 정상적으로 이루어지면 인체는 건강한 상태를 유지하게 되는데, 심(心)과 신(腎)이 서로 통하지 않으면, 즉 심신하교(心腎下交)의 상태가 되면 잠이 없어지고 가슴이 두근거리는 증상이 생긴다. 반응이 나타나는 부분은 외생식기점, 내생식기점, 신장, 피질하, 내분비다. 만져서 나타나는 반응은 내생식기점을 누르면 상당히 심한 통증을 느끼며 외생식기점도 통증을 느끼지만 내생식기점에 비해 약하게 느낀다. 눈으로 보아 나타나는 반응은 가장 먼저 눈에 보이는 것은 내생식기점 부근의 구진인데, 보통 흰색으로 나타나며, 거의 대부분의 경우에서 내생식기점을 비롯한 삼각와에서 부스러기가 보인다. 경우에 따라서 부스러기 정도에 차이가 있으며 피지의 분비가 많으며, 끈적거리는 느낌이 들고, 광택이 별로 없다. 신장 구역을 중심으로 근처의 피부색이 퇴색되어 약간 희게 보이는 경우가 많고, 피질하와 내분비 구역에 부스러기가 보이기도 한다. 특히 삼초와 이병 절흔까지 부스러기가 보이고 피지의 분비가 많이 보인다. 귀 반응구역의 적용 목적은 명문화를 보강하고, 신기를 보충하며, 심장과 비장의 기혈을 보충하는 것이다.

| 그림 42 | 전립선암의 귀반사건강법

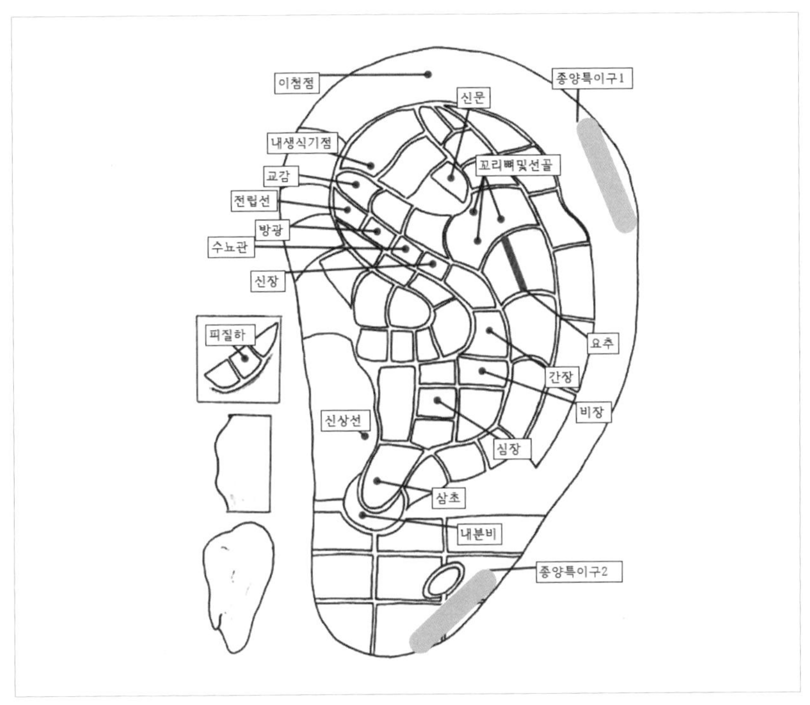

출처 : 소정룡, 《귀반사건강법》 참고, 그림과 처방은 저자 제공

암과 대면하며 나아가는 치유 여정

01

찬란히 빛나는 보석 같은 하루

숲속 나무들과 아침을 맞는 환자들은 언제나 활기찬 하루를 약속한다. 암 전문 병원은 역시 산과 함께 있어야 좋다. 균형 있는 발의 힘과 긍정의 에너지로 매일 소나무의 정기를 받고 숲속에서 맨발로 걸으며 힐링하는 환자들은 면역력 증강을 위해 노력한다. 활성산소에 대한 염려와 암 진단 전부터 불편했던 근·골격계 질환이 악화되는 경우도 있지만 매일 조금씩 산책한다. 환자 중에서 최고의 호전을 보여주는 환자는 어싱(Earthing)을 실천하는 환자들이다. 메스컴의 여파로 어싱에 대한 효과가 대두되어 암 환자뿐만 아니라 다른 많은 환자들이 호전됐다는 사례가 있다. 어싱의 접지 효과는 자유전자와 결합해 중화된 음전하가 적혈구 표면에서 뭉치는 것을 방지해준다고 한다. 어싱의 선구자인 미국인 클린턴 오버(Clinton Ober)는 간농양을 앓다가 어싱을 발견해서 주목받았는데, 그는 1998년 케이블 방송사를 퇴사한 후 애리조나주 세도나의 한 공원 벤치에 앉아 여행자들을 바라보다가 문득 자신을 포함한 거의 많은 사람이 플라스틱이나 고무 밑창으로 된 신발을 신어 땅과 접지가 이루어지지 않음을 깨달았다. 지구상의 인류는 수백만 년 이상 맨발로 생활하며 진화해왔고, 오랜 기간 전기전도가 가능한 가죽신을 신다가 1960년대 이후 절연된 신발이 급속히 확산된 것이 사람들의 건강에 영향을 미쳤을 것이라는 의문이 들었다. 자신이 간 수술을 받았기에 전기전하가 단절되어 건강에 영향을 미쳤을 것이라는 생각을 하게 된 것이다.

인류가 사용하고 있는 모든 전기 시스템은 땅에 접지됨으로써 안전하게 보호된다. 그는 이 지구의 에너지장이 인체의 건강을 회복시키는데 일조할 것이라고 생각해서 직접 검증해보기로 했다. 수년간의 탐사와 조사 끝에 생체물리학자, 전기생리학자, 의사, 운동생리학자를 비롯한 여러 연구자의 과학적 연구를 통해 그것이 사실임이 밝혀지고 있다. 즉, 건강과 질병 사이의 미세한 균형에 긍정적 영향을 미치는 강력한 땅 에너지가 존재한다는 흥미로운 증거들이 발견된 것이다. 또한 이를 뒷받침하는 연구자나 의학박사들의 찬사도 많다.

하일라 카스(Hyla Cass) 의학박사는 그의 저서인《8주 만에 건강한 삶으로》에서 "어싱은 자연의 치유력으로의 회귀다. 과학적 근거를 갖추었고, 직관적으로 봐도 옳다. 건강을 회복하는 간단하지만 확실한 방법이다"라고 확신했다.

자연 요법 의사인 캘리포니아 주 엔시니타스의 아만다 워드(Amanda Ward)는 "여성들에게 호르몬 불균형은 무척 흔하다. 어싱은 균형을 회복하고 증상을 완화하는 데 더없이 효과적이다"라고 전했다. 이처럼 어싱은 전 인류가 사는 지구(Earth)에서 땅과 접촉함으로써 신체가 땅의 지기를 통해 건강 증진을 도모하고, 질병을 예방할 수 있는 과학과 자연의학이 겸비된 통합 대체의학이다. 환자들은 숲속의 작은 오솔길을 맨발로 걸으며 보석처럼 빛나는 하루가 되기 위해 최선을 다한다.

02

최고로 힘든 과정을 위해

고가의 항암 치료를 받으며 오랜 시간 잘 견디다가 어느 날 몸에서 또 다른 반응이 나타나 항암제를 바꿔야 할 때 환자들은 극도로 불안해한다. 항암 기간의 공백은 환자들을 굉장히 불안하고 우울하게 만든다. 그사이에 암세포가 퍼지거나 더 커지지 않을까 하는 걱정 때문일 것이다.

특히 항암제 선택에 있어 임상시험의 적합 판정에 부합되어야 하는 걱정 때문에 고민도 많이 한다. 임상시험 환자의 입장에서 보면 기관의 승인을 받아 소수의 정상인을 대상으로 개발된 약물의 안전성을 평가하는 시험인지라 까다로운 절차를 거치고 검사해야 한다. 또한 암세포가 자라 다른 곳에 전이되기 전에 약물이 침투되어 정상 세포들이 생존 전략에서 이길 수 있도록 해야 한다.

필자가 만난 한 말기 간암 환자는 수술을 위해 개복 수술을 시도했으나 림프 4개만 절개했다고 했다. 이미 주변 장기까지 심각하게 퍼진 상태로 항암뿐만 아니라 어떤 치료법도 의미가 없었다. 그 환자는 매일 마약성 진통제를 맞고 복통으로 신음하며 "왜 저는 아무 약도 쓸 수가 없을까요?"라고 말했다. 위장과 복부 우측이 늘 경직되어 있으며, 계속되는 항암 때문에 오심, 구토로 식사도 할 수 없고, 불편하다고 했다. 목마를 때 물이라도 자유롭게 마셨으면 좋겠다는 하소연을 했다. 지독한 항암 요법은 환자들의 위장과 비장을 거스를 수밖에 없다. 먹을 수 있는 것만이라도 자유롭게 먹으며 조금이라도 섭생을 할 수 있다면 좋겠지만 그것은 화중지병(畫中之餠)이다. 평소에 선호하고 즐기던 음식도 먹지 못할뿐더러 냄새만 맡아도 기어이 토해버린다. 진토제를 써도 소용이 없어 굉장히 힘든 하루를 보낸다. 환자들끼리 같은 병실에서 위로하는 것을 보면 진정한 동병상련을 느낄 수 있다.

위장과 비장의 활성화를 위해 여러 가지 치유법으로 진행하면 바로 호전되는 경우가 많다. 환자들은 적어도 다양한 대체 요법을 받는 그 순간만큼은 진정되는 그 상태 그대로 편안하기를 간절히 바란다. 암 수술 환자의 경우 수면이 방해될 만큼 고통스럽다. 타이레놀의 수십 배에 달하는 진통 효과가 있는 마약성 진통제를 복용하거나 무통 주사를 맞아도 힘들어하며, 숙면이 어렵다고 한다. 때로는 장 유착으로 복통이 심하고 열이 나는 경우도 있어서 병동은 늘 초긴장 상태다. 어떤 환자들은 스스로 속을 달래는 지압 요법을 실천해서 가까스로 불편함이 감소되어 편안하다고 한다. 필자는 전체 환자를 대상으로 월 1회 공개 강좌를 열어 스스로 할 수 있는 테크닉을 공유해줬다. 공개 강좌를 진행한 지 수개월이 지나자 몇몇 환자들이 위장과 대장의 기능이 편해졌다고 말했다. 속이 불편할 때뿐만이 아니라 평소에도 소화기 관련 반사구역의 위치를 자극해 장부의 활성화를 유도했던 덕분이었다.

03

자신의 존엄성을 위한 삶

인간의 존엄성은 인간의 실존 그 자체를 통합적으로 고려해야 한다. 그것은 바로 칸트(Kant)로부터 시작되는 인간 이해다. 인간의 존엄성은 "인간의 이성은 자연적 본능을 훨씬 능가하며, 자신의 모든 힘을 사용하는 규칙과 의도를 확장시키는 능력이고, 그 기획력은 한계를 모른다"라는 칸트의 인간 이해에 기초해야 한다.

인간이 존엄하다는 것은 인간만이 누릴 수 있는 천부적인 자연으로부터 얻어지는 것이라기보다는 플라톤의 이원론적 사유의 세계처럼 머물러 있는 상태에서 각자 누리며 사는 특권인 것이다.

자신의 존재가치와 삶의 욕구는 환자마다 다르다. 누구에게나 주어지는 하루 24시간을 어떻게 쓰느냐에 따라서 환자들의 삶의 에너지도 달라진다. 물론 여러 번 항암 투병을 하며, 좌절하고, 희망을 걸기를 반복하다 보면 지치기도 하지만, 다양한 사회적인 교류와 체험을 통해서 삶의 의미를 찾기 위해 노력한다. 힘이 들어 한 발짝도 못 디딜 정도로 지쳐 있을 때 부드러운 잣죽 한 그릇은 삼킴 장애가 있는 환자들에게도 보약이 되어 다시 일어설 수 있는 원동력이 된다. 새벽에 기상해서 단체로 진행하는 가벼운 맨손체조는 치료하고자 하는 욕망을 불러일으키고, 식욕을 조금이나마 촉진시켜주는 아주 좋은 운동이라고 한다. 암 투병 시 병원 생활에 지치지 않고 환자 자신의 존엄성을 인식하며 삶의 질을 향상하기 위해서 최선을 다하는 모습은 마치 히말라야 대장정에 도전하는 것보다 훨씬 우월하다고 본다.

인간은 이성과 가치판단에 있어서 자율적으로 자신만의 행동규범을 정할 수 있으며, 그 규범에 자신들의 몸과 마음을 자율적으로 복종시킬 수 있는 존재다. 따라서 명령과 통제와 억압이 없는 독립된 개별적인 인간이 자율적으로 정한 규범은 곧 보편적인 입법에 종속될 수밖에 없다. 또한 이성에 근거한 자율성과 독립성은 인간의 존엄성이 위대하고 가치가 충분하다는 근거다. 자신의 존엄성에 대한 가치는 암 투병 전보다 간절하고 소중하기에 어떠한 치료코스도 빼놓는 일이 없이 치료 스케줄에 따라 진행한다. 이처럼 암 환자들에게는 소중한 하루가 의미 있는 작은 일생이기 때문에 존엄성이 중요한 것이다.

04

암 환자의 고통을 함께 나누는 통합종양마사지 치료사

하루하루 최선을 다해서 생활하는 암 환자들은 그날 하루가 가장 행복하기를 간절히 원한다. 어떤 날에는 폭포수처럼 심한 설사를 하고, 만삭 임산부처럼 배가 불러서 복부 팽만에 가스도 잘 나오지 않고 오심까지 심해지면 너무나도 고통스럽다. 항암하고 오는 날 식사는 모두 토해내고, 간혹 수액을 맞으면 속이 편해지지만, 몇 시간만 지나면 다시 극심한 오심 증상에 힘들어한다. 암이 뼈로 전이된 환자들은 통증을 진정시키기 위해 마약성 진통제 주사를 맞으며 고통을 달랜다. 때로는 과자를 먹지 말아야 하지만 먹고 나서 후회하며, 밀가루 음식 역시 애써 참다가 한 번만 먹고 다시는 먹지 말자고 자신에게 다짐해도 잘 되지 않는다고 한다. 오랜 시간 암 투병을 하면서 요양병원의 식사가 지겨워지거나 병원 밖 음식을 접하기 힘들 때면, 병실에서 환자들끼리 서로 음식에 대해 정보를 교류하고 나누어 먹으면서 소소한 일상을 즐긴다. 그리고 외출해서 맛집이나 카페에서 좋은 시간을 보내며 잠시나마 여유로운 시간을 보내기도 한다. 통증에 지친 삶을 탈피하기 위해 가족들 또는 친구들과 짧은 여행을 과감하게 떠나기도 한다. 산책할 때 말초신경 병증의 불편함은 오로지 정신력 하나로 환자들을 버티게 해주지만, 합병증이 오거나 심해지면 걷지 못하니 워커나 휠체어에 의지해서 병원 실내에서만 걷는다.

암 환자들은 거의 모두 삶의 일터에서 성실하게 일했던 사람들이다. 연령대도 다양하고 암을 처음 발견해서 입원하는 사람도 있지만, 대부분 전이·재발로 오는 분들이 많다. 삶의 끝자락에서 실낱같은 희망과 좌절을 교대로 떠안으며 투병할 때 사회적 지지나 의료 서비스를 받기가 어려워지면 더욱 힘든 병고를 치러야 한다.

언젠가 머지않아 죽음이 다가온다면, 암 환자에게 있어서 오늘은 세상의 어떤 값진 보석보다 더 귀히 여겨질 것이다. 오늘을 포함한 암 환자의 하루하루가 큰 의미가 되기 위해 마지막까지 암 환자들과 고통의 삶을 함께하는 통합종양마사지 치료사는 외국의 종양 센터에서처럼 제도권 안에서 인정받아야 한다. 그래야 통합종양마사지 치료사가 더욱 자신감을 가지고 일할 수 있을 것이다. 이것이 바로 암 환자들과 국내 대체의학 및 통합의학 전공자들의 미래고 희망일 것이다.

| 주석 및 참고문헌 |

1) https://humanorigins.si.edu/evidence/human-fossils/species/sahelanthropus-tchadensis
2) https://www.dongascience.com/news.php?idx=46359
3) https://m.blog.naver.com/siencia/220504779045
4) https://blog.naver.com/choiyuwon/221383858281
5) https://m.blog.naver.com/mresthetic/221830761599
6) https://ko.wikipedia.org/wiki/[위키백과]
7) https://www.amc.seoul.kr/asan/main.do
8) https://foresthospital.co.kr/
9) https://www.kuh.ac.kr/medical/dept/centerIntro.do?dept_cd=100009
10) https://blog.naver.com/PostView.naver?blogId=cancerstory&logNo=223233835131건강등대 2021. 10. 14. 17:15
11) 웡 등. J Cell Biochem Suppl 1997;28-29:111-6.
12) 헝 등. J Agric Food Chem. 2009;57(1):76-82.
13) 펠루치 등. Cancer Causes Control. 2008;19(10):1209-15.
14) https://www.amc.seoul.kr/asan/depts/breast/K/content.do?menuId=1936
15) https://www.a-m.co.kr/news/articleView.html?idxno=605313
16) American cancer Society

17) https://www.amc.seoul.kr/asan/healthinfo/symptom/symptomSubmain.do
18) https://m.place.naver.com/hospital/443388213/home?entry=pll
19) 박광수, 2008, 색으로 병을 치료한다, (광학과 기술 12권 4호)
20) https://www.cancer.go.kr, 국가암정보센터 암 정보
21) https://ncc.re.kr/main.ncc?uri=manage02, [2022년 12월 발표 자료]
22) https://www.cancer.go.kr, 전립선암/국가암정보센터
23) American Cancer Society, 2019 a
24) https://terms.naver.com/search.naver?query, 암 알아야 이긴다.
25) https://blog.naver.com/PostView.nhn?blogId=lumiere-2u&logNo=222594138501, 메디파인즈
26) https://www.cancer.go.kr, 전립선암

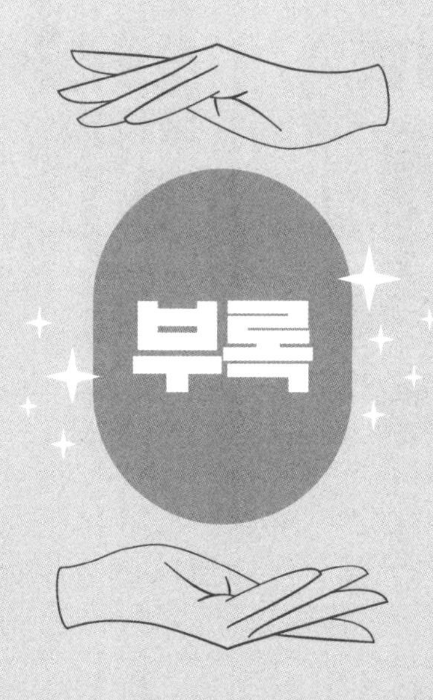

컬러 그림 자료

| 그림 1 | 오른 발바닥 반사구

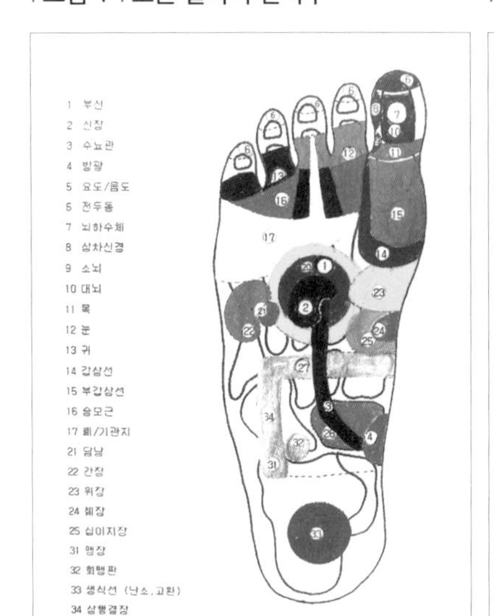

| 그림 2 | 왼 발바닥 반사구

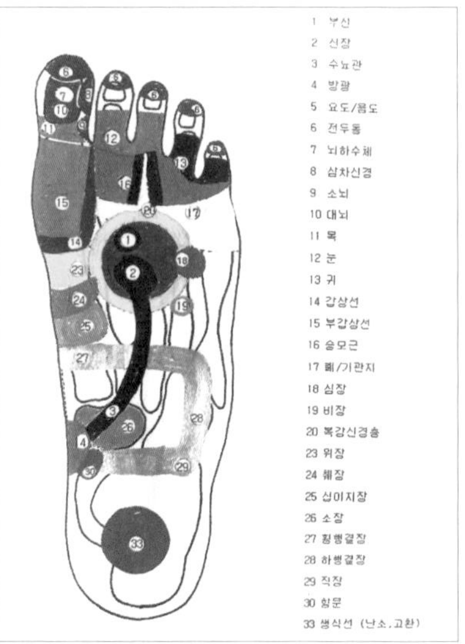

| 그림 3 | 발등 반사구

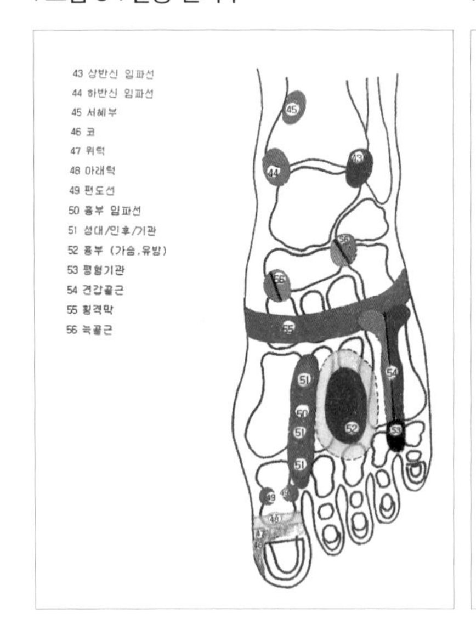

| 그림 4 | 발 안쪽/바깥쪽 반사구

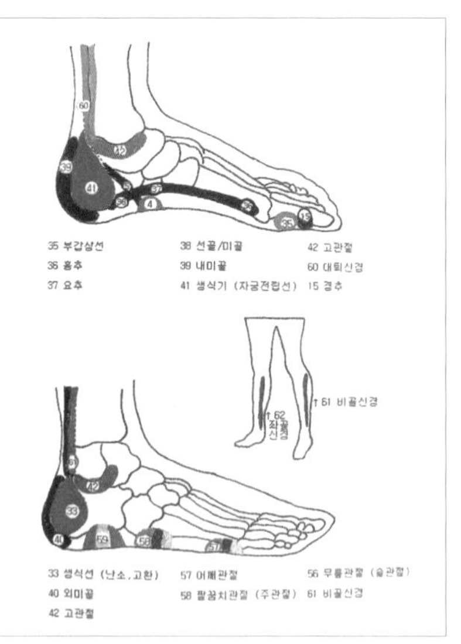

| 그림 5 | 귀반사 건강학의 관찰법

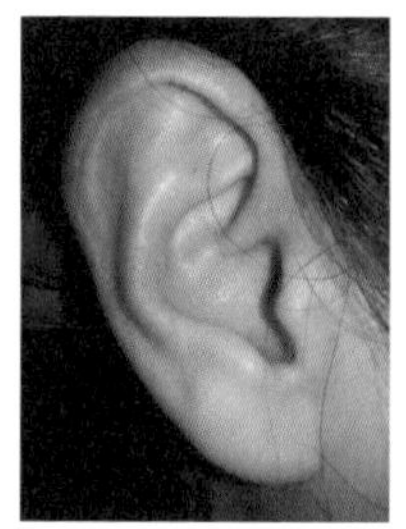
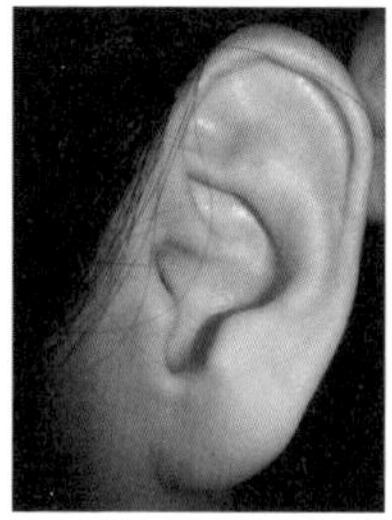
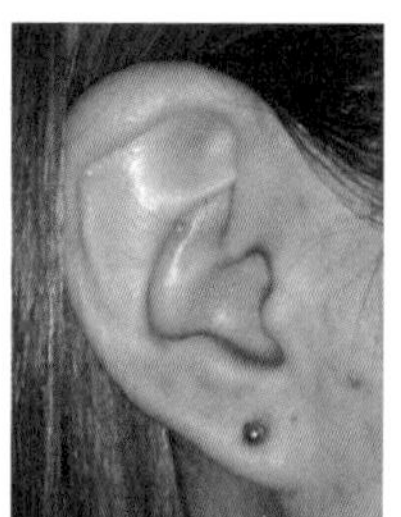
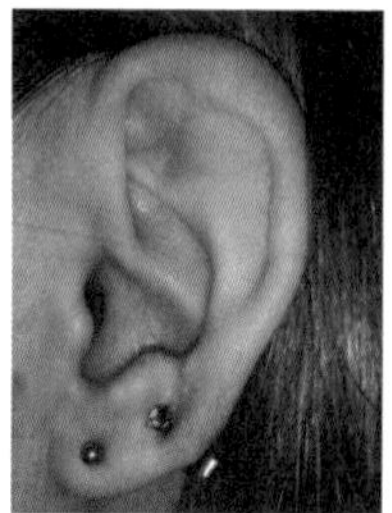

| 그림 10 | 폐암의 색채 치유

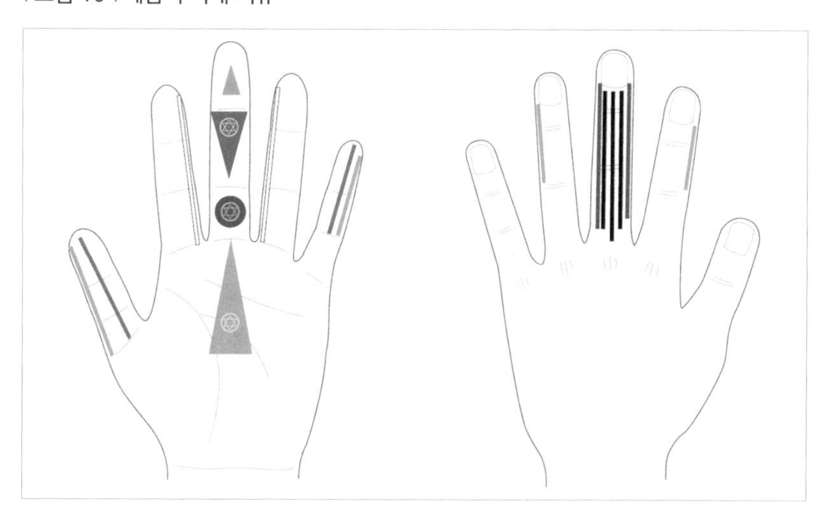

| 그림 11 | 박광수의 폐 경락 색채도

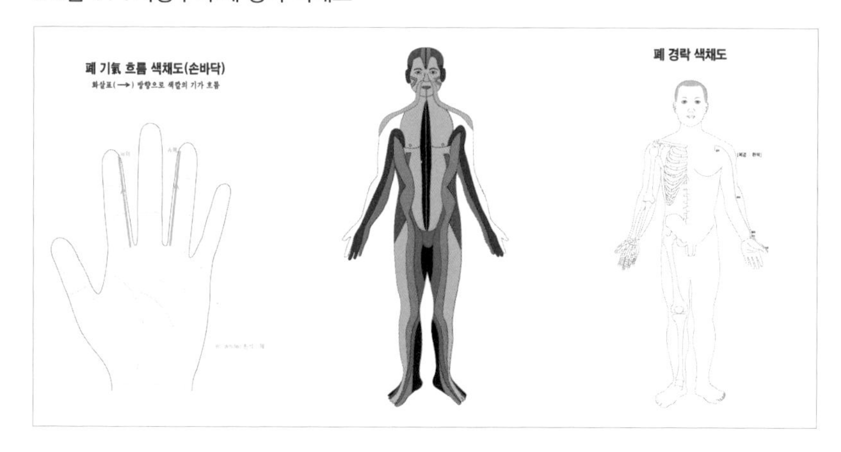

| 그림 14 | 박광수의 간장 경락 색채도

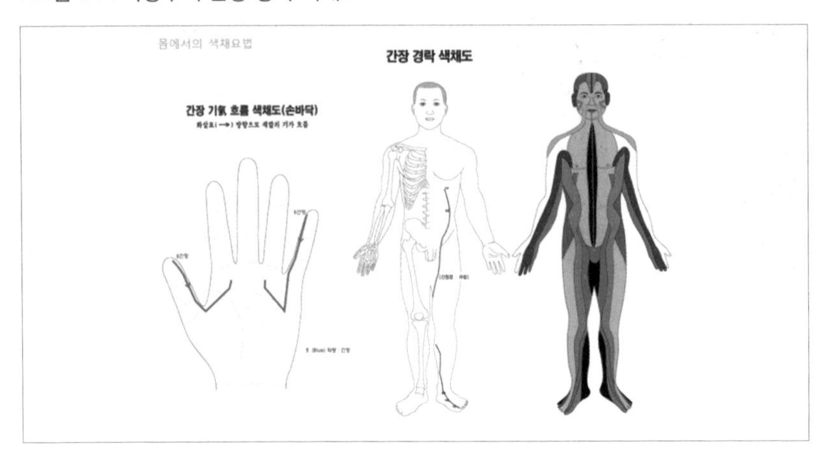

| 그림 15 | 박광수의 기 흐름 색채도

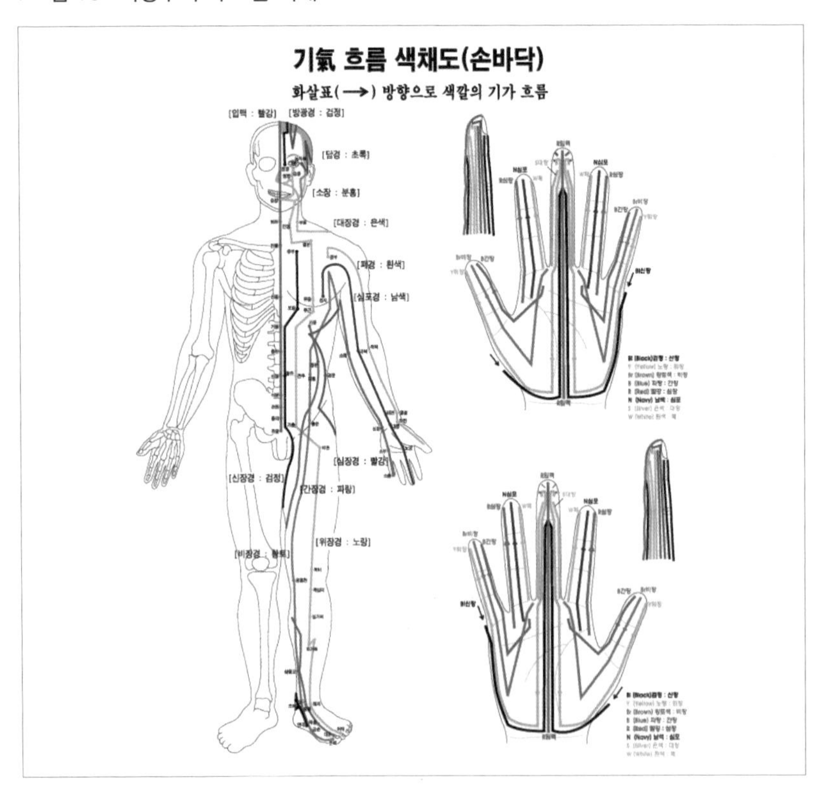

| 그림 18 | 박광수의 담낭 경락 색채도

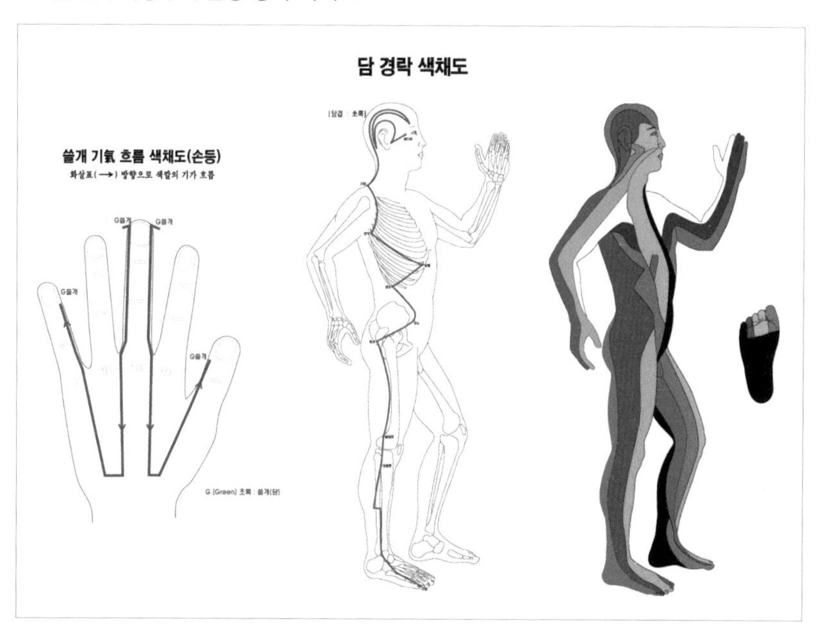

| 그림 21 | 유방암의 색채 치유

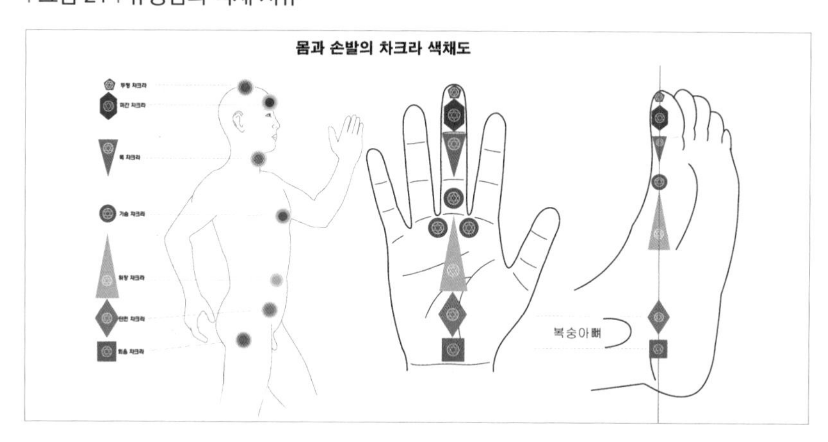

| 그림 22 | 박광수의 심포 질환 통치 처방

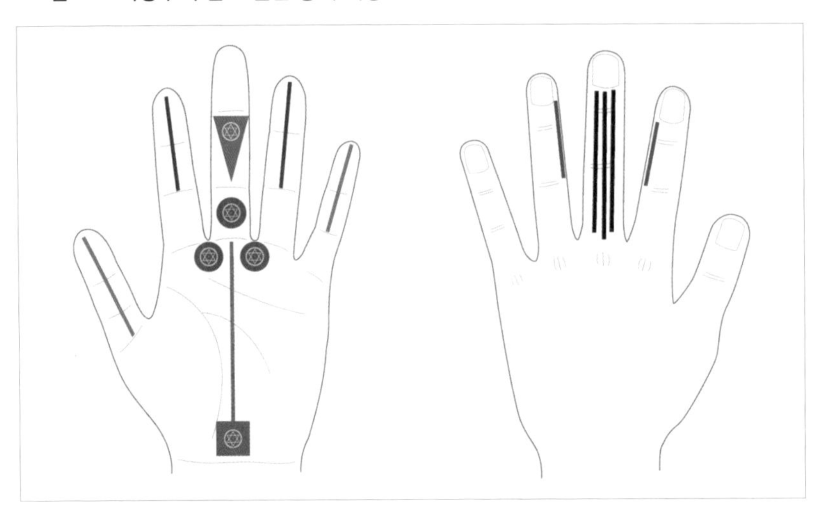

| 그림 25 | 박광수의 위장 경락 색채도

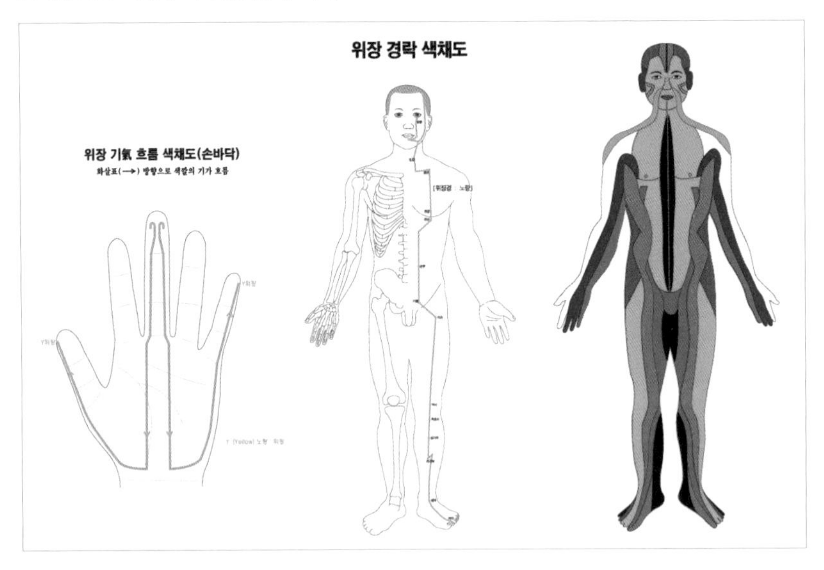

| 그림 26 | 박광수의 비장 경락 색채도

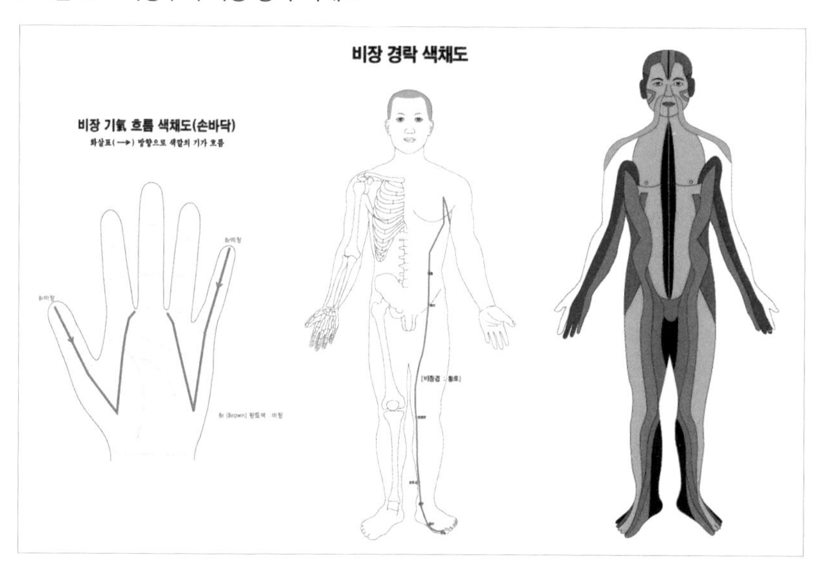

| 그림 27 | 박광수의 수지 색채도

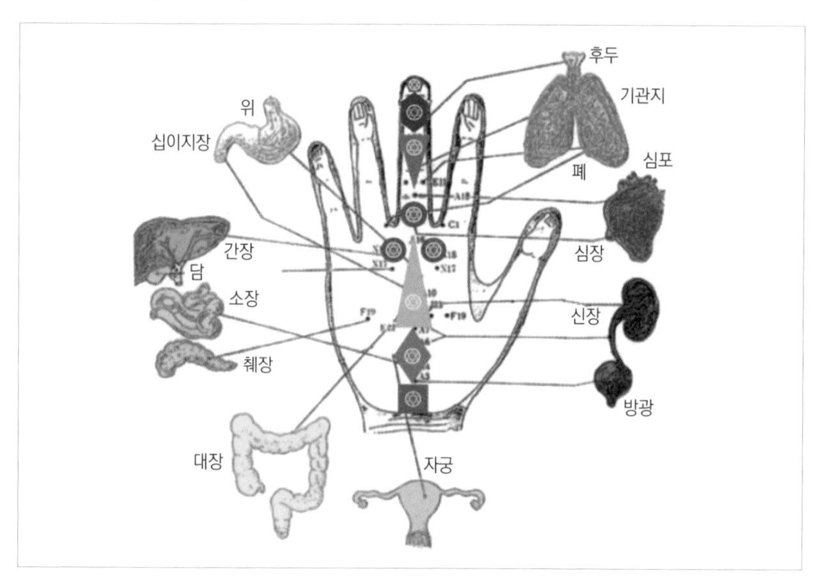

| 그림 30 | 췌장암의 색채 치유

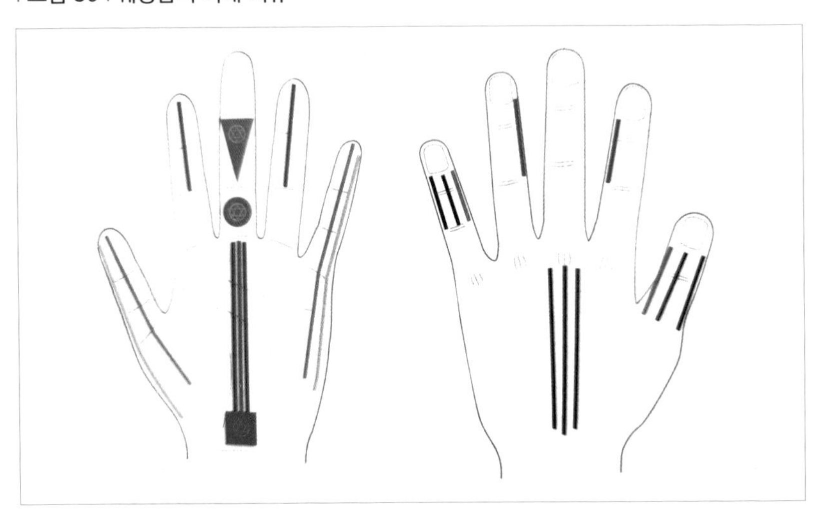

| 그림 34 | 대장암의 색채 치유

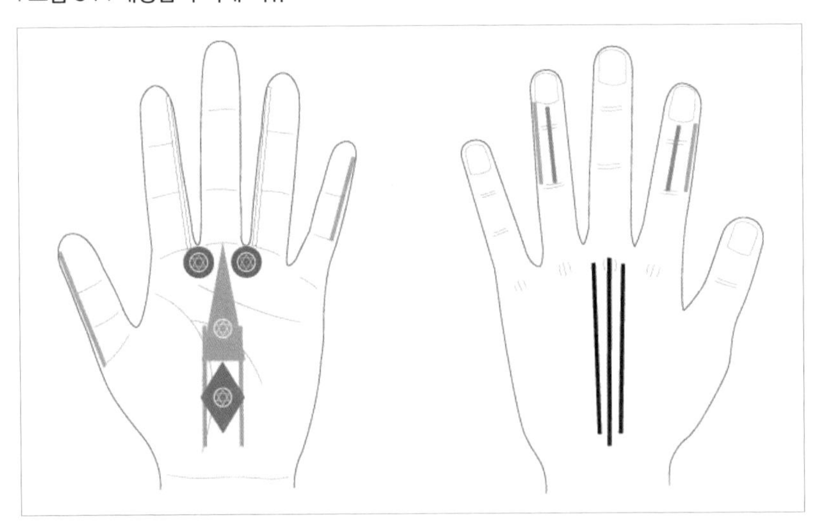

| 그림 35 | 박광수의 대장 경락 색채도

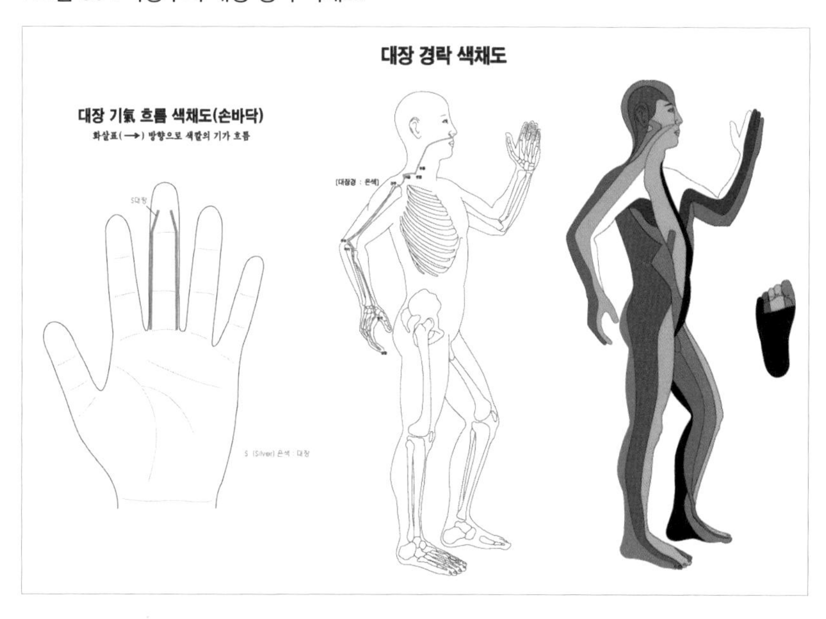

| 그림 38 | 자궁경부암, 난소암의 색채 치유

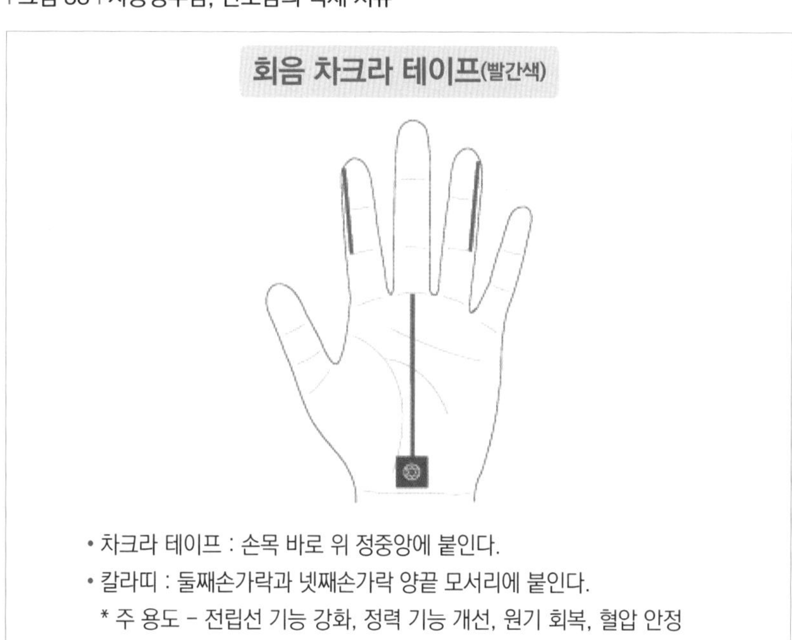

| 그림 41 | 전립선암의 색채 치유

회음 차크라 테이프(빨간색)

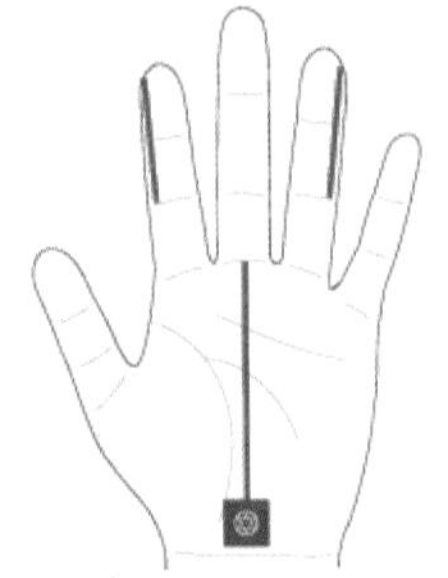

- 차크라 테이프 : 손목 바로 위 정중앙에 붙인다.
- 칼라띠 : 둘째손가락과 넷째손가락 양끝 모서리에 붙인다.
  - * 주 용도 – 전립선 기능 강화, 정력 기능 개선, 원기 회복, 혈압 안정

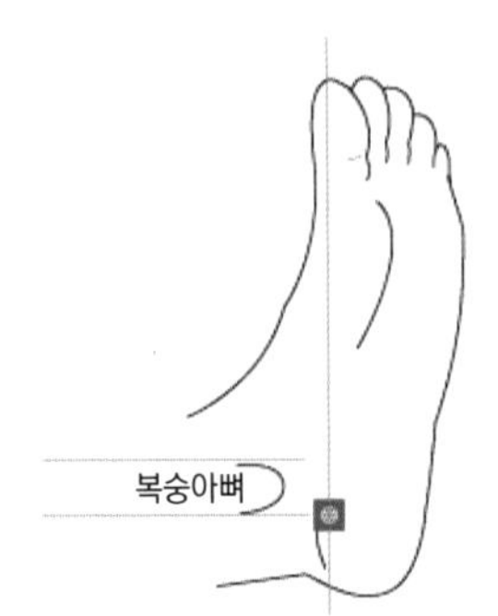

- 차크라 테이프 : 발목의 안쪽 복숭아뼈 하단의 발바닥과 이어지는 부분에 붙인다.

어떤 암 투병도 이겨낼 수 있는 힘!
한국형 통합종양마사지가 답이다

제1판 1쇄 2024년 9월 30일

지은이 정인숙
펴낸이 한성주
펴낸곳 ㈜두드림미디어
책임편집 신슬기, 배성분
디자인 노경녀(nkn3383@naver.com)

㈜두드림미디어
등 록 2015년 3월 25일(제2022-000009호)
주 소 서울시 강서구 공항대로 219, 620호, 621호
전 화 02)333-3577
팩 스 02)6455-3477
이메일 dodreamedia@naver.com(원고 투고 및 출판 관련 문의)
카 페 https://cafe.naver.com/dodreamedia

ISBN 979-11-93210-94-9 (13510)

책 내용에 관한 궁금증은 표지 앞날개에 있는 저자의 이메일이나 저자의 각종 SNS 연락처로 문의해주시길 바랍니다.